Les Clefs d'une Insolente Longévité

Du même auteur...

- ***Médecin au Vietnam en feu,*** *Éditions France-Empire (1978)*
- ***Les Naufragés de la liberté,*** *Éditions SOS (1980)*
- ***Et la paix Docteur?*** , *Éditions Robert Laffont (1985)*
- ***Guide des médecines harmoniques,*** *Éditions Robert Jauze (1986)*
- ***L'homéopathie*** , *Éditions Jacques Grancher (1990)*
- ***Ethnomédecine et sida*** , *Thèse universitaire (1991)*
- ***Le secret des peuples sans cancer*** , *Éditions du Dauphin (1994)*
- ***Les secrets du régime crétois*** , *Éditions du Dauphin (1999)*

Sur Internet : www.mapn.org
Minitel : 3615 MEDNAT (250 pathologies traitées par les médecines naturelles).

Éditions du Dauphin - 1999
ISBN : 2-908554-37-2
Code : LONG

Docteur Jean-Pierre Willem

Les Clefs d'une Insolente Longévité !

Conseils pratiques pour bien vieillir ou même rajeunir quel que soit votre âge

Troisième édition revue et augmentée

LMV Éditions

SOMMAIRE

AVANT-PROPOS

Pour le Pr Forette, président de la Société française de gérontologie, réussir son vieillissement est une notion complexe. Le bien-vieillir n'est pas donné à tous. De plus, la signification en est différente pour chacun d'entre nous à un moment donné de sa vie. D'une vision de naufrage à une sensation de plénitude, seul le sujet vieillissant peut en être juge. Il n'y a pas d'opposition entre plus et mieux vieillir. En effet, l'augmentation totale de l'espérance de vie s'est doublée d'une augmentation relativement plus importante de l'espérance de vie sans incapacité. Il n'y a donc pas à choisir entre qualité ou quantité, mais opter pour qualité et quantité (“ fromage et dessert ”). Il est donc devenu maintenant important de dépasser la maxime selon laquelle : “ Il faut donner de la vie aux années et non pas des années à la vie ” trop souvent énoncée de façon perverse pour exclure les personnes âgées du système de soins sur le seul critère de l'âge.

Réussir son vieillissement repose sur trois conditions : le pouvoir, le savoir, le vouloir

Le pouvoir est parfois refusé (accident, maladie génétique...), mais doit, pour le reste, bénéficier de la liberté de recherche, les améliorations fussent-elles temporaires, comme en matière de pathologie démentielle.

Le savoir dépend de l'éducation préventive et ce d'autant plus qu'elle est précoce et touche les jeunes générations. “ Grandir, c'est vieillir, et vieillir c'est grandir ” était, par exemple, le slogan d'une campagne destinée à sensibiliser conjointement enfants et personnes âgées aux problèmes du vieillissement. L'information doit donc pouvoir se diffuser dans d'autres milieux que celui de la traditionnelle ménagère de cinquante ans. Il faut donc faire tomber les tabous et les interdictions journalistiques imposées par certains responsables médiatiques en mal d'audience.

Le vouloir est collectif et individuel.

Pour le pouvoir, la société doit s'impliquer dans la prévention des maladies relevant du domaine de la santé publique. A l'échelon individuel, nous devons, au-delà de nos droits, considérer notre “ mieux vieillir ” comme un devoir vis-à-vis de nous-mêmes et de la collectivité. Une attitude responsable rarement rencontrée, semble-t-il, parmi les plus jeunes.

Les recherches doivent se poursuivre afin de faire reculer la prévalence de certaines maladies touchant la personne âgée, de diffuser les connaissances et de s'inspirer des lobbies qui ont réussi, au profit de la population âgée.

– PREMIÈRE PARTIE –

LONGÉVITÉ ET SÉNESCENCE

– 1 –

LA LONGÉVITÉ À TRAVERS LES CIVILISATIONS

VERS LA JEUNESSE ÉTERNELLE !

L'idée d'une jeunesse éternelle a toujours hanté l'esprit humain. L'usure du temps, la perte de la beauté corporelle et de la force physique, la diminution des capacités intellectuelles : ces fléaux inhérents à la condition humaine ont de tout temps frappé les penseurs et les artistes.

Le mythe d'Éos, la déesse de l'Auroc, que nous citons en exemple, en est une belle illustration. Éos avait obtenu de Zeus que Tithonos devint immortel, mais elle avait négligé de demander pour lui la jeunesse éternelle. Aussi Tithonos, en vieillissant, fut-il accablé d'infirmités. A la longue, Éos l'enferma dans son palais où il mena une vie misérable ; à force de vieillir, il perdit l'aspect d'un homme et devint une cigale toute desséchée.

Bien entendu, ce sont d'abord les religions qui ont été les grandes consolatrices de l'homme en lui promettant, en contrepartie d'une vie pieuse vouée à la vertu et au bien, la résurrection de l'âme, du corps, ou des deux à la fois. Le mythe de l'éternel retour en est un autre exemple. Notre propos n'est pas d'étudier ici les différentes religions, qui toutes prennent en compte l'idée de l'immortalité.

On trouve dans le Premier Livre des Rois (I, 1) l'épisode du roi David qui n'arrivait pas à se réchauffer en dépit des nombreuses couvertures que l'on posait sur son lit. Ses serviteurs eurent l'idée de faire rechercher dans tout le territoire d'Israël une belle jeune fille qui lui donnerait sa propre chaleur en se couchant sur sa poitrine. Abishag de Shunem fut choisie. “ Cette jeune fille était extrêmement belle ; elle soigna le roi et le servit, mais il ne la connut pas ”.

Il y a là, finalement, l'idée d'un échange concret qui permet au roi de récupérer auprès de la jeune fille une partie de sa jeunesse et de sa vigueur et à Abishag de rester dans la mémoire collective comme éternellement jeune et belle. La Bible ne parle d'ailleurs pas de sa vie ultérieure.

L'œuvre littéraire classique qui met en jeu l'idée de l'éternelle jeunesse est évidemment le *Faust* de Goethe. En fait Goethe s'est inspiré d'un thaumaturge allemand du XVIe siècle qui exista réellement. Le dramaturge anglais Marlowe en avait déjà donné une version en 1592 intitulée *La tragique histoire de Faust*. De nombreuses variantes furent écrites par la suite en Allemagne et, en France, le livret de l'opéra de Charles Gounod en 1859. Ce thème inspira également la peinture (de Delacroix à Ary Scheffer) et le cinéma, notamment le metteur en scène expressionniste allemand F.W. Murnau en 1926. Le sujet en est célèbre : le diable, à la suite d'un pari avec Dieu, propose au docteur Faust de lui vendre son âme en contrepartie de l'avantage d'une éternelle jeunesse. Il séduit Marguerite, l'abandonne et celle-ci, après avoir tué son enfant, est jetée en prison. Mais le poids du péché et l'amour qu'il éprouve finalement pour elle lui permettent de se racheter. Dans le Second Faust, ni la science, ni la pensée, ni l'amour, ne peuvent rassurer l'inquiétude de Faust, et seule l'action le sauve et lui permet d'échapper à l'Enfer.

Le personnage de “ Melmoth, l'homme errant ”, inventé par Mathurin et repris par Honoré de Balzac dans un conte fantastique de jeunesse, est fortement inspiré de celui de Goethe. Là encore, un homme érudit, âgé et lassé de la vie, croit trouver le bonheur en acceptant ce fantastique marché : vendre son âme au diable en contrepartie d'une jeunesse éternelle. Mais le spectacle des horreurs du monde et la connaissance surhumaine qu'il acquiert ainsi le rendent encore plus malheureux qu'avant et il ne souhaite plus qu'une chose :

retrouver l'humble condition humaine.

Balzac a approfondi ce thème dans son célèbre roman *La peau de chagrin*. Son héros, un jeune étudiant joueur et passionné, demeure toujours jeune. C'est une peau achetée chez un mystérieux antiquaire qui vieillit à sa place.

Oscar Wilde, vers la fin du XIXe siècle, écrit de son côté *Le portrait de Dorian Gray*, qui est sans doute l'œuvre la plus sublime jamais écrite sur le sujet. Ayant émis le vœu que son portrait vieillisse à sa place, Dorian comprend qu'un dieu égyptien l'a exaucé. Dès lors, l'assurance que lui procure son état l'entraîne vers la perversion et le mal. Il contemple les stigmates et les dégradations que subit son portrait tandis que son corps demeure inaltérable. Sans révéler la fin étrange du roman, signalons qu'Albert Lewin en a donné la meilleure adaptation au cinéma en 1946, sous le même titre. Le désir d'éternité est nettement teinté de romantisme dans l'œuvre de Wilde. Conscience du mal, face cachée et sombre de la réalité, Dorian Gray est au fond assimilé au docteur Jeckyll, le personnage inventé par Robert-Louis Stevenson à la même époque.

De Dorian Gray au Dr Jeckyll et Mister Hyde, la pente nous entraîne finalement vers le personnage du vampire, une légende très vivante en Europe...

VIEILLESSE ET LONGÉVITÉ SELON LA TRADITION CHINOISE

En Chine, être vieux est une qualité. Quand on veut faire plaisir à quelqu'un, on lui dit : “ Vous êtes vieux ”. Ces experts de l'énergie que sont les Chinois estiment que la durée de notre vie est déterminée par l'énergie ancestrale que nous recevons dès la conception, générée par nos parents. Ainsi, non seulement leur hérédité et leur état de santé mais aussi leur âge, leur degré de vitalité et leurs dispositions mentales et émotionnelles présentes au moment de la conception, seront déterminants pour la quantité et la qualité d'énergie que nous recevons comme capital de vie.

Par la suite, nous ne pourrons ni augmenter ni diminuer ce capital déterminé mais seulement le dépenser au cours de notre vie. Ce capital de vie serait logé dans les reins. Il ne faut pas se fier systématiquement aux apparences : un gros costaud actif peut vieillir et mourir avant un être chétif et effacé, dont les ressources vitales sont en réalité plus importantes. Si vous cherchez un critère de la vitalité d'une personne, regardez l'éclat du teint et des yeux, il représente l'indicateur de sa vitalité sur le moment.

Le fait de ne pouvoir agir sur notre énergie ancestrale fait-il de nous des êtres totalement déterminés ? Pas du tout, puisque nous pouvons raccourcir ou prolonger la durée de notre existence en fonction de notre mode de vie. Pour le comprendre, prenons l'exemple de la lampe à huile. La quantité d'huile dans la lampe est définie, mais il est possible de régler la flamme : soit dilapider l'énergie par un mode de vie déréglé, soit en faire le meilleur usage grâce à une hygiène de vie correcte. Cependant, dans tous les cas, et aussi sainement que nous vivons, l'énergie décroît au fil du temps. Il ne faut pas confondre vieillissement et pathologie. Toute structure vivante naît, croît, décline et disparaît...Vieillir traduit l'usure physiologique normale du vivant, sans aucune connotation pathologique.

Comment le processus se déroule-t-il au niveau de la cellule ?

Le vieillissement peut sembler illusoire dès lors que, selon la tradition chinoise, tous les sept ans, nos cellules sont entièrement renouvelées. Il se trouve que les nouvelles cellules reçoivent les informations de celles qu'elles remplacent. Si la cellule est neuve, l'information reste et notre histoire ne repart pas de zéro.

De plus, chaque jour apportant son lot d'agressions, nous sommes, comme la falaise, toujours un peu plus érodés par l'assaut de la mer. Pour préserver notre équilibre, tant que nous ne subissons pas d'agressions graves, nous subissons imperceptiblement un mouvement descendant ; la désorganisation est croissante.

Notre corps serait comme un automate vivant au niveau sous-lumineux et recevant les informations qui l'animent du monde sus-lumineux, au-delà du mur photonique (vitesse de la lumière : 300 000 km/s). Ces informations arrivent au cortex cérébral qui les traduit. Si les cellules se connectent bien au monde sus-lumineux, les informations passent mieux, sinon les erreurs commencent. En fait les bonnes cellules se mélangent en nous aux mauvaises, ce qui amène un affaiblissement général qui est le seul moyen de créer un nouvel équilibre, indispensable mais moins sain que le précédent. C'est ainsi que se poursuit la descente. Notons que des techniques comme l'acupuncture et certaines réflexothérapies permettent d'améliorer la réception des informations au niveau cellulaire. Le thérapeute énergéticien se contente de solliciter des systèmes autorégénérateurs dans l'organisme, ce qui ne signifie pas que le mythe de Faust puisse devenir réalité.

Quels sont nos carburants énergétiques ?

Une bonne hygiène de vie commence par un apport correct en air, aliments et boissons. Là où les Orientaux deviennent plus précis, c'est quand ils disent que l'air apporte un type particulier d'énergie, les aliments et les boissons un autre. En se combinant, les deux forment l'énergie d'apport externe qui, reliée à notre énergie ancestrale (apport interne), va constituer l'énergie dite *énergie véritable* à partir de laquelle nous fonctionnons. L'intérêt serait, par une bonne hygiène de vie, de produire un surplus de cette énergie que les reins pourraient stocker. Cette réserve vitale prendra toute sa valeur lorsqu'il faudra puiser cette énergie des reins lors d'une sollicitation physique : une opération, par exemple, ou un accouchement.

A cela s'ajoute la transformation de l'énergie sexuelle en énergie vitale pour éviter les pertes importantes d'énergie lors des éjaculations ou des règles.

Les facteurs péjoratifs ne sont pas seulement les polluants ou une alimentation déséquilibrée, mais aussi la gestion de nos émotions. Ainsi, en médecine chinoise il est dit que la colère "consume le sang du foie" et qu'une colère contenue "bloque le sang et l'énergie de l'organe".

Ce qui nous apparaît bénéfique peut être néfaste. Ainsi les sentiments ou émotions excessifs, une joie intense, peuvent "blesser le cœur". Pour preuve, des expressions idiomatiques comme "tomber de rire", "mourir de rire" existent dans la plupart des langues.

De la longévité à l'immortalité

Pour aller plus loin dans le domaine des émotions, nos cinq organes principaux, toujours selon la tradition chinoise, stockent les émotions refoulées au lieu de les exprimer. Chaque organe attirerait vers lui tel ou tel type d'émotion spécifique avec lequel il "serait en affinité", par exemple la colère pour le foie. C'est ainsi que nous générons des *nœuds émotionnels* dont l'origine remonte à la vie fœtale. La mère qui nous donne la vie nous donne aussi la mort car elle instille un nœud à chaque mois de la grossesse, une sorte de *noyau de mort* à l'intérieur du vivant.

Nous naissons donc avec ces nœuds dont il est dit dans le *Tao : " Ne pas les dénouer, c'est mourir ".* Déjà, pendant la vie intra-utérine, ils commencent à être nourris et c'est par notre intervention consciente, à un moment d'éveil dans notre vie, que nous pourrons commencer à agir sur ce processus. L'intérêt de dénouer ces nœuds, c'est-à-dire libérer les émotions qui y sont stockées et cesser de les alimenter, est de récupérer l'énergie bloquée pour disposer d'un supplément de carburant utile à notre vie, sachant que nous avons de moins en moins d'énergie dès lors que nos reins faiblissent.

Ainsi, en essayant de dénouer ces nœuds émotionnels, on peut allonger sa vie. Ce travail ne peut se faire sans une certaine conscience qui peut sembler bien mystérieuse de l'immortalité. Il existe au plus profond de notre intimité ce sentiment d'une certaine éternité qui rejoint un précepte du *Tao : " Dénouer les nœuds c'est ne pas mourir à l'immortalité ".*

ÂYURVEDA, SCIENCE DE LONGÉVITÉ

Pays des épices, berceau du yoga, l'Inde est aussi terre d'élection de médecines traditionnelles qui restent d'actualité. Loin d'avoir disparu devant les succès de la médecine moderne introduite par les Européens, ces médecines sont encore largement pratiquées et suscitent un intérêt croissant parmi les médecins et les pharmacologues occidentaux.

La plus répandue de ces médecines, la plus célèbre aussi, est celle qui se réclame de l'Âyurveda, le " savoir (veda) sur la longévité (âyur) ", un ancien système médical dont les principales théories étaient déjà fixées il y a près de deux millénaires. En effet, la doctrine classique de l'Âyurveda se présente tout formée dans deux volumineux traités du début de l'ère chrétienne, la *Carakasamhitâ* (prononcer souchroutasanghita, la " collection de Sushruta "), qui sont les plus anciens textes médicaux sanskrits parvenus jusqu'à nous. Tel qu'il apparaît dans ces traités, le système âyurvédique est avant tout remarquable par son intention scientifique. La médecine ayurvédique qui s'appuie sur des observations scientifiques, nous offre un système d'interprétation rudimentaire mais rationnel de la constitution du corps, des fonctions vitales et des maladies, selon une approche holistique de l'homme englobant toutes les manifestations somatiques et psychiques.

Les bases de l'Âyurveda

Selon les enseignements de l'Âyurveda, qui reprennent des idées ayant cours depuis longtemps en Inde, en particulier celles de la philosophie du brahmanisme classique, la matière du corps humain, comme tout ce qui existe dans l'Univers, est constituée par cinq éléments : le vide, le vent, le feu, l'eau et la terre (représentés respectivement par le vide des organes creux, le souffle, la chaleur animale, les liquides et les parties solides). Ces éléments se combinent en proportions complexes pour former les substances différenciées de l'organisme, au nombre de sept : le chyle, le sang, la chair, la graisse, les os, la moelle et le sperme.

Dans le système âyurvédique, l'ensemble des transformations subies par ces substances organiques est réglé par le jeu et l'équilibre du vent, du feu et de l'eau, présents et actifs dans le corps sous la forme de trois principes vitaux. Le " vent " organique est représenté par le " souffle vital " ou prâna, qui joue aussi un rôle très important dans les conceptions et les pratiques du yoga. Le " feu " est représenté par un principe qui se collecte surtout sous la forme de la " bile " ou pitta. L'eau se trouve sous la forme d'un principe commun à toutes les sérosités et sécrétions corporelles, le " phlegme " ou kapha. Chacun de ces trois principes est censé agir en revêtant des formes secondaires qui répondent aux différentes fonctions et manifestations vitales.

C'est le prâna, sous ses différentes formes, qui apparaît comme le plus important des trois. Par son action, il assure l'ingestion, la digestion et l'assimilation de la nourriture, la différenciation des substances organiques et leur distribution, ainsi que la circulation interne des fluides, la respiration et la motricité générale, recouvrant ainsi de nombreux aspects de fonctionnement attribués au système nerveux central, périphérique et autonome.

Il est très intéressant de noter que, d'après l'Âyurveda, le psychisme représente l'apport des existences antérieures de l'âme incorporée. Ceci est tout à fait conforme à la théorie indienne du karma qui oblige indéfiniment l'individualité psychique (âtman), substrat permanent et inconscient de l'être (sattva), à subir une incarnation nouvelle, dans une condition humaine ou non, déterminée par la qualité des actes passés. Ces actes, ainsi que les pensées et les désirs accumulés au cours de la vie et même des vies antérieures, laissent dans le psychisme des traces qu'on appelle vâsanâ et qui, organisées en agglomérats subconscients, les samskâras, déterminent les tendances innées de l'individu (comparables aux complexes de la psychologie de l'inconscient).

La représentation de la maladie

Tant que le “ vent ”, la “ bile ” et le “ phlegme ” sont en équilibre, l'individu reste en bonne santé. Mais si cet équilibre est rompu, ces trois principes, vitaux à l'état normal, peuvent devenir pathogènes et affecter d'autres constituants organiques, certains organes, les articulations, le système vasculaire, etc. C'est pourquoi on a aussi donné à cette triade d'éléments le nom de tri-dosha, les “ trois troubles ”.

Les perturbations qui surviennent dans le déroulement des trois principes sont elles-mêmes rapportées à des causes multiples qui font intervenir le comportement du malade, son tempérament, son alimentation, son mode de vie, la saison, l'habitat, etc. Ainsi, d'après les traités médicaux sanskrits, l'activité normale du “ vent ” est notamment modifiée par l'excès d'exercice, les veilles prolongées, la marche à pied, un régime riche en aliments piquants, acides ou caustiques, un temps nuageux ou pluvieux. Les fonctions de la “ bile ” sont perturbées par la colère et la peur, l'abus d'aliments gras et de boissons fermentées, la chaleur. Enfin, le manque d'exercice, la paresse, l'usage immodéré de certaines céréales, des repas rapprochés, le froid, par exemple, nuisent au bon fonctionnement du “ phlegme ”.

L'étiologie des maladies mentales, décrites sous le nom d'unmâda, fait intervenir deux dosha spécifiques du psychisme : rajas et tamas. Il s'agit de deux des trois composantes de la Nature originelle, qui servent à classer les êtres. Le rajas, qui représente l'activité, est à l'origine des désirs et des passions. Lorsqu'il prédomine dans le caractère d'une personne, celui-ci est imbu de lui-même, logorrhéique, coléreux et recherche la compétition. Le tamas connote l'ignorance et l'inertie. Un sujet qui a des tendances " tamasiques " prédominantes se montre craintif et triste. L'accentuation de ces tendances peut devenir pathologique.

Une médecine préventive

De toutes les anciennes médecines savantes, c'est sans doute la médecine âyurvédique qui a, dès ses origines, accordé la plus grande importance à l'hygiène et à la diététique, à la fois comme moyens préventifs et comme méthodes curatives. Les règles d'hygiène et de régime sont déjà extrêmement nombreuses et élaborées dans les anciens traités médicaux sanskrits qui leur consacrent plusieurs chapitres. Elles tiennent compte non seulement du climat, de la saison et des circonstances mais aussi du tempérament de chaque individu. Au chapitre de l'hygiène corporelle, une des exigences les plus élémentaires est celle du bain. D'après le traité de Sushruta, le bain fait disparaître la somnolence, l'échauffement et la fatigue ; il combat la soif, les démangeaisons et la transpiration ; il est dépuratif, purifie les organes des sens, clarifie le sang et stimule le feu digestif. Mais il est déconseillé de se baigner en cas de fièvre, de diarrhée, de maux de tête, d'indigestion ou de maladie due à un dérangement du " vent ". Le bain doit être suivi d'onctions et de massages, et le cuir chevelu doit être frictionné avec des préparations huileuses (c'est l'origine de notre shampooing, mot anglo-indien dérivé du sanskrit " samvâhana " qui désigne ce type de friction).

La diététique âyurvédique est très développée et témoigne d'un grand souci d'adaptation au climat et aux populations de l'Inde. Tous les produits comestibles ont été systématiquement recensés par les textes médicaux sanskrits qui en indiquent leurs différentes propriétés, suivant le tempérament, le comportement et l'état de santé de chaque individu, compte tenu aussi de la saison, du moment de la journée, de la quantité de nourriture absorbée et de sa qualité. Ainsi, certains aliments recommandés par temps froid et pluvieux sont déconseillés l'été ; telle boisson sans danger pour un individu sain risque de compliquer un état morbide, etc. Sont ainsi passés en revue les céréales, les légumes, les fruits, les viandes, les matières grasses, le lait et les produits laitiers, les boissons... La préparation des aliments et la composition des menus font aussi l'objet de règles particulières.

L'Âyurveda se préoccupe également du comportement de chacun avant et après les repas. L'expérience pratique, les observations accumulées au cours des siècles, ont manifestement joué un rôle déterminant dans l'élaboration de cette diététique, dont on a ensuite cherché à justifier les règles d'après les doctrines établies.

Parmi les médicaments préconisés par l'Âyurveda, ceux à base de plantes sont les plus nombreux. La médecine âyurvédique a utilisé plus de 3 000 espèces végétales dont un bon millier entrent, sous des formes diverses, dans la composition des remèdes encore prescrits de nos jours. À noter l'importance accordée aux préparations toniques et stimulantes, les rasâyana, et aux aphrodisiaques, les vâjîkarana. Ces derniers passent pour augmenter la force de ceux qui sont amoindris et dont la virilité est faible. Il s'agit le plus souvent de préparations à base de sésame, de fèves, de patates douces, de jus de canne à sucre, de poivre long, des fruits du myrobalan emblique (un arbre de la famille des euphorbiacées) et de lait, en association avec des testicules de bouc, de buffle ou d'âne. Quant aux rasâyana, ce sont des élixirs qui promettent longue vie, santé et jeunesse. L'ancienne littérature médicale sanskrite donne des instructions très détaillées sur leur préparation.

Les épices, qui ont fait la renommée de l'Inde et occupent une place importante dans la cuisine indienne, ont aussi leur place dans la thérapeutique âyurvédique. La cannelle de Ceylan, la cardamome, les variétés de curcuma, le gingembre, la noix de muscade, les différentes variétés de poivre sont déjà cités dans les plus anciens traités médicaux sanskrits et entrent dans la préparation de nombreux remèdes. Leur emploi dans l'alimentation découle d'ailleurs des propriétés qui leur étaient reconnues en médecine, à une époque où l'art culinaire indien s'inspirait de la diététique âyurvédique.

Le poivre long, le poivre commun, le gingembre, l'ase fétide, le cumin et le carvi figurent parmi les ingrédients de préparations prescrites en cas d'indigestion. Les trois premiers sont aussi utilisés dans le traitement de l'obésité. L'ase fétide est employée en cas de coliques abdominales. Le poivre long figure également dans des recettes pour le traitement de l'asthme. L'écorce de la cannelle de Ceylan est utilisée pour ses propriétés toniques, etc.

DES PEUPLES EN BONNE SANTÉ

Vivre cent vingt ans et en parfaite santé c'est possible ! De nombreux peuples, à la surface de la planète, nous l'ont prouvé. Les Hounzas et les habitants des Andes équatoriennes comptent une proportion gigantesque de centenaires qui ont conservé toute la joie de vivre et la vitalité, sinon de leur jeunesse, tout au moins de leur âge mûr.

Mais il vrai que ces peuples vivent dans un environnement beaucoup plus naturel que celui de nos mégalopoles et qu'ils ne prennent pas leurs repas au fast food du coin ! Le “ secret ” de leur insolente longévité et de leur étonnante santé, tant physique que psychique, réside peut-être avant tout dans un mode de vie respectueux de la nature, une alimentation frugale et équilibrée et une vie sans stress.

Les Hounzas

Parmi tous ces peuples, les Hounzas sont incontestablement les plus célèbres... Si célèbres, d'ailleurs, que les touristes (Occidentaux et Orientaux) commencent à les envahir, leur apportant ces "délicieux" aliments industriels auxquels nos maux de civilisation font systématiquement cortège.

Les Hounzas vivent sur d'étroits plateaux entourant une vallée du nord du Pakistan (aux confins de l'Afghanistan, de la Russie et de la Chine) à une altitude de 1 600 à 2 500 mètres. Ils sont au nombre de 90 000, répartis dans de petits villages bâtis sur des balcons ensoleillés. Pour vivre, ils doivent littéralement arracher à la montagne les quelques arpents de champs en terrasse qui leur sont nécessaires pour subsister. Car les Hounzas doivent travailler dur pour se nourrir chichement.

Voilà quelques décennies, les premiers médecins occidentaux découvrirent l'incroyable longévité de ces habitants du Pamir et s'étonnèrent de l'absence quasi totale de symptômes pathologiques observés dans leurs examens médicaux. A cette époque, les Hounzas avaient, dans tout le nord de l'Inde, une solide réputation de guides de montagne absolument infatigables, capables de parcourir à vive allure des dizaines parfois des centaines de kilomètres au pas de course, ou de gravir des pentes abruptes en portant de lourdes charges...

Leur résistance aux infections et aux maladies était également proverbiale. Ni le diabète, ni le cancer, ni l'infarctus ne les touchaient jamais, même à un âge avancé. En fait, ils semblaient ne pas vieillir, ne jamais s'affaiblir, ne pas perdre leurs dents, ni la vue, ni l'ouïe ; il arrivait fréquemment à des étrangers de prendre des Hounzas âgés de 60 ou 70 ans pour de jeunes gens.

Mais le plus spectaculaire était l'âge que certains atteignaient. Bien sûr, aucun registre de naissance n'existe en pays hounza, mais la connaissance des événements de la vie des anciens, transmise par voie orale, témoigne presque aussi rigoureusement des dates de naissance des individus, des fêtes religieuses, que les documents écrits. Aussi, lorsqu'un arrière-arrière-arrière-grand-père hounza dit avoir 100, 110 ou 120 ans, on peut globalement le croire... Même s'il se trompe de quelques années !

Là, pas de littérature, ni d'art, ni de philosophie ; leur culture repose sur la vie sociale, le respect des lois de la nature, la courtoisie et la solidarité. Leur vie est simple et laborieuse.

L'hiver dure trois mois environ ; faute de vivres, ils se contentent de repas très frugaux et doivent même jeûner quelques semaines avant les premières récoltes de printemps, alors même qu'ils sont obligés de fournir les plus gros efforts physiques de toute l'année - et c'est là le deuxième secret des Hounzas. Cette restriction alimentaire dure jusqu'en juin.

On ne relève aucun cas de cancer ni de maladie cardio-vasculaire. Beaucoup atteignent 100 voire 120 ans, sans affection de la vue ni de l'ouïe et souvent avec une dentition parfaite. Ils possèdent une bonne résistance à l'effort en travaillent durement dans leurs champs.

Ils se nourrissent avec sobriété des produits naturels de leur terre.

• Leur alimentation, essentiellement végétarienne, est basée sur les céréales (millet, sarrasin, orge et froment), sur les légumineuses (lentilles), les pommes de terre et les légumes verts (concombres, courges, carottes).

• Ils consomment peu de viande et de toute façon maigre, ainsi que de rares œufs.

• Les laitages constituent un apport en protéines animales : fromage frais, lait de chèvre, babeurre (appelé ici " lassi ").

• Ils consomment des fruits : pommes, raisin, mûres blanches et surtout les fameux abricots hounzas dont l'amande comestible fournit une excellente huile riche en acides gras insaturés. Une partie de ces fruits sont séchés pour la saison froide.

• L'eau de boisson qui provient des torrents, serait biocolloïdale. Ils boivent du vin mais bien sûr sans excès.

Beaucoup de citadins occidentaux trouveraient sans doute l'existence des Hounzas des plus sévères, triste et pénible. Pourtant, ces montagnards sont indéniablement heureux de vivre, rieurs et enjoués, patients et polis, humbles mais vifs d'esprit... En fait, la manière dont ils gèrent leurs difficiles conditions d'existence leur offre l'opportunité de cent vingt ans de bonheur et de santé. Peut-être est-ce tout simplement cela, une belle civilisation ?

Les habitants des Andes (montagnes de l'Équateur)

La vallée de Vilcabamba se perche entre 1 500 et 1 700 m d'altitude au sud-ouest de Loja. Elle n'est distante de la frontière péruvienne que de 50 km. La seule grandeur et la beauté des paysages en font déjà un lieu privilégié, un véritable délice pour le regard. Imaginez une vallée verdoyante à végétation subtropicale, sertie de montagnes veloutées et dorées par le soleil couchant.

C'est un véritable Éden où poussent en abondance fruits tropicaux et légumes de toute sorte. Et l'on comprend pourquoi Vilcabamba a été surnommée " *la vallée sacrée* " d'après une étymologie quechua (huilca voulant dire sacrée et bamba, vallée).

Le sol, fertile et riche en minéraux, est essentiellement alluvionnaire. Il est formé d'un humus sablonneux, parfois entrecoupé d'argiles et de cendres volcaniques. Cette riche couverture s'amenuise en altitude.

On y cultive le maïs, la cacahuète, la banane, le tabac, le café (un des meilleurs d'Équateur), la canne à sucre (depuis au moins quatre cents ans) ; la canne est cultivée certes pour son sucre (" panela " ou pain de sucre brut, obtenu par simple évaporation du jus de canne), mais surtout pour distiller un alcool blanc, " la pura ". On y cultive aussi la racine de " yuca " (variété de manioc), l'avocat, les agrumes dont une variété de citron doux, de l'orge, un peu de pommes de terre et toutes sortes de légumes (choux, salades, concombres, légumineuses...), ainsi que de nombreux fruits (papayes, chirimoyas, une variété d'ananas).

Le climat est tempéré tout au long de l'année avec une température moyenne de 20° C ; les précipitations sont de 600 à 700 mm/an et l'hygrométrie de 60 à 65 %.

Mais ces conditions remarquables ne doivent pas faire oublier que Vilcabamba est un endroit très pauvre où les gens sont obligés de travailler dur et jusqu'à la fin de leur vie pour tirer de la terre leur subsistance.

La vallée a toujours été très peuplée, même à l'époque pré-inca. On a découvert de nombreux vestiges préhistoriques attestant déjà d'une longévité remarquable pour ses occupants. Dès leur conquête, les Espagnols ont investi la région et c'est ainsi que le folklore et la langue inca tombèrent vite dans l'oubli.

En 1955, un article paru dans le *Reader's Digest*, fit connaître Vilcabamba au reste du monde.

Cette vallée équatorienne est connue depuis bien longtemps pour le nombre important de ses centenaires et surtout pour leur extraordinaire état de santé, ce qui lui a valu, outre le surnom de “ vallée sacrée ”, celui de “ l'île de l'éternelle jeunesse ”.

Ces centenaires et ceux des environs ont des artères et un cœur d'hommes de 40 ans. Aussi Vilcabamba est-il devenu un lieu de cure pour les gens souffrant de troubles cardio-vasculaires !

Curieusement, beaucoup d'habitants ont définitivement perdu quelques-unes de leurs dents à l'âge de 13 ans. Cette inexplicable pathologie (rappelons toutefois qu'ils mâchent du sucre de canne) est, par ailleurs, la seule dont ils souffrent ! Il ne souffrent jamais de calvitie et jouissent d'une vitalité aussi durable et d'un état de santé aussi florissant que les Hounzas. Ils possèdent des muscles et des os de grande qualité, sans arthrose et leur rétine est celle d'hommes de 40-50 ans. Même les animaux de bât sont réputés vivre vieux !

Ajoutez à tout ceci la quiétude et la gentillesse des habitants, essentiellement des paysans, ainsi qu'un climat tempéré tout au long de l'année et vous aurez déjà quelques ingrédients de la “ recette ” de la longévité.

Comme la plupart des Américains du Sud, ils mangent évidemment beaucoup de maïs et de haricots, mais aussi des mangues, oranges, prunes, grenades, avocats, goyaves, raisin, chou, chou-fleur, céleri, blé, orge, manioc, pommes de terre, soja, pois, et de la canne à sucre...Toutefois, pour des raisons essentiellement économiques, ils restent très modérés sur le plan de l'alimentation et aucun d'entre eux ne risque de devenir obèse. Dormant près de dix heures par jour, ils ne ménagent néanmoins pas leurs forces durant la journée, ce qui entretient chez eux un état à la fois calme et alerte. Il se dégage d'eux une certaine gaieté tranquille.

Comme tous les autres peuples en bonne santé, ils semblent en fait posséder, avant toute autre chose, une invincible jeunesse intérieure, faite de confiance en soi, une joie de vivre et un penchant pour l'humour.

Ainsi, il n'existe pas un facteur mais un ensemble de facteurs favorables à la longévité :

- Le climat (doux et constant).
- L'altitude (voisine de 1500 m).
- L'alimentation (quantité et qualité).
- l'eau (bio colloïdale).
- L'air (pureté).
- Le mode de vie : exercice physique quotidien, vie tranquille, sans stress, dans un cadre superbe et non pollué, à l'abri des affres du monde moderne.

Faute de moyens de communication, les Vilcabambains ne sont pas toujours au courant des événements de l'Équateur. Ils vivent loin des turbulences de la vie moderne en suivant un mode de vie basé sur la famille, l'intégration sociale, complété par une vie sexuelle harmonieuse qui se prolonge tard : bon nombre d'hommes se remarient à 90 ans et sont encore féconds ! Ce n'est pas demain qu'ils vont consommer du Viagra ! Enfin on note, tout comme chez les centenaires isolés, une volonté de vivre bien et vieux, ce qui ne les empêche pas de penser à leur mort et de s'y préparer.

Il existe encore quelques autres peuples sains, sur cette planète, comme les habitants de l'île d'Okinawa dans l'archipel de Ryu Kyu, au Japon, mais leur nombre total est très loin d'être important.

VIEILLISSEMENT ET LONGÉVITÉ

Les facteurs de vieillissement

L'humanité, dans son ensemble, ne connaît pas le secret pour éviter le vieillissement artificiel qui nous condamne à mourir prématurément (par rapport à notre durée biologique naturelle, estimée à 120 ans par les scientifiques).

Qu'est-ce donc qui nous fait vieillir avant l'âge ? Probablement, *le facteur psychologique*. Hippocrate ne disait-il pas : "Le principal organe n'est pas le cœur, mais le cerveau ; ce noble appareil est le premier à noter l'usure ! Les neurones ne sont-ils pas responsables de la motrice, de la sensibilité, de la mémoire et de l'intelligence ?" C'est en quelque sorte le "tableau synoptique" qui supervise l'ensemble des organes. À partir d'une banque de données accumulés au fil des ans, il doit savoir gérer et prendre de bonnes décisions. En fait, ce sont la peur et le dégoût de la vie, suscités par toutes nos névroses et des conditions d'existence antinaturelles, qui nous conduisent à nous suicider inconsciemment et insensiblement. Les plus que centenaires sont heureux. Ils sont à l'abri des stress répétitifs qui déstabilisent le métabolisme et stimulent la somathormone hypophysaire dont la fonction est de précipiter les divisions cellulaires.

Le second facteur est, de toute évidence, *l'alimentation*. Celle-ci doit être peu abondante (inférieure à 2 000 calories/jour) et d'excellente qualité sur le plan nutritionnel (variée, parfaitement fraîche, riche en vitamines, enzymes et oligo-éléments). Quant au végétarisme, total ou partiel, il joue indéniablement un rôle mais relativement secondaire. Par contre, l'harmonisation avec le milieu, en se bornant à consommer ce que produit la région dans laquelle on vit, apparaît comme primordiale.

Le troisième facteur est *l'activité physique et le travail*, qui nous permettent à la fois d'éliminer les toxines, de s'oxygéner, de stimuler les fonctions organiques, et de mettre leur métabolisme en acidose, gage de non-survenue du cancer et d'infarctus. Ainsi le tissu musculaire se cancérise très difficilement parce qu'il est imprégné d'acide lactique. Nous étudierons plus loin le rôle du " terrain " acide.

Les paradoxes de la longévité

En 1992, les plus de 65 ans représentaient 6,2 % de la population mondiale. En 2050, ils *constitueront un cinquième des habitants de la terre*. L'accroissement de la longévité apparaît comme un phénomène à dimension sociale, économique, politique et scientifique majeur. Beaucoup de scientifiques avaient la notion de ce que, au sein d'une espèce, la longévité variait entre des limites relativement étroites. Dans l'espèce humaine, une borne semble fixée aux alentours de 120 ans. Or, dans certaines espèces, certes nettement moins élaborées que l'homme comme les vers, les mouches ou les araignées, certains animaux (les reines) vivent trois ou quatre fois plus longtemps que la moyenne. La raison en est la préservation de la fécondité et donc de la survie.

La longévité est fertile en paradoxes qui constituent le point de départ de recherches passionnantes. Le dernier colloque “ Médecine et recherche ” de la fondation IPSEN s'est penché sur le sujet. Les premières pistes sont surprenantes. Ce colloque portait sur la durée maximale de vie et les intervenants avaient essayé de répondre à la question : “Y a-t-il une limite au-delà de laquelle il n'est pas possible d'aller ? ” Les débats ont porté sur “ Les paradoxes de la longévité ”. Sans doute parce qu'elle résulte d'un très grand nombre de facteurs et de composantes qui s'étalent dans le temps.

A côté du fameux “ *paradoxe français* ” (l'influence bénéfique de la consommation de vin sur les artères) et de celui qui fait que les femmes, réputées plus fragiles et plus vulnérables, vivent en fait plus longtemps que les hommes, le Pr Bernard Forette (hôpital Sainte-Périne, Paris) a montré, en reprenant les données de l'étude Framingham (États-Unis) et d'une étude finlandaise, complétées par ses propres travaux que si l'hypertension (ou l'hypercholestérolémie) est identifiée comme un facteur de risque, de mortalité et de morbidité au milieu de la vie, c'est le contraire qui survient après 85-90 ans.

Le chercheur italien Claudio Franceschi a fait état d'un autre paradoxe biologique. Il a remarqué que les centenaires présentaient certaines caractéristiques biologiques étonnantes, considérées habituellement comme anormales, telles qu'un taux élevé de cytokine IL-6 (en relation avec des phénomènes inflammatoires) ou de cortisol (facteur d'accélération du vieillissement). Mais tous ces paradoxes, très déroutants, ne donnent lieu, pour l'heure, qu'à des hypothèses et expliquer les raisons de la longévité d'une Jeanne Calment, par exemple, reste toujours des plus difficile.

Un chercheur d'outre-Atlantique, David Snowdon (université du Kentucky, Lexington), qui étudie depuis de nombreuses années une communauté de religieuses américaines ayant vécu plusieurs années dans la même école catholique avant d'entrer en religion, a fait part de quelques observations, elles aussi troublantes : les religieuses dont les dissertations autobiographiques (destinées à expliquer les raisons de leur engagement), écrites à l'âge de 22 ans en moyenne, étaient les plus riches en informations, en vocabulaire et dont la grammaire était la plus élaborée, ont moins souffert de démence et de maladie d'Alzheimer que les autres.

Ces religieuses ont également vécu plus longtemps que les autres. La différence de longévité entre les plus “ douées ” et les moins “ douées ” est très exactement de 6,8 ans, ce qui est important. Comme si les capacités cognitives de la jeunesse (à différencier de la durée de la scolarité) influaient sur la durée de vie ultérieure et pouvaient donc constituer un score prédictif de survie...

Par ailleurs, selon John R. Wilmoth (Berkeley), le rythme de la mortalité semble ralentir chez les sujets les plus âgés et, par conséquent, infirmer la fameuse *loi de Gompertz* qui veut que le taux de mortalité augmente de manière exponentielle avec l'âge. Comme si, à partir d'un certain âge, on atteignait un plateau. Même observation de D. Smith (Chicago) en ce qui concerne le cancer : si le risque de cancer augmente avec l'âge, après 90 ans, en revanche, il diminue. Comme si les nonagénaires et les centenaires avaient “ résisté ” au cancer.

Pour passionnantes que soient toutes ces recherches, elles demandent néanmoins des vérifications rigoureuses ou des études complémentaires. À suivre donc.

Les centenaires en France

La fondation IPSEN s'est lancée en 1990 dans l'étude des centenaires en France.

Il s'agit de les dénombrer afin d'en dresser un profil physique et psychologique.

SEXE

Ce sont essentiellement des femmes (7 pour 1 homme), mais cette proportion est faussée par le fait qu'un certain nombre d'hommes nés en 1890 sont morts à la guerre. Dans cette catégorie Mme Calment, qui fut la doyenne du monde, mourut à 122 ans.

RÉGION

Les régions françaises les plus riches en centenaires sont :

- le Val de Loire (tempérance du climat ?),
- la banlieue parisienne et surtout l'ouest,
- les régions d'altitude : Massif Central,. Est des Pyrénées, Hautes Alpes.

Les séjours en altitude représentent une condition favorable dans la prévention des maladies dégénératives. Ils provoquent simultanément un abaissement du métabolisme de base, une action acidifiante, une diminution de la concentration du sucre dans le sang et une augmentation du taux sanguin de cytochromes C, qui agit dans le même sens que l'oxygénothérapie.

PROFIL

Profil physique :

- Les femmes mesurent en moyenne 1,54 m et pèsent 50 kg.
- Les hommes mesurent en moyenne 1,62 m et pèsent 60 kg.
- On n'observe donc pas de surcharge pondérale qui représente un facteur de risque.
- Ils ont le plus souvent des yeux clairs.
- Plus du tiers d'entre eux ont encore leurs dents.
- 20 % de leurs enfants sont déjà morts, ce qui confirme que l'hérédité n'est pas tout.
- Absence de maladies graves tout au long de leur vie.

Profil psychologique :

- Ils font preuve d'optimisme et savent gérer leurs problèmes.
- Ils conservent un intérêt pour la vie familiale et sociale.
- Ce sont de fortes personnalités qui affichent une détermination à vivre 100 ans.
- Ils estiment avoir eu plus de bon temps que de mauvais.

– 2 –

LES DIFFÉRENTES THÉORIES SUR LA SÉNESCENCE

Il y a cinq ans, le simple fait de poser la question : " Peut-on retarder le vieillissement ? " faisait encore sourire. L'American Academy of Anti Aging Medicine (AAM), créée en 1992 par 12 médecins américains, regroupe aujourd'hui près de 6 000 médecins et scientifiques dans 44 pays du monde. Ces 6 000 pionniers pensent que "le vieillissement n'est pas inévitable". Signe des temps, la pratique médicale anti-vieillissement sort du purgatoire et attire maintenant des praticiens de plus en plus jeunes et brillants.

BIOLOGIE ET VIEILLISSEMENT

S'il est de coutume de dire que l'homme tire de la conscience de sa condition mortelle sa supériorité par rapport à l'animal, il semble tout à fait légitime qu'il se préoccupe de retarder au maximum cette échéance. Aujourd'hui les possibilités d'intervention de la médecine sont immenses.

Dans un premier temps, la médecine a offert à l'humain le luxe de vieillir, c'est-à-dire de l'empêcher de mourir prématurément de maladie. Ceci étant acquis, la demande actuelle vis-à-vis de la médecine est de ne pas vieillir ! Au recul de l'échéance doit donc succéder celui de la déchéance due au temps. Au traitement de la maladie doit donc s'ajouter le traitement du patient dans sa globalité et son vécu quotidien. Plus que d'en masquer les stigmates, comme le fait avec talent la chirurgie esthétique, cette médecine doit viser les causes profondes du vieillissement et, pour paraphraser Alexis Carrel, se soucier autant d'ajouter de la vie aux années que des années à la vie.

L'espérance de vie n'est pas forcément l'espérance de santé

“ Ce que les hommes craignent n'est pas la vieillesse, mais la maladie ”. Ces propos d'Alexis Carrel, prix Nobel de médecine en 1912, prennent aujourd'hui toute leur valeur. En effet, grâce au médicament, l'apparence est déjà sauvegardée.

Dans son préambule au *Rapport sur la santé dans le monde pour 1997*, sous-titré “ Vaincre la souffrance, enrichir l'humanité ”, le Dr Nakajima, ancien directeur général de l'Organisation Mondiale de la Santé, écrit : “ Dans un monde en pleine mutation, certaines des attitudes à l'égard de la santé humaine, de la souffrance et des incapacités doivent être revues sans délai.

“ La santé dépend de plus en plus de circonstances sociales et économiques, de technologies destinées à réduire le coût de la main-d'œuvre et de révolutions de l'information et de la communication sur lesquelles l'individu n'a que peu d'influence et que le secteur classique de la santé ne maîtrise pas davantage.

“ Les habitants des pays pauvres acquièrent maintenant un grand nombre des modes de vie et des comportements malsains du monde industrialisé : activité sédentaire, exercice physique insuffisant, alimentation mal équilibrée, usage du tabac, de l'alcool et des drogues. Quant aux populations des pays riches, elles continuent à être exposées à tous ces risques. Ces problèmes sont aggravés par la diffusion internationale d'informations trompeuses sur les biens de consommation. Tous ces facteurs auront pour effet une augmentation mondiale des cas de mauvaise santé prématurée due à des maladies chroniques ”.

“ La qualité de la vie est au moins aussi importante que le nombre d'années de vie. Les gens sont en droit de miser davantage sur une espérance de santé que sur une simple espérance de vie ”, ajoute le *Rapport*, qui souligne qu'il est urgent de mettre au point et d'incorporer dans le programme général (de santé mondiale) des activités qui fassent davantage prendre conscience de l'importance d'adopter un mode de vie sain et de préserver un environnement sain, pour inciter à promouvoir la santé en tant que composante des politiques sociales et protéger l'environnement.

Pourtant " le secteur classique de la santé ", l'institution médicale, se garde bien de dénoncer les facteurs sociaux et économiques, les risques et les informations trompeuses qui réduisent l'espérance de santé, ce qui, en tant que gardienne de la santé publique, est son premier devoir !

Cet appel à changer les modes de vie, lancé par l'ancien directeur de la très officielle Organisation Mondiale de la Santé, implique de changer les mentalités. Concilier durée de vie et qualité de la vie, augmentation de l'espérance de vie et de l'espérance de santé, ne peut passer que par l'abandon du " tout-économique ". Car la pollution de l'air et de l'eau, de plus en plus meurtrière, est bien une conséquence d'une croissance économique incontrôlable, qui se justifiait en période de pénurie, alors qu'aujourd'hui elle ne sert plus qu'à accumuler de gigantesques masses monétaires, inutiles et nuisibles, qui ne trouvent plus à s'investir que dans la spéculation !

Mais comment calculer le coût humain réel de cette " croissance " qui flatte la mégalomanie et la soif de pouvoir des gestionnaires publics et privés et que les populations payent en " pauvreté, souffrances et incapacité ", comme le rappelle et le montre le *Rapport sur la santé* ? La lutte pour la survie aux dépens de la vie, imposée par la compétition économique, engendre des maladies chroniques, mais aussi des stress et des déséquilibres psychiques ; dans le monde, au moins 400 millions de personnes souffrent de troubles mentaux et une grande partie d'entre elles est victime de troubles de l'humeur et de la personnalité, précise l'OMS.

Le coût humain doit devenir le seul critère économique, afin de vaincre la souffrance et enrichir l'humanité, car il n'est de richesse que l'homme. Certes, l'allongement de la durée de vie a été obtenu sans que soient supprimés les risques de misère morale et physique. Mais est-il acceptable d'être exposé dans la solitude au gâtisme, à l'arthrose et à l'usure générale s'interroge, dans *Le mythe de jouvence*, le Pr Philippe Meyer.

Les mouvements de l'eau dans l'organisme

Les découvertes de la physique moderne nous font supposer que la matière n'est que de l'énergie condensée. Chez l'homme, qui accumule des années, la dégradation de l'énergie proviendrait-elle, entre autres mécanismes, selon l'équation E = mv2, d'une diminution de la vitesse des échanges ? Le vieillissement se caractérise effectivement par un ralentissement plus ou moins rapide des échanges, aboutissant à une “ minéralisation ” tissulaire, aggravée par l'accumulation cellulaire des déchets métaboliques. Cette surcharge électrolytique bloque l'émonctoire représenté par les reins. L.-C. Vincent parle de baisse de la résistivité qui représente un processus morbide.

L'eau, vecteur naturel de l'énergie, diminue relativement en quantité dans le secteur cellulaire et peut parfois se “ ramasser ”, par stagnation, dans le milieu extracellulaire. Tout ceci traduit une diminution des échanges énergétiques cellulaires, aggravée ultérieurement et de manière inexorable par l'hypoxie. On vieillit en se desséchant. Le taux d'hydratation de notre corps est bien corrélé avec l'âge réel de nos cellules. Embryon, on est plus riche en eau que l'eau de mer : 98 % d'eau contre 97 %. Au cours de notre vie, on va progressivement acquérir de la matière et proportionnellement perdre son eau. Le plus gênant, c'est que cette “ évaporation interne ” laisse des traces, sous forme de rides qui s'approfondissent, de chairs plus flasques, des atteintes à notre beauté qu'on désire camoufler au plus vite par l'image d'une gamme infinie de produits réhydratants. Ce n'est pas un hasard !

Comme l'écrit Senn et le prouve la bioélectronique de Vincent : “ Sans eau, il n'y a pas et il ne peut y avoir ni ionisation (facteur pH), ni électronisation positive (positons), ni électronisation négative (électrons) ”. Ceci revient à dire qu'il ne peut alors exister ni activité des “ piles cellulaires ” qui doivent, pour fonctionner, être soumises à de perpétuelles oscillations de potentiel selon les variations de polarisation et de dépolarisation cathodique, ni, a fortiori, une résistivité suffisante. L'évolution de la vie - de la jeunesse à la vieillesse, de la naissance à la mort - s'accompagne d'une alcalinisation, d'une électronisation positive et d'une baisse de la résistivité, autrement dit, d'un accroissement de la concentration en électrolytes conducteurs ainsi que de la pression osmotique.

Il existe alors une tendance à la recristallisation, par accroissement des dépôts électrolytiques...

Cette perte d'énergie, ce ralentissement et cette diminution des échanges et de la vitalité, cette polarisation du milieu correspondent à un processus anergique dont il faut reconnaître les signes prémonitoires afin d'espérer en limiter l'évolution organique.

Le processus de vieillissement se déroule sur plusieurs niveaux : cellulaire, vasculaire, endocrino-métabolique et immunitaire.

Au niveau cellulaire

Chaque cellule de notre corps a une durée de vie relativement courte et nous devons notre existence bien plus longue à leur renouvellement constant par duplication. Cette dynamique cellulaire est sous le contrôle de notre ADN, porteur du message de vie, très différent d'un individu à l'autre. Cette duplication connaît une phase descendante dès la fin de la période de croissance. Cette vie cellulaire est étroitement liée à la respiration, c'est-à-dire à l'oxygénation. Paradoxalement, l'oxygène qui nous est indispensable peut devenir l'artisan de notre déchéance. Ainsi, il est bien connu que ce gaz vital est responsable du processus d'oxydation.

Au niveau cellulaire, cela se traduit par la production de radicaux chimiques à liaisons libres, ou radicaux libres, susceptibles d'agresser les membranes des cellules des différents tissus et de les mener à la destruction. Dans les conditions normales, leur production est équilibrée par leur élimination et le phénomène d'accumulation responsable du vieillissement est peu important. Cet équilibre est fragile et facilement rompu par divers processus polluants comme les ultraviolets du soleil (excès d'exposition, trous dans la couche protectrice d'ozone), l'alcoolisme, les déséquilibres nutritionnels (notamment en vitamines, oligo-éléments et acides gras) et la pollution atmosphérique notamment responsable d'accumulation de métaux lourds toxiques. L'atteinte cellulaire se situe au niveau de la membrane, principalement en modifiant sa réponse aux hormones et aux neurotransmetteurs, et ses échanges métaboliques avec les autres cellules et les milieux interstitiels. La diminution d'activité métabolique entraîne une dérive plus ou moins nette des fonctions biologiques.

Au niveau vasculaire

L'atteinte se traduit par un durcissement des parois artérielles où s'accumulent des dépôts lipidocalciques tendant à obstruer ces conduits et à les fragiliser par diminution de l'élasticité. Ce processus, qui induit une diminution des apports nutritifs et oxygénés cellulaires, est entretenu par une inflammation chronique due aux mêmes causes. Ces troubles, particulièrement dévastateurs au niveau des tissus fragiles, tels le cerveau et les cellules cardiaques, sont majorés par l'hypertension artérielle relative à la diminution de l'élasticité artérielle. Rappelons que lors du congrès mondial de cardiologie de Tokyo (1985), l'infarctus (ou l'athéromatose) a été reconnu comme un processus cancérigène évoluant sur vingt-cinq ans.

Au niveau endocrino-métabolique

Les sept glandes endocrines dont dépendent tous nos métabolismes ont une activité rythmique réglée par l'hypophyse, véritable chef d'orchestre d'un merveilleux ballet, aussi fragile que sophistiqué. Le système le plus visible est celui de l'activité ovarienne, se manifestant par les règles, apparaissant à la puberté et disparaissant à la ménopause. Toutes les hormones commandent les métabolismes tissulaires et les mécanismes nutritifs. Avec le temps, l'horloge se dérègle. Le processus d'absorption de nutriments diminue et les déchets mal métabolisés s'accumulent, entraînant une dévitalisation progressive.

Au niveau immunitaire

Le déséquilibre du système réticulo-endothélial apparaissant avec l'âge consiste bien moins en une diminution des défenses qu'en une dysrégulation des anticorps et surtout des auto-anticorps circulants.

Chacun de nos organes a un énoncé antigénique, c'est-à-dire une formule susceptible de déclencher la sécrétion d'anticorps confrontés à un organisme étranger. Lors des maladies aiguës l'énoncé antigénique étant modifié par la pathologie n'est pas reconnu par l'organisme qui sécrète alors des anti-anticorps destinés à détruire les tissus lésés. Ce phénomène s'entretient de façon plus ou moins perceptible lors du passage à la chronicité. Le vieillissement semble en liaison directe avec l'affaiblissement de l'auto-tolérance antigénique.

On peut donc affirmer que le vieillissement rassemble des processus de " déviance pathologique " exprimés aux différents niveaux cellulaires, tissulaires et fonctionnels. Assimilable à une véritable maladie dégénérative, le vieillissement atteint les systèmes circulatoires, endocrino-métabolique et immunitaire qui représentent le trépied de notre vitalité.

La lutte contre le vieillissement est donc une démarche médicalement codifiée, comportant un bilan précis des processus physiopathologiques et des lésions, afin de lui opposer un autre mode de vie et éventuellement une thérapeutique strictement adaptée à chaque cas précis.

LES STIGMATES DU VIEILLISSEMENT

Au niveau physique, un examen clinique attentif et complet sera fait par un praticien averti. Au niveau biologique, les moyens d'investigation de la médecine classique sont solidement épaulés, voire remplacés, par des données récentes, issues des progrès dans la compréhension du vieillissement.

Les investigations biologiques que nous pratiquons classiquement sont les suivantes :

• Le bilan lipido-glucidique : dosage du glucose (glycémie), du cholestérol, de ses protéines porteuses (pour distinguer le " bon " et le " mauvais " cholestérol), les triglycérides, l'urée, l'acide urique.

• La vitesse de sédimentation, témoin des processus inflammatoires.

• La numération et la formule sanguine renseignent sur la production des globules rouges, la qualité de ces globules rouges, l'activité de la moelle, l'activité immunitaire.

• L'analyse des cheveux, comportant le dosage des oligo-éléments essentiels, des minéraux et des métaux lourds, et des produits dopants chez les athlètes. Cet examen est précieux pour objectiver les déséquilibres nutritionnels, les carences d'apport ou d'absorption ou la pollution de l'organisme, afin d'ajuster une thérapeutique d'apport, de régulation ou d'élimination adaptée.

• Le " *bilan nutritionnel et antiradicalaire* " à partir d'un prélèvement sanguin, sur le pouvoir antioxydant du sérum et sur l'index pronostique nutritionnel et inflammatoire ; de la précocité de la détection des déséquilibres dépend la rapidité et donc l'efficacité du traitement.

• Le " *statut des acides gras* " (SAG) recherche les déséquilibres et déviances métaboliques de l'athérosclérose, de phénomènes inflammatoires chroniques et de troubles de la crase sanguine (coagulation), à type de formation pathologique de caillots, venant aggraver les précédents troubles.

• Le " *profil protéique* " permet un bilan de la gestion des différentes protéines et surtout de leur harmonisation. Comme les autres, il permet souvent de détecter des troubles n'ayant pas encore de traduction clinique ou bien de mettre une étiquette sur un ensemble de symptômes peu évocateurs d'une maladie précise.

• D'autres dosages plus spécifiques sont parfois utiles, comme par exemple les dosages hormonaux, le bilan phosphocalcique ou scintigraphique de l'ostéoporose, etc.

L'appréciation objectif de la qualité revient au bio-électromètre qui définit la qualité d'un terrain et pronostique la longévité de l'homme.

L'ESPÉRANCE DE VIE

L'espérance de vie augmente, quant à elle, régulièrement. Les Français sont à cet égard très bien placés puisque les projections effectuées pour 2025 les placent, avec 81 ans, dans le peloton de tête. La France ne comptera, à cette époque, pas moins de 150 000 centenaires. Les populations de vingt-six pays (dont le Japon en tête, l'Espagne, la Suisse, les États-Unis et le Royaume-Uni) seront en mesure d'atteindre aisément les 80 ans. Ce privilège reste actuellement réservé à une minorité puisque la moyenne mondiale, aujourd'hui de 66 ans, passera à 73 ans en 2025. La durée de la vie aura ainsi progressé de moitié depuis 1955 lorsqu'elle ne dépassait pas les 48 ans. L'espérance de vie ne sera alors plus dans aucun pays inférieur à 50 ans. L'effectif des plus de 65 ans atteindra à cette époque 800 millions, soit 10 % de la population mondiale.

Chaque espèce animale a une durée de vie déterminée. Il n'est cependant pas toujours facile de la mesurer, mais elle existe.

La longévité observée dans les conditions scientifiquement crédibles est la suivante.

- Tortue de mer : 200 ans.
- Éléphant : 55 ans.
- Souris : 3 ans.
- Araignée (tarentule) : 20 ans.
- Termites : 60 ans.
- Poisson-chat : 60 ans.
- Grand duc : 68 ans.
- Mouche : 40 jours.
- Hamster : 3 ans.
- Chien : 18 ans.
- Cheval : 50 ans.

Ces chiffres n'ont qu'une valeur approximative et ils semblent sous-estimés pour certains organismes. Pour chaque espèce, on peut mesurer cette durée de vie par la quantité d'énergie consommée. Cette quantité varie entre 15 et 20 millions de calories par kilogramme de poids au cours de toute la vie.

L'homme est exceptionnel, car il consomme environ 40 millions de calories (au moins le double des animaux) et sa durée de vie maximale est de 120 ans.

L'Organisation Mondiale de la Santé (OMS) constate un allongement de l'espérance de vie. Elle affirme que la tendance est désormais incontestable. " *On s'achemine vers une vie plus longue et plus saine* ", note Hiroshi Nakajima, son ex-directeur général. Dans un rapport publié à Genève à l'occasion de son assemblée générale annuelle, (en mai 1998) l'institution déclare que de solides preuves scientifiques attestent *un déclin des incapacités à mesure qu'augmente l'espérance de vie.*

Ce serait un spectaculaire retournement de tendance puisque, ces dernières années encore, l'OMS s'interrogeait sur le sens à donner à une longévité accrue allant de pair avec un état physique très dégradé. L'évolution est nette, constate aujourd'hui l'Organisation, qui juge la nouvelle particulièrement encourageante alors que la population du globe vieillit inexorablement. Le phénomène est certes essentiellement relevé pour l'instant dans les régions industrialisées, mais il s'agit néanmoins d'un signe positif pour l'ensemble de l'humanité, ses effets se matérialisant, lentement mais sûrement, dans les pays pauvres.

Les progrès économiques et sociaux de cette fin de siècle apporteraient l'explication du changement. Depuis 1994, le redressement économique mondial gagne en ampleur, observe l'OMS. La lutte contre les maladies, le développement des vaccins et des médicaments auraient fait des progrès réguliers et parfois spectaculaires. Un nombre incalculable d'innovations médicales et scientifiques ont vu le jour. Une diminution des incapacités liées aux maladies cardiaques et à certains cancers chez les personnes âgées est déjà perceptible. Les enquêtes réalisées, notamment aux États-Unis, font apparaître un recul significatif des invalidités et des handicaps. Les programmes de prévention et d'éducation remplissent leur office. Les avancées technologiques, la qualité des soins, les techniques de réadaptation vont encore améliorer les résultats, réduisant petit à petit mais sensiblement la dépendance des personnes âgées, selon l'OMS.

La guerre contre la mauvaise santé devra, le siècle prochain, être menée sur deux fronts. Il s'agira de lutter, d'une part, contre les maladies infectieuses et, de l'autre, contre les maladies chroniques non transmissibles. Ce double combat oblige à prendre des décisions difficiles quant à la répartition des ressources. L'expérience montre, dit l'OMS, qu'en réduisant les dépenses consacrées aux maladies infectieuses, on risque de les voir revenir en force à une époque où les voyages et les échanges internationaux favorisent leur propagation. L'OMS constate malheureusement que l'on ne pourra plus à l'avenir compter autant qu'auparavant sur les médicaments en raison de la propagation de souches d'agents pathogènes de la pneumonie, de la tuberculose et du paludisme résistant aux médicaments les plus actifs. A l'avenir, dit le *Rapport*, la lutte contre les maladies infectieuses va sans aucun doute reposer davantage sur les vaccins que sur les médicaments. *On est mal parti!*

Le document diffusé par l'OMS réaffirme par ailleurs que le cancer va demeurer l'une des principales causes de décès dans le monde. En dépit des progrès considérables de la recherche et de la prévention, seul un tiers de tous les cas de cancers peut être guéri par un dépistage précoce associé à un traitement efficace. Les décès dus aux tumeurs du poumon et colorectales seront notamment en augmentation, en raison surtout du tabagisme et d'une mauvaise alimentation.Les décès par cancer du poumon chez la femme augmenteront dans pratiquement tous les pays industrialisés. En revanche, les atteintes de l'estomac, en raison d'une meilleure conservation des aliments, du col de l'utérus, grâce au dépistage, du foie, du fait des progrès actuels et futurs de la vaccination contre l'hépatite B et du dépistage de l'hépatite C, devraient régresser.

L'OMS souligne enfin que les données obtenues en France et aux États-Unis montrent que le cancer du sein raccourcit d'au moins dix ans, en moyenne, l'espérance de vie des femmes alors que, pour les hommes, le cancer de la prostate ne la réduit que d'un an.

LES RADICAUX LIBRES, FACTEURS DE DÉTÉRIORATION

Le corps humain est constitué de milliards de cellules. Chacune de ces unités microscopiques joue un rôle précis dans le maintien de l'équilibre. La santé se joue avant tout à l'échelon cellulaire.

La recherche médicale s'est ainsi armée de microscopes pour mieux explorer et comprendre la cellule. Il est rapidement apparu évident que le noyau et les organites cellulaires ne peuvent travailler, transmettre, fabriquer, recevoir, que parce qu'ils sont entourés par une structure unique : la membrane cellulaire.

C'est au niveau de la membrane que se règlent tous les échanges entre les cellules. C'est elle qui contrôle l'équilibre entre l'intérieur et l'extérieur. La respiration, la réception, l'élimination se font non seulement à travers elle mais, surtout, grâce à elle. La membrane cellulaire est la peau de la vie.

La membrane cellulaire

La membrane est avant tout constituée de lipides où “ flottent ” des îlots de protéines. De la nature des lipides membranaires va dépendre sa plus ou moins grande fluidité.

Elle peut être fluide, ce qui facilite les échanges, ou rigide, ce qui peut être la source de nombreux problèmes de santé, traités souvent à tort par des médicaments trop agressifs. Ainsi, la plupart des maladies, depuis le diabète jusqu'à certains troubles du système nerveux, sont directement liées à un mauvais fonctionnement de la membrane cellulaire. Le cholestérol, le diabète, les maladies cardio-vasculaires, les allergies respiratoires, certains cancers, mais aussi de nombreux troubles que l'on appelle " fonctionnels " peuvent être prévenus et améliorés par des traitements naturels et efficaces qui redonnent aux membranes leur fluidité.

Rendre la membrane fluide, c'est lui donner les bons lipides (corps gras insaturés présentant des liaisons libres) pour sa constitution. Car les phospholipides membranaires, le cholestérol et les protéines qui constituent la structure, sont fabriqués à partir de corps gras alimentaires. D'un côté, les graisses saturées du beurre, des fromages, de la viande, consommées en excès vont rendre la membrane rigide. D'un autre côté, les lipides insaturés des huiles végétales et surtout les huiles de poisson, vont lui redonner sa fluidité, gage de bonne santé cellulaire et absence de maladies d'où retard du vieillissement.

Le rôle des acides gras polyinsaturés (AGPI) Omega 3 est important dans le domaine de la santé. Ils interviennent à toutes les étapes de la vie : chez l'enfant, en contribuant au développement cérébral et psychomoteur ; chez l'adulte, en jouant, en particulier, un rôle dans la prévention des maladies cardio-vasculaires.

Le développement cérébral est génétiquement programmé : si une étape est perturbée, les possibilités de récupération sont très réduites. Il convient de fournir aux cellules du cerveau, au cours de son développement et tout au long de la vie, un apport lipidique adéquat, sinon les neurones ne se mettront pas en place ou disparaîtront prématurément. Une alimentation équilibrée implique des quantités limitées de corps gras et la prise en considération de l'origine des graisses. La British Nutrition Foundation souligne que, même si les sociétés occidentales consomment trop de graisses, la part des graisses " saines " est trop faible. Ce déficit concerne, en particulier, l'EPA et le DHA, dérivés actifs Omega 3. Il existe un déficit nutritionnel entre les apports nécessaires et la consommation moyenne de la population :

• Consommation recommandée d'EPA et DHA : 1, 25 g/jour.
• Consommation moyenne actuelle d'EPA et DHA : 0, 15 g/jour.
• Déficit nutritionnel en EPA et DHA : environ 1 g 10/jour.

Les poissons à peau bleue, tels les saumons et les morues, contiennent ces deux acides gras polyinsaturés à longue chaîne carbonée :

• l'acide eïcosapentaénoïque : EPA,
• l'acide docosahexaénoïque : DHA.

Protéger la fluidité membranaire, c'est aussi agir contre les radicaux libres qui l'attaquent au niveau des liaisons libres et cherchent à la rigidifier. Les anti-oxydants (vitamines E et C, oligo-éléments : sélénium, zinc, cuivre, fer) et les antiradicaux libres sont de précieux alliés dans la recherche de la fluidité de membranes. Mais n'est-il pas plus sage de soigner les maux à leur origine plutôt que de corriger des symptômes ? La bonne médecine est celle qui agit sur la cause et non sur l'effet. Une bonne nourriture, saine et variée, est cette véritable thérapeutique, naturelle et sûre, à l'efficacité prouvée.

Durant les années 1930, des savants de l'industrie pétrolière mirent en évidence le rôle actif des radicaux libres dans plusieurs transformations chimiques importantes comme le rancissement des matières grasses et organiques.

Il faudra attendre 1955 pour que le Dr Denham Harman émette l'idée que les radicaux libres pourraient être les grands responsables du vieillissement prématuré, et les années soixante pour que le Pr Henri Laborit signale le rôle en biologie de ces “ électrons célibataires ”.

Présent dans notre atmosphère terrestre depuis des millions d'années, l'oxygène constitue un élément de la vie mais c'est également un gaz toxique qui est à l'origine de trois types de radicaux libres : l'ion superoxyde, le peroxyde d'hydrogène et le radical hydroxyle.

Les radicaux libres sont une espèce chimique très réactive et instable qui présente une grande affinité ; ils se combinent à des substances de polarité opposée pour former des combinaisons chimiques appelées peroxydes. Certains de ces peroxydes sont utiles en quantité raisonnable. Ils participent à l'oxygénation et au maintien en vie des cellules. En trop grande quantité, ils peuvent favoriser la mutation et la cancérisation. Instables, d'une durée de vie extrêmement courte, ils interviennent dans les mécanismes fondamentaux de la vie cellulaire notamment en déstructurant la membrane.

Le point clé des radicaux libres, de leur genèse, comme de leur nocivité biologique, peut se résumer brièvement à un apport ou à un transfert d'électrons sur des molécules biologiques stables, les faisant passer ainsi à un état de très grande instabilité et réactivité, entraînant des réactions en chaîne.

L'organisme débordé par ses capacités de défense face aux radicaux libres doit alors utiliser des substances anti-oxydantes exogènes trouvées dans l'alimentation. L'évolution de notre mode de vie nous amène à avoir une alimentation déséquilibrée ne fournissant plus les anti-oxydants suffisants, d'où la nécessité d'un apport vitaminique et minéral supplémentaire.

La toxicité des radicaux libres

Les radicaux libres exercent leur toxicité en prélevant sur une molécule adjacente un électron qui viendra s'apparier avec l'électron isolé. Ceci conduit à la formation d'un nouveau radical libre et le point de départ d'une réaction en chaîne qui détruit les membranes.

Les principales cibles cellulaires des radicaux libres sont :

- les membranes,
- les protéines,
- les acides nucléaires.

Les membranes cellulaires sont particulièrement sensibles à l'agression radicalaire du fait de la présence d'acides gras poly-insaturés dans les phospholipides membranaires. Les acides gras, par la présence de leurs doubles liaisons, cèdent aisément des électrons et deviennent ainsi à leur tour des radicaux libres. La disposition en bicouche phospholipidique facilite les attaques radicalaires en cascade. Cette réaction en cascade s'appelle la peroxydase lipidique, responsable d'une profonde désorganisation qui commence par un défaut de fluidité et qui se poursuit par des perturbations plus marquées pouvant aller jusqu'à la lyse complète de la membrane.

Les causes possibles de l'augmentation des radicaux libres ont deux origines :

- une hyperproduction de radicaux libres,
- une diminution de la production des enzymes de défense.

Les raisons d'une hyperproduction des radicaux libres sont multiples. Nous pouvons distinguer une source endogène et une source exogène.

Source exogène

• Les maladies inflammatoires aiguës (épisodes infectieux bactériens ou viraux) ou chroniques (collagénose).

• Les intoxications chroniques par certains pesticides, herbicides, chlore, solvants industriels (benzène, tétrachlorure de carbone), métaux lourds (plomb, cadmium, mercure, arsenic). Ces agents polluants se retrouvent de plus en plus dans l'atmosphère des grandes métropoles.

• Les situations de manque d'oxygène cellulaire au niveau des mitochondries, ces organites minuscules qui régissent la respiration au niveau cellulaire.

• Les radiations ionisantes (rayons X, gamma, ultraviolets) en exposition trop importante ou à petites doses renouvelées.

• Enfin, et surtout, car plus quotidiennes dans notre pratique, toutes les situations d'auto-intoxication : alcool et tabac.

• Les aliments frits, les barbecues, les produits fumés.

• Il faut ajouter les situations de stress (surmenage psychique ou physique).

Les radicaux libres seraient par ailleurs impliqués dans de nombreuses pathologies dégénératives : cancer, Parkinson, Alzheimer, cataracte sénile, dégénérescence maculaire, arthrite, arthrose, infarctus du myocarde, hémiplégie, artériosclérose, cirrhose.

Selon le Dr Yuke Niwa, qui a étudié pendant de nombreuses années l'implication des dérivés de l'oxygène sur notre santé, “ 85 % de nos maladies chroniques sont caractérisées par les dommages causés par les dérivés de l'oxygène ”.

Fort heureusement, il existe des produits qui, absorbés avec les aliments ou sous forme de suppléments, peuvent contrer les effets dévastateurs des radicaux libres.

Source endogène

Concerne les processus métaboliques normaux.

• La phagocytose (destruction des microbes).

• La peroxydation des lipides.

• La production d'énergie.

- Les réactions de détoxication.
- Les mécanismes de défense.

Les superoxydes dismutases (SOD), les catalases et la glutathion peroxydase – les trois grands systèmes enzymatiques antiradicalaires – peuvent voir leur fabrication diminuer en cas de carence de ces minéraux et d'une baisse du potentiel enzymatique survenant notamment lors du vieillissement cellulaire.

DEUX FACTEURS ESSENTIELS : L'INNÉ ET L'ACQUIS

Le vieillissement de tout être vivant est conditionné par deux facteurs : génétique et environnemental.

Le facteur génétique

Le facteur génétique comprend deux aspects. D'une part l'hérédité liée à l'espèce : l'homme est programmé pour atteindre 120 ans, ce qui représente cinq fois son temps de croissance. On a parlé d'une horloge interne pour régler le renouvellement des cellules. L'hypophyse et la somathormone pourraient jouer ce rôle.

D'autre part l'hérédité liée à l'individu lui-même et qui dépend directement de ses parents. Les gènes de la longévité, portés par l'ADN, transmettent ce patrimoine. Les cellules ont ainsi un nombre de divisions définies, à savoir 70 divisions et un temps pour les effectuer.

Que se passe-t-il lorsque la somathormone hypophysaire est emballée ? Certaines maladies se manifestent alors avec l'apparition prématurée de symptômes de vieillissement. La plus spectaculaire est sûrement *la progeria* qui touche les enfants. Ils présentent rapidement des symptômes de vieillissement accéléré et meurent généralement entre 12 et 14 ans d'une artériosclérose galopante.

Plusieurs autres observations provenant du monde animal et végétal peuvent être utiles pour comprendre le processus du vieillissement. Chez le champignon Podospora, ce phénomène peut être contagieux et transféré d'un organisme à un autre. On a découvert qu'il était dépendant de l'ADN mitochondrial. Les mitochondries sont des corpuscules présents dans le cytoplasme des cellules, jouant un rôle clef dans les processus énergétiques.

En effectuant des croisements sur les mouches qui avaient une grande longévité, Michael Rose a obtenu des individus qui vivent deux fois plus longtemps que ceux de la même espèce. L'un des gènes responsables de cette longévité exceptionnelle aurait été isolé.

La biologie moderne a proposé plusieurs conceptions pour expliquer les causes et les mécanismes du vieillissement. La théorie selon laquelle “ la mort est codée dans l'ADN ” serait l'exécution d'un programme génétique qui nous fait vieillir et mourir. Cette théorie rejoint celle de la médecine traditionnelle chinoise.

La mort, programmée ou naturelle, des cellules est indispensable au développement et à l'homéostasie de l'organisme auquel elles appartiennent. La disparition des cellules en surplus ou de celles qui ont déjà rempli leur office est un phénomène qui se rencontre aussi bien chez les vertébrés que chez les invertébrés. Il est devenu tout à fait évident, grâce aux progrès de la génétique et de la biologie moléculaire qu'il existe une programmation génétique possible de la mort - les biologistes emploient même le mot de suicide - d'une cellule. Dans de nombreux cas, semble-t-il, c'est en effet la cellule elle-même qui donne l'ordre d'autodestruction.

Une équipe de chercheurs du Howard Hughes Medical Institute, au MIT (Massachusetts Institute of Technology) a démontré qu'il existait un gène protégeant contre la mort cellulaire. Leur modèle d'étude est un petit ver, Caenorhabditis elegans. Lors de son développement, 131 cellules se sabordent d'elles-mêmes. La programmation génétique de cette mort est sans doute complexe, deux gènes au moins la commandant. Leur fonctionnement déclencherait la production interne d'un poison.

Les chercheurs américains ont isolé un autre gène, qu'ils ont appelé ced-9, qui semble réguler l'activité des deux précédents. Tant que ce ced-9 fonctionne, il empêche que ne se déclenchent les gènes-poisons. Qu'il tombe en panne ou soit “ volontairement ” arrêté, et les molécules toxiques seront produites. Les biologistes ont également noté que le gène protecteur contre la mort programmée de ce ver présentait une grande similitude avec un gène repéré chez l'homme, l'oncogène bcl-2. Il est possible, affirment les auteurs du travail, que des maladies dégénératives humaines soient dues au dérèglement du ou des gènes protecteurs de la mort programmée des cellules.

De son côté, Leslie Orgel a proposé la “ théorie des catastrophes des erreurs ”, conception où la production de protéines fait vieillir nos cellules. Les erreurs peuvent être le résultat d'une accumulation de mutations génétiques et l'incapacité de la bonne synthèse protéinique, ou de l'accumulation des protéines inactives (donc incapables d'assurer des fonctions normales), usées par suite du dépérissement du système des biocatalyseurs chargés de l'élimination moléculaire.

On se rapproche de l'explication des prions dans certaines pathologies dégénératives. Selon d'autres chercheurs, la “ perte de la capacité d'autoréparation de l'ADN ” est la cause principale de vieillissement.

On parle aussi de la modification de la concentration hormonale et du déclin du système immunitaire (pour certains biologistes, ce serait la cause unique du vieillissement).

Le facteur environnemental

Toutes ces conceptions dégénératives prennent évidemment en compte les conditions environnementales modifiant le fonctionnement du métabolisme, surtout les radicaux libres et les radiations.

La plupart des êtres humains subissent de multiples agressions environnementales, que les conditions socio-économiques actuelles ont tendance soit à favoriser, soit à moins atténuer. Ce sont les agressions chimiques et physiques tout d'abord, classiquement dénoncées sous le terme de pollution de l'air, de l'eau, des sols (nitrates), pollution sonore, irradiations réelles ou potentielles (nucléaires, électromagnétiques de toute sorte...) dont la nocivité ne peut être retenue comme préoccupante qu'en fonction de la dose subie. Bien entendu, il est souhaitable de réduire l'importance de la pollution. Le tabagisme, l'alcoolisme, la toxicomanie, qui relèvent de la responsabilité individuelle, font partie de ce type d'agression. Les agressions biologiques, parmi lesquelles la multitude des agents infectieux, bactéries, virus et parasites, existeront toujours car elles font partie de l'écosystème planétaire.

On avait découvert le rôle d'un germe (H. pylori) dans la genèse de l'ulcère d'estomac ; on vient de découvrir le rôle du chlamydia pneumoniae qui ferait le lit de l'infarctus du myocarde. Ce qui suppose autant d'antibiotiques pour neutraliser ces pathologies quotidiennes !

Toutes ces erreurs de vie telles que la pollution, la mauvaise alimentation, la mauvaise hygiène de vie en général, provoquent un vieillissement prématuré des cellules.

• Par une baisse de l'activité enzymatique.

• Par un affaiblissement des mitochondries, “ centrales énergétiques ” de la cellule.

•Par une accumulation de métabolites qui a pour conséquence un vieillissement des tissus conjonctifs par encrassement, dû à la surcharge de déchets et à l'insuffisance fonctionnelle des émonctoires.

• Par la dégradation des fibres de collagène qui a pour conséquence une perte d'élasticité de la peau (rides, vergetures, taches...)

• Par une désorganisation de la cellule.

Il s'ensuit la maladie qui entraîne la mort prématurée des cellules.

La dualité entre génétique et environnement, entre l'inné et l'acquis, concerne tout particulièrement le processus physiologique de la sénescence. Les avancées scientifiques sur la programmation génétique, caractéristique d'une espèce donnée, ont battu en brèche l'ancienne théorie d'Alexis Carrel sur l'immortalité des cellules. Nous avons vu que certains admettent aujourd'hui l'existence d'une corrélation entre la capacité de réparation de l'ADN et la longévité potentielle d'un individu. Les notions de gérontogènes, de mutations de l'ADN mitochondrial et de télomères de réparation polynucléotidique aux extrémités des chromosomes (dont le stock diminuerait en vieillissant) font l'objet de multiples pistes de recherche.

Les facteurs de l'environnement participent bien évidemment au processus de la sénescence. Mais il est difficile d'avancer un pourcentage relatif des contributions respectives de l'inné et de l'acquis. L'évolution des courbes de survie chez l'homme, sur plusieurs décennies, selon J. F. Fries et L. M. Crapo, aux États-Unis, montre que les conditions de vie et la réduction de la mortalité liée aux infections accroissent le nombre de survivants à un âge donné (rectangularisation des courbes de vie). La longévité effective de la population demeure inchangée ; elle se distingue toujours de la longévité maximale potentielle. Les études expérimentales chez l'animal (travaux de Roy Walford sur le système immunitaire) montrent cependant que *la restriction calorique et l'amélioration de la densité nutritionnelle* par une supplémentation adaptée, élèvent la longévité maximale de l'espèce.

Selon Michel Massol, professeur de chimie biologique de Toulouse : “ La sénescence ne serait finalement qu'une altération des structures cellulaires et des fibres tissulaires, par manque de synthèse et défaut de réparation. Le déséquilibre entre anabolisme et catabolisme entraîne un moindre renouvellement des tissus et une perte de leurs qualités mécaniques. La symptomatologie clinique n'est en fin de compte que la traduction de la baisse des fonctions biochimiques et mécaniques des tissus. La fibrose et la sclérose (perte d'élasticité), la nécrose (mort cellulaire), les dépôts et les obstructions des systèmes circulatoires, les proliférations incontrôlées (tumeurs) sont des processus physico-chimiques qui traduisent la diminution des fonctions enzymatiques, auxquelles contribuent de nombreux micro-nutriments. Ces altérations sont aléatoires, consenties par l'organisme de façon inconsciente, dues au hasard (phénomènes stochastiques) et à l'accroissement des facteurs de risque biochimique, non compensés par des facteurs de protection. Elles reposent principalement sur l'agressivité des espèces actives de l'oxygène (radicaux libres) et sur des taux circulants et tissulaires excessifs de métabolites glucidiques : c'est ce qu'on appelle la *théorie radicalaire du vieillissement* et la *théorie de la réticulation protéique* qui sont aujourd'hui largement documentées.

“ La contribution des radicaux libres oxygénés à la sénescence résulte d'un déséquilibre entre les facteurs pro-oxydants (endogènes et xénobiotiques) et antioxydants (enzymatiques ou non enzymatiques), au profit des premiers et au détriment des seconds. Ce risque de déséquilibre impose la surveillance diététique des facteurs antioxydants dont l'origine est essentiellement végétale : les vitamines A (ou le bêta-carotène), C et E, les oligo-éléments Se, Zn, Cu, ainsi que les caroténoïdes et flavonoïdes (polyphénols, anthocyanols, phytostérols...) élaborés par les plantes. Ces multiples facteurs agissent en synergie dans l'organisme au niveau des divers compartiments cellulaires, hydrophiles et lipophiles. Leur administration digestive simultanée et diversifiée, par la consommation des légumes et des fruits, est le meilleur garant de leur efficacité.

“ Par ailleurs, le sucre raffiné accélère le vieillissement. Il faut considérer le sucre comme un " corps mort ". Il a subi 14 passages chimiques avant de le représenter dans sa " blondeur immaculée " mais hautement toxique. La glycosylation excessive des protéines (création de pontages glucidiques entre des chaînes d'acides aminés) conduit à un vieillissement accéléré des fibres de soutien. Une glycémie élevée chronique (intolérance au glucose, hyperinsulinisme), une intolérance au lactose, un excès de consommation lactée chez des personnes âgées dont on sait qu'elles ont perdu leur lactase dès l'âge de 4 ans, sont des cas de risque de glycosylation protéique. La cataracte, l'artériosclérose, les vascularites diabétiques ou auto-immunes, les fibroses pulmonaires ou hépatiques, constituent des exemples de vieillissement des tissus conjonctifs, auxquels participent “ les pontages sucrés ”. Cette réticulation s'ajoute à la déstructuration protéique créée par les radicaux libres oxygénés et aboutit à la baisse des qualités mécaniques (et optiques dans le cas de la cataracte) des fibres conjonctives ” (*La nutriprévention* de Michel Massol).

Cette approche “ chimique ” révèle l'intérêt d'une vision moléculaire des processus du vieillissement et, par conséquent, le rôle d'une hygiène de vie et du rôle des nutriments pour retarder cette échéance voire déchéance.

SYNTHÈSE DES THÉORIES

Il n'existe aucune théorie universelle du vieillissement. Selon la théorie darwinienne, la période de notre vie la plus importante correspond à celle de la reproduction et selon la nature l'homme ne présente plus d'utilité après 50-60 ans !

Ainsi la “ longue vie ” serait-elle un cadeau de la science et de la technologie de cette fin de millénaire ? Il faut reconnaître que l'accroissement de l'espérance de vie a été plus important en un demi-siècle qu'il ne l'avait été dans les millénaires précédents.

Les principales théories

Récapitulons les principales théories du vieillissement.

- *La théorie de " l'usure "
et de l'accumulation des déchets*

La théorie de l'usure a été proposée par le Dr Auguste Weismann en 1882. Il pensait que le corps et ses cellules étaient endommagés par leur surutilisation et les abus qu'ils subissent. Les organes (le foie, l'estomac, les intestins, les reins, la peau) sont encombrés par les toxines alimentaires, auxquelles s'ajoutent les dégâts causés par la pollution (tabac, rayons ultraviolets) et l'ensemble des agressions psycho-émotionnels, la surconsommation de graisses, de sucre, d'alcool et de nicotine, et les autres facteurs de stress.

La théorie de l'accumulation des déchets postule que nos cellules produisent davantage de déchets qu'elles ne peuvent en éliminer. Lorsque la présence de déchets est trop importante, la cellule meurt. La lipofuscine constitue le principal de ces déchets.

- *La théorie hormonale et la théorie
de la limite de Hayflick*

La théorie neuro-endocrine a été développée par Vladimir Dilman, qui a étudié le réseau biochimique complexe qui gouverne notre système neuro-endocrinien et la production de nos hormones sous la direction de l'hypothalamus, une petite glande située dans le cerveau couplée à l'hypophyse. Lorsque nous sommes jeunes, cette production hormonale est élevée ; avec l'âge, elle diminue parfois de manière importante. Ainsi, dès l'âge de 30 ans, notre production d'hormone de croissance se réduit ce qui explique la diminution de la masse musculaire et l'augmentation de la masse graisseuse. Après 40 ou 50 ans, les niveaux d'œstrogènes, progestérone et testostérone, vont baisser, entraînant ménopause et andropause.

En 1961, le Dr Hayflick a démontré que les fibroblastes humains (cellules de la peau, des poumons, des muscles) ont une durée de vie limitée. Ils se divisent environ 70 fois et meurent. Cependant, la nutrition semble avoir un effet sur le rythme des divisions (des cellules bien " entretenues " se divisent 3 fois plus lentement). Par ailleurs, " la limite de Hayflick " semble placée sous la dépendance du potentiel génétique cellulaire, sur lequel des interventions deviennent possibles.

- *La théorie de la restriction alimentaire*

Cette théorie contredit les deux précédentes. Elle est proposée par le Dr Roy Walford, un gérontologue respecté de l'université de Californie (Los Angeles). Il a démontré clairement, sur des modèles animaux, que la “ sous-nutrition sans malnutrition ” (un régime faible en calories et riche en nutriments) peut retarder le vieillissement fonctionnel, et peut-être même le vieillissement chronologique. Les sujets en expérimentation perdent graduellement du poids jusqu'à ce qu'ils atteignent un niveau “ d'efficacité métabolique ” optimal.

Cette théorie rejoint notre approche, qui est celle des membres de l'Union biologique internationale (UBI), notamment du Dr André Gernez.

- *La théorie des radicaux libres*

Elle est universellement admise, prouvée scientifiquement et vérifiée quotidiennement au regard de l'ensemble des pathologies.

Cette théorie révolutionnaire a été développée par le Dr Denham Harman, de l'université de médecine du Nebraska. La présence de radicaux libres (des molécules dotées d'un nombre impair d'électrons) reflète l'activité des processus oxydatifs dans l'organisme. L'oxydation se produit dès que l'on ajoute de l'oxygène à une substance et en ce sens on peut dire que le carburant lui-même nous fait vivre et nous détruit à la fois, en nous “ rouillant ” et en nous “ rancissant ”. Les radicaux libres attaquent également les membranes de nos cellules, très sensibles à l'oxydation puisque constituées de lipides insaturés. L'oxydation des membranes crée un déchet métabolique, la lipofuscine, qui en s'accumulant dans l'organisme apparaît sur la peau en formant ce que l'on nomme les “ taches de vieillesse ”. La lipofuscine interfère avec la capacité des cellules à se reproduire et contrarie la synthèse de l'ADN et de l'ARN. L'activité radicalaire peut aussi entraîner la prolifération de cellules mutantes, conduisant ensuite au cancer et à la mort. Les processus d’altération des fibres d’élastine et de collagène (tissu mésenchymateux ou de soutien) génèrent un tissu fibreux, observé au cours du vieillissement tissulaire, particulièrement visible au niveau cutané sous forme de rides, de vergetures ou de taches séniles.

- *La théorie mitochondriale*

Cette théorie découle de la précédente. Les mitochondries sont les “ centrales énergétiques ” des cellules et produisent l'ATP (l'acide triphosphorique), notre principale source d'énergie. Ce processus génère, lui aussi, des radicaux libres pour lesquels les mitochondries sont des cibles faciles, car elles sont démunies de la plupart des systèmes de protection présents dans les autres parties de la cellule. L'ADN mitochondrial accumule les dommages oxydatifs. Heureusement, certains antioxydants ont la capacité de pénétrer les mitochondries et de les protéger.

La télomérase : le double visage de l'enzyme de l'immortalité

Selon des chercheurs californien, chaque fois qu'une cellule se divise, une partie extrême de son ADN, appelée télomère, perd un petit morceau. Les *télomères* sont des séquences d'acides nucléiques qui se trouvent au bout des chromosomes dont ils maintiennent l'intégrité. À chaque division cellulaire, les télomères raccourcissent et entraînent ainsi la mort des cellules. Quand il n'y a plus de télomère, la cellule cesse de se diviser et meurt. C'est un compte à rebours déclenché dès la naissance. Mais, dans certaines cellules, et en particulier dans les tissus embryonnaires (les cellules germinales et les cellules cancéreuses), il existe une enzyme, la télomérase, qui rend la cellule immortelle en agissant sur la croissance des télomères. Elle confère ainsi potentiellement aux cellules une capacité de division infinie.

Tout le débat est de savoir si les télomères ne sont qu'un marqueur ou un acteur du vieillissement. Les télomères représentent-ils un système de protection antitumoral empêchant l'immortalité cellulaire ? Nous protègent-ils de divisions trop nombreuses et dangereuses par l'augmentation des probabilités de mutations chromosomiques ? L'activation de la télomérase est-elle la cause de certains cancers ?

Une équipe de Dallas vient d'apporter une réponse importante : en introduisant le gène de la télomérase dans des cultures de cellules où il n'est normalement pas exprimé, elle les a rendues immortelles. L'équipe américaine a réalisé une remarquable manipulation. Elle est la démonstration d'une hypothèse formulée en 1986 par Howard Cooke sur le rôle de la télomérase dans la division cellulaire, horloge biologique régulant la vie des cellules. Pour l'instant, l'expérimentation ne porte que sur des cultures de cellules. On n'a donc aucune idée des implications de cette expérimentation sur un organisme vivant et a fortiori sur un être humain. En attendant de maîtriser cette télomérase pour nous rendre immortels, ces inhibiteurs représentent, plus que jamais, une voie de recherche prometteuse en cancérologie, chez les grands brûlés, dans la dégénérescence maculaire de l'œil et le mécanisme du vieillissement cellulaire. Mais si la découverte de ce gène prometteur d'immortalité se confirme, elle soulève bien des interrogations. “ Avant de faire quelque chose qui n'a jamais été fait, il faut envisager les conséquences jusqu'à la seconde génération ”, disait le chef indien Seattle.

Les gènes de jouvence

Avoir des enfants tard, après quarante ans pour les femmes, serait un facteur de longue vie. Parmi les milliers de gènes de nos chromosomes nous ne pouvons éliminer les mauvais mutants qui se révèlent sur le tard. C'est le maillon faible de la double hélice d'ADN. Leurs défauts nous emportent vers la vieillesse : ils font le lit du trépas. A moins que... La revue britannique *Nature* publie (24-31 décembre 1998) un article établissant que les individus qui ont moins d'enfants, ou qui les ont plus tard (après quarante ans pour la femme), vivent plus longtemps. Les populations de mouches drosophiles, d'une part et les arbres généalogiques d'aristocrates anglais, soigneusement établis depuis l'an 740, d'autre part, tendent à le démontrer : statistiquement, les femmes ayant une descendance peu nombreuse et tardive vivent plus longtemps... Ces constatations de longévité ne donnent malheureusement pas les explications scientifiques de ce phénomène biologique particulier. Si l'on suit à la lettre ces observations, il suffirait d'avoir tardivement fort peu d'enfants pour profiter égoïstement des joies du quatrième âge et devenir centenaire...

Égoïstement ? Peut-être pas tant que cela... Tout au contraire, la durée de vie de l'espèce entière pourrait se trouver modifiée par le seul fait de procréer à un âge inhabituel. Avançons une explication : tout au long de l'évolution humaine une mutation négative ou un gène déjà défectueux qui réduit l'espérance de vie en frappant les enfants a été fortement incriminé. Cela parce que ces enfants génétiquement défavorisés meurent et n'ont pas le temps de se reproduire. Par contre, tous les parents porteurs de maladies génétiques qui s'expriment tard dans la vie, transmettent ces défauts à leurs enfants dans une forte proportion. La sélection naturelle n'a pas le temps d'éliminer ces défauts. Il en résulte qu'au fil des générations, de plus en plus de tares génétiques s'exprimant tôt dans la vie sont éliminées tandis que d'autres apparaissent. Par contre, celles opérant tard dans la vie s'amassent dans l'espèce, ce qui explique que nous finissions par mourir quelque temps après la fin de notre période de reproduction.

Rien en effet ne peut “ dire ” à nos cellules qu'il faudrait maintenir le meilleur terrain possible, combattre les maladies immunitaires, maintenir les fonctions vitales à l'optimum plus longtemps. Tout au contraire, au fil des millénaires, les cellules de notre organisme ont été sélectivement façonnées pour donner le meilleur de leur rendement à l'âge reproductif et s'épuiser peu après la fin de cette période. Si l'on poursuit ce raisonnement, une lueur apparaît : si nous pouvons un jour rester fertiles jusqu'à la mort, nos descendants verront peu à peu leur durée de vie s'allonger, puisque les tares de la première vieillesse seraient elles aussi peu à peu éliminées. Il faudra des siècles ! Ou faut-il rêver que l'on isole ces gènes responsables du vieillissement et qu'on les modifie par génie génétique ? Ce sera sans doute un formidable marché commercial pour la médecine de demain : on aura activé le gène de la jouvence, et il faudra alors d'urgence contrecarrer les effets de centaines de gènes de diverses sénilités. Mais va-t-on dans la bonne direction ?

– 3 –

COMMENT RETARDER LE VIEILLISSEMENT

Après avoir étudié les diverses théories relatives à la longévité, envisageons les possibilités qui s'offrent pour prolonger cette vie qui nous est chère. Tout d'abord, nous aborderons les théories et les techniques plus ou moins fantaisistes destinés à prolonger la vie.

Nous avons vu que les Chinois avaient mis en avant, il y a plus de 4 000 ans, l'importance du facteur " ancestral " ou héréditaire. C'est un " quantum " qui nous est donné à la naissance. Selon les Asiatiques, le " Yuen Tchi ", qui prend naissance au moment de la réunion de l'ovule et du spermatozoïde, est à l'origine de la vie et porte en lui le code génétique de chaque être. Il s'agit donc d'une véritable " énergie héréditaire ".

La longévité maximale d'une espèce est principalement conditionnée par son patrimoine cellulaire génotypique et celui-ci, en fonction de l'espèce, est constant et rigoureusement défini. Il existe une limite maximale de longévité d'une espèce et la sénescence d'une colonie de cellules est proportionnelle au pouvoir mitotique (division des cellules). En ce qui concerne l'homme, un être humain sur 2 100 000 parvient à 115 ans. Les records étonnants avancés (Chine : 256 ans ; URSS : 190 ans ; Hongrie : 185 ans ; Iran : 185 ans) sont des " impossibilités biologiques " et relèvent des fantasmes des pauvres humains.

Ceci n'interdit pas à la science de chercher comment permettre à un nombre toujours plus grand d'hommes d'atteindre leur limite biologique.

DES RÊVES D'ÉTERNITÉ

Que ne ferait-on pas pour garder la jeunesse éternelle ? Les rêves d'éternité remontent à la nuit des temps. Faust, on le sait, avait vendu son âme au diable... Mais à défaut d'y accéder, on a, depuis presque aussi longtemps, fait des tentatives pour prolonger la vie.

Plus matérialistes, nos contemporains sont prêts à dépenser des fortunes pour gagner quelques années. En attendant la découverte du remède-miracle, des méthodes ultra-sophistiquées sont pratiquées ici ou là avec des résultas aléatoires voire nuls à moyen terme et mortels à long terme. Nous évoquons les plus connues qui ont fait les beaux jours de leurs inventeurs mais rarement des demandeurs qui ont joué le rôle de cobayes.

C'est au Moyen Âge que ces recherches ont donné leur pleine mesure. Les alchimistes furent en effet nos premiers gérontologues. Si la pierre philosophale était censée transmuter les métaux " vils " en or, elle devait aussi permettre à son détenteur une ultime et bienvenue récompense : la préparation de " l'élixir de longue vie " ! Comme toutes les sciences " traditionnelles " elle compta ses charlatans et ses génies. Ce n'est d'ailleurs pas un hasard si l'alchimie est aujourd'hui l'objet d'un remarquable regain d'intérêt ; plusieurs physiciens modernes, qui se sont intéressés à la longévité, en parlent volontiers dans leurs écrits.

À côté de l'alchimie, d'autre voies ont été tentées par les " obsessionnels de l'immortalité ". La plus horrible fut, sans nul doute celle qu'on pourrait appeler aujourd'hui vampirisme. Gilles de Rais (1404-1440) en fut l'un des plus sinistres représentants ; ancien compagnon de Jeanne d'Arc, ce maréchal de France se retira dans ses terres pour y mener une vie de débauche. Saisi par l'angoisse de la mort, il fit sacrifier plusieurs centaines d'enfants, espérant trouver dans leur sang le secret de l'immortalité. Il fut condamné à mort à 36 ans.

Des testicules d'animaux au secours de l'homme

Le rapport entre puissance sexuelle et longévité fut le point de départ de très nombreuses expériences. D'abondants traités de sexualité taoïste en font déjà mention. Le bouddhisme tantrique parle de rapports charnels, sans émission de semence, comme source de vigueur et de longévité. Cette question, en dehors de considérations religieuses, a toujours préoccupé les hommes et ce n'est pas un hasard si elle fut au centre de la première expérience moderne connue en gérontologie.

Le 1er juillet 1889, dans l'amphithéâtre de l'Institut - où la Société de Biologie tenait sa séance trimestrielle - un orateur de 71 ans, le Dr Brown-Séquard, exposa à un auditoire médusé comment il avait réussi à réveiller sa sexualité assoupie, en s'injectant un extrait de glandes sexuelles animales. Il expliqua comment, depuis le début du traitement, ses forces décuplèrent - lui qui se sentait toujours fatigué - au point de pouvoir " rendre visite " à la jeune Mme Brown-Séquard ! Apprenant les douleurs causées par ces injections, Pasteur déclara : " Ce que vous avez fait là, mon cher confrère, est particulièrement glorieux ! ".

Pendant quelques années, Brown-Séquard connut un certain succès. Il eut même un disciple : l' Autrichien Steinbach. Mais on s'aperçut que les améliorations spectaculaires faisaient ensuite place à un état de décrépitude avancée. Finalement, le premier mourut ridiculisé et le second, désavoué, devint un solitaire amer.

Un nouveau " champion " entra alors dans la course : le Russe Serge Voronoff. Assistant d'Alexis Carrel (déjà prix Nobel en récompense de ses travaux sur les greffes de tissus et extraits embryonnaires), il fut introduit comme premier médecin à la cour du khédive d'Égypte où il resta huit ans. Devant s'occuper des eunuques du harem, Voronoff en retint un enseignement : les eunuques, qui subissent l'ablation des glandes interstitielles, meurent très jeunes et manquent de vigueur. Aussi, quelques années plus tard, tenta-t-il, sur un Anglais de 76 ans une première transplantation de testicules de singe. Le vieil homme se sentit tellement " ragaillardi " qu'il abusa des jeunes femmes et du whisky... et mourut au bout d'un an, en pleine " seconde jeunesse " ! Voronoff pratiqua environ deux mille transplantations, à cinq mille dollars chaque. Mais de nombreux clients contractèrent la syphilis !

En Amérique, un certain John Romulus Brinkley pratiqua, un peu plus tard, seize mille transplantations de testicules de bouc !

Cellules fraîches et sérum de jeunesse

La cure du Pr Paul Niehans est certainement la plus célèbre, la plus recherchée, la plus chère... mais aussi la plus contestée de toutes les cures de ce type.

C'est probablement Paul Niehans qui fut le plus grand représentant de la thérapeutique par les cellules fraîches. Ce neveu du kaiser soigna toutes les célébrités de son époque, du chancelier Adenauer au pape Pie XII. Tout le gotha international s'est rendu dans la clinique de la Prairie à Montreux, en Suisse. Depuis 1931 y sont passés Picasso, le général de Gaulle, Marilyn Monroe, Arturo Toscanini, Sophia Loren et tant d'autres... Y compris le célèbre Pr Barnard qui a procédé à la première greffe cardiaque. Atteint par la radiothérapie, il s'est soumis aux fameuses injections.

Le rituel de la Prairie est immuable. On passe les deux premiers jours dans une sorte de clinique luxueuse où l'on vous fait un bilan de santé archicomplet. Puis, de là, on va à la clinique de la Prairie où, pendant 24 heures se poursuivent les tests, les examens et les questionnaires. Le médecin chef prescrit la cure à partir des résultats du bilan de santé. Les indications sont nombreuses. Outre retarder le vieillissement, le traitement passe pour agir très efficacement sur la stérilité, l'impuissance, les troubles cardiaques, les maladies rhumatismales, les pertes de mémoire, etc. Le traitement de revitalisation se fait par des injections quotidiennes de cellules fraîches de moutons noirs. Les résultats sont immédiats, paraît-il. Chaque matin, on doit satisfaire à un test anti-allergique (c'est plus prudent !) et à un contrôle médical complet. Huit jours après, on repart régénéré.

Niehans pensait que, pour obtenir la recapitalisation des cellules, il fallait injecter des cellules fraîches entières. L'ennui de cette méthode, c'est que la cellule restant vivante au maximum une heure, il n'avait pas le temps, dans ce délai, de faire une analyse bactériologique complète et prenait le risque de transplanter des cellules mauvaises. Ce qui s'est, de fait, produit... De plus, l'implantation de cellules fraîches était presque aussi difficile qu'une greffe d'organe ; il y avait donc des risques de rejet et de choc anaphylactique. Pour rajeunir, c'était courir trop de risques ! (Dr David Davies, *Les centenaires des Andes*, Éd. Flammarion, 1975).

Il faut souligner que toutes les cures apportent un bien-être qui est dû à un dépaysement, une vie de farniente, loin des stress, dans un décor sécurisant. Une sorte de placebo !

Sa stratégie fut reprise dans certains pays d'Europe, y compris la France, d'une façon illégale. Et s'il n'a pas convaincu le monde scientifique, il semble que son prestige l'ait mis à l'abri d'un désaveu public. Il y a des pays qui, comme la France ou les États-Unis, sont totalement fermés à toute utilisation de ce qui est vivant et frais. Et de fait, il est très difficile de faire contrôler par un État une production vivante de ce type. Cela se fait dans le cadre d'abattage d'animaux mais on peut aussi imaginer qu'on le fera un jour avec des embryons humains. On est sur un terrain glissant.

Des crèmes pour stimuler la peau

Il faut mentionner un autre russe, Alexander Bogomoletz. Son sérum nécessitait des prélèvements humains. Les champs de bataille lui donnèrent l'occasion de faire des prélèvements de moelle osseuse et de rate (humaines), qu'il inoculait ensuite à un animal, cheval ou chien. Trois jours après, on prélevait le sérum sanguin.

Ce sérum, réputé régénérer le tissu conjonctif, rendit, dit-on, de grands services aux blessés. Ce n'est que plus tard que Bogomoletz s'en servit pour tenter un rajeunissement de l'organisme tout entier.

Issu de la noblesse russe, le Pr Alexander Bogomoletz connut au début de notre siècle une gloire internationale grâce à la découverte du " sérum de jeunesse ". Dès 1920, son cousin, le Dr V. Bogomoletz, reprit ses travaux pour donner une nouvelle impulsion aux recherches sur la longévité. Installé en France depuis 1946, il a fondé les laboratoires cosmétiques Bogomoletz et poursuivi sa quête en forme de lutte contre le vieillissement prématuré.

Pour permettre à la peau de garder un aspect jeune plus

longtemps, le Dr V. Bogomoletz a découvert une thérapeutique, “ *l'externothérapie* ”, qui consiste à stimuler le tissu conjonctif et ses fonctions physiologiques afin de lutter contre le vieillissement des cellules de ce tissu. En effet, pour régénérer les cellules, la voie la plus directe et la plus efficace serait, selon lui, le tissu conjonctif. Ce tissu mésenchymateux entoure tous les organes, toutes les glandes et la paroi des vaisseaux. C'est ainsi qu'il conditionne la qualité des trois couches de la peau (épiderme, derme, hypoderme).

Le rôle de la peau, longtemps négligé par la science, est tout à fait primordial pour l'équilibre de l'organisme : elle l'informe sur les conditions extérieures (chaleur, froid, etc.), de même qu'elle informe le praticien sur l'état de santé d'une personne. Elle possède aussi des fonctions très importantes d'élimination et d'absorption. Elle joue également un rôle immunitaire dû à la présence de cellules lymphocytaires et immunologiques compétentes. La peau n'est donc pas une simple carapace que l'on peut traiter impunément, elle peut constituer un terrain de lutte contre le vieillissement cellulaire de par son extraordinaire perméabilité.

C'est à partir de toutes ces conclusions que le Dr V. Bogomoletz a orienté ses recherches biologiques et mis au point des “ externes rajeunissants ”. “ Grâce à ces produits, on peut, à travers la peau, explique le Dr V. Bogomoletz, agir sur l'ensemble des fonctions organiques ”.

Les “ externes ” se présentent sous forme de crèmes ou de lotions, élaborées à partir de principes actifs qui portent le nom de “ *biostimulines* ”. Celles-ci, comparables à des hormones de croissance, sont obtenues par des substances naturelles d'origine animale, végétale ou humaine (placenta). Elles apportent une synthèse d'éléments essentiels pour la beauté de la peau, dont les fameux acides aminés, indispensables pour sa vitalité biochimique.

Ces biostimulines seraient capables de stimuler la vie cellulaire et d'accélérer les échanges.

Sans parler de rajeunissement spectaculaire, le Dr V. Bogomoletz affirme qu'en commençant un traitement dès l'âge de 25 ans, il est possible de freiner le processus biochimique d'épuisement des forces vitales et de relever l'état biologique des cellules, donc de les rajeunir.

L'idée était séduisante mais parfois la nature ne suit pas à la lettre ce que l'homme a entrevu. Faut-il en conclure que la physiologie humaine recèle encore beaucoup de secrets et qu'il reste des siècles pour les découvrir ?

Le placenta

Le placenta humain est une sorte d'éponge gorgée de sang maternel qui joue un rôle essentiel dans le développement du fœtus en lui procurant tout ce dont il a besoin (notamment des protéines).

L'application médicale du placenta ne date pas d'aujourd'hui. La placentathérapie est une technique mise au point dès 1933 par un savant russe, le Pr Filatov, chirurgien en ophtalmologie. Ce dernier faisait de nombreuses greffes de cornée. Constatant que certaines d'entre elles étaient rejetées par l'organisme de ses patients, il eut l'idée d'associer le placenta en partant du principe que ce tissu nourricier, chargé de substances vitalisantes, ne suscitait pas de réaction de rejet. Il commença par l'inoculer par voie cutanée puis, petit à petit, s'aperçut que les greffes effectuées au niveau de la cornée prenaient de mieux en mieux.

À partir de ces travaux, d'autres médecins ont fait leurs propres expérimentations. Certains, par exemple, avaient obtenu des résultas grâce à des injections de placenta effectuées à proximité d'une fracture grave. Celles-ci auraient permis de consolider plus rapidement et plus efficacement les fractures.

Les médecins qui utilisent cette technique destinée à freiner le vieillissement en font une panacée ! “ Les implants seraient également efficaces pour prévenir les brusques " coups de vieux " que certaines personnes accusent entre quarante et soixante ans ”. Elles peuvent se sentir à nouveau à l'aise dans tous les domaines de leur vie, en particulier dans celui du travail, du sport et de la sexualité. Par ailleurs, les femmes en période de ménopause ou de préménopause, bénéficiant de la placentathérapie, se rident beaucoup moins vite grâce aux forces que libère le placenta dans l'organisme. En fait, ce produit permet surtout une stimulation cellulaire qui aide à régénérer les grandes fonctions physiologiques et par conséquent, apporte aux patients une euphorie morale et physique, une plus grande résistance à la fatigue et une stimulation intellectuelle et sensorielle. (“ Un désir vieux comme le monde ”, *Médecines douces*, 8 avril 1985).

La durée d'action de cette méthode varie en fonction de la résorption de l'implant et du terrain réceptif. “ Bien sûr, plus on est âgé et plus le rythme doit être fréquent. En revanche, plus le potentiel de l'individu est important, moins le rythme sera fréquent. En règle générale, autour de 40 à 50 ans, il convient de faire pratiquer deux à quatre implants ; entre 50 et 60 ans, on envisage 3 à 5 et au-delà de 60 ans, un tous les deux ans, parfois plus fréquemment ” (*Médecines douces)*.

N'oublions pas que, si certains adeptes de cette thérapeutique sont ravis des résultats qu'ils obtiennent, il n'en reste pas moins que son efficacité réelle sur le rajeunissement physiologique est encore quelque peu obscure.

La méthode a tellement fait ses preuves qu'elle ne se pratique plus ! On pourrait dire, comme Sénèque, que la vie n'est pas courte ; c'est nous qui l'abrégeons.

L'ADN

L'ADN, tout le monde en parle. Les instituts de beauté et de remise en forme s'en sont emparés, les fabricants de cosmétiques aussi. Au fait, qu'est-ce que l'ADN, cette substance-miracle qui aurait le pouvoir de redonner la jeunesse ? Le procédé consiste à recapitaliser les cellules humaines en injectant des ADN (ou acides désoxyribonucléiques) vivants. Dans l'état actuel des recherches, on pense en effet que seuls les ADN contenus dans le noyau de la cellule sont les éléments actifs de sa reprogrammation.

Or, cette fonction a tendance à se ralentir au fil des ans. À partir de cette constatation, on a essayé de trouver des procédés pour faire éclater la cellule et n'en conserver que les ADN. D'où la prolifération des produits et des crèmes à base d'ADN.

Mais il faut conserver les acides vivants. Les ADN, c'est comme les spermatozoïdes : si vous les mettez dans un pot de crème et que vous les ressortez au bout d'un certain temps, ils n'auront aucun effet. L'ADN n'a d'action que s'il reste vivant. Quand vous le retrouvez sous forme lyophilisée (ou autre), il n'a plus d'efficacité car il a perdu la possibilité de retrouver sa polarité. Le seul moyen de le conserver vivant, c'est la congélation à -40° !

Un anesthésique : la procaïne

Le traitement d'Ana Aslan fut, en Roumanie, reconnu d'utilité publique, à tel point que le ministère de la Santé incita la population à le suivre de façon régulière, soit à l'Institut de gériatrie Otopéni, de Bucarest, soit dans les villages de vacances gériatriques de Bâile-Felix, de Bâile-Herculane ou d'Eferie Nord.

En quelques années, la Roumanie a attiré des milliers d'individus de tous les pays (50 000 pour la seule France depuis 1970) et appartenant à tous les milieux sociaux, venus profiter là de ce qui est pratiquement une institution nationale : les cures gériatriques du Pr Ana Aslan.

Le Pr Ana Aslan (membre de l'Académie) a souvent fait la une de l'actualité internationale et plus souvent encore celle de l'actualité officieuse. Son nom a très discrètement été évoqué dans le cas des présidents Brejnev et Tito, dont la vie aurait été prolongée suffisamment longtemps pour que le vide politique provoqué par leur disparition ne se fasse pas ressentir de façon trop soudaine. Et ne chuchote-t-on pas que tel homme politique de premier plan, telle artiste célèbre doivent à cette femme, morte à 90 ans, ce dynamisme qui leur permettait d'occuper le devant de la scène à un âge où les autres songent très sérieusement à la retraite.

Quels sont ces traitements, contestés par certains, portés aux nues par d'autres ?

La Roumanie a cette chance de posséder une véritable richesse naturelle en eaux thermales. Déjà, au début de notre ère, les Romains et les Grecs connaissaient les bienfaits des eaux curatives de Bâile-Felix, une petite ville du nord du pays dont les sources radioactives exercent des effets calmants spectaculaires sur les douleurs articulaires et musculaires. Quant aux bains de boue du lac de Tékirghiol dont la température naturelle avoisine les 30°, ils étaient aussi très prisés dans l'Antiquité. Les études modernes n'ont fait que confirmer le rôle inestimable que ces boues peuvent jouer dans la remise en activité de l'appareil circulatoire et dans le traitement de différents types de maladies rhumatismales.

Le pays était donc prédisposé à certaines recherches scientifiques et aux expériences qui en découlent. Ces expériences débutèrent après la Seconde Guerre mondiale et se firent dans le plus grand secret. Et cela, jusqu'au jour où le monde entier découvrit les travaux du Pr Aslan qui se rendit célèbre en dévoilant, le 5 septembre 1956, au congrès de médecine de Karlsruhe, auquel participaient cinq cents médecins représentant treize nations, l'essentiel des résultats obtenus sur l'étude des processus du vieillissement humain et les traitements qu'on pouvait lui appliquer avec le plus grand succès, preuves à l'appui. Pour la première fois, il fut question du Gérovital H3 qui est un produit à base de procaïne ou novocaïne (un dérivé synthétique de la cocaïne, apparenté à une vitamine H, d'où son nom H3, jusque-là utilisé comme anesthésiant local). Son pouvoir antalgique fut découvert par le Dr Aslan alors qu'elle soignait un étudiant perclus de rhumatismes. Elle réussit à le guérir complètement par des injections de procaïne. Ana Aslan, appuyée par de nombreux confrères, a depuis expliqué l'effet rajeunissant de son remède par l'activation enzymatique qu'il exercerait sur l'organisme. “ Notre but est de créer les conditions requises pour un vieillissement normal et harmonieux, permettant aux individus de rester actifs et bien portants jusqu'à un âge très avancé ”, dit-elle. Et, pour cela, sa méthode s'appuie sur un principe à triple effet : régénérer, maintenir et harmoniser les trois activités motrices de l'organisme : le bien-être physique, les facultés intellectuelles et la vie sexuelle.

En tout cas, le Gérovital H3 et l'Aslavital, alliés aux techniques de physiothérapie, de thalassothérapie et d'hydrothérapie les plus modernes, n'ont pas seulement pour but de soigner certaines des affections dues à l'âge, mais aussi - et c'est peut-être là le plus important - de les prévenir. Bien évidemment, tout cela se fait selon un schéma médical particulièrement précis, étudié sur place et adapté à l'état de chaque curiste. En clair, il n'est nullement besoin d'être un “ malade ” au sens médical du terme pour suivre ces cures, lesquelles permettent, entre autres, d'améliorer les fonctions intellectuelles avec des résultats sur la mémoire, d'accroître la force physique, d'éliminer les phénomènes dépressifs et d'anxiété, et d'aider à la régénération des cellules.

De plus, quand ce traitement est allié à la *fangothérapie* (les bains de boue), technique qui résulte de l'isolation des substances actives contenues dans les boues curatives, on soigne avec succès des affections qui vont du rhumatisme chronique dégénératif aux gingivites.

Il s'agit donc d'un procédé médical, reconnu comme tel par de grands spécialistes (bien qu'il ne fasse pas l'unanimité : on lui reproche l'absence d'essais cliniques en double aveugle). Il permet tout à la fois de soigner très efficacement certaines maladies et de traiter les patients dans le cadre d'une remise en forme complète de l'organisme.

Là aussi, il aurait fallu prendre en compte tout l'environnement naturel dont profitaient les curistes en mal de jeunesse. On sait que la procaïne, en tant qu'anesthésique, peut lever certains barrages énergétiques tels une cicatrice douloureuse, un foyer infectieux, surtout dentaires (granulome, abcès...) Une simple injection peut permettre de libérer certaines énergies locales bloquées.

Certaines migraines cèdent à une injection intraveineuse d'un millilitre de procaïne. Alors, pourquoi s'offrir un tel voyage ? Il suffit de rester à la maison et de consommer éventuellement de la procaïne vendue quinze francs la boîte.

AU MARCHÉ DES ILLUSIONS

Trouver la bonne formule pour retarder le vieillissement représente un enjeu colossal au niveau de l'économie. D'autres pays que la Roumanie ont investi une grosse partie de leur budget au travers du ministère du Tourisme pour attirer dans leur pays des touristes en quête d'un climat idéal pour gommer leurs maux.

Les Russes ont mis en avant le climat et la qualité de vie de certaines de leurs provinces. Certes, dans ces montagnes russes, on dénombrait un nombre important de bien-portants, légèrement supérieur à la moyenne, mais il faut admettre que l'on pouvait suivre la même cure sous nos latitudes. Le dépaysement règle beaucoup de problèmes psychosomatiques.

Les Abkhazes

Il s'agit d'une population d'agriculteurs vivant dans les montagnes du Caucase, non loin de la côte orientale de la Mer Noire. C'est très exactement dans l'Abkhazie maritime, aux flancs du Caucase, que l'on trouve une grande proportion de centenaires (une cinquantaine pour 100 000 habitants). Cette région est en tous points comparable à notre Côte d'Azur. Le climat y est extrêmement doux et ensoleillé, l'hiver y est court et la température ne descend jamais en dessous de 10°. On y voit pousser des palmiers, des magnolias géants, des eucalyptus et toutes sortes d'arbres fruitiers.

Bien sûr, ces Abkhazes ne peuvent pas tous s'enorgueillir de détenir l'état de santé des Hounzas ; dans l'ensemble, il s'agit d'un peuple particulièrement sain, recélant une proportion non négligeable de jeunes vieillards qui dépasse allègrement le siècle.

Le régime politique de l'URSS n'a pas permis aux scientifiques occidentaux de procéder à toutes les investigations nécessaires pour étudier ces peuples sur le plan biochimique. Les Abkhazes sont musulmans et transmettent leurs traditions par voie orale. Ainsi, il n'a pas été possible de vérifier l'âge avancé des Anciens. Malgré tout, même s'ils n'ont pas atteint les 120 ans, il s'agit bien de véritables “ plus que centenaires ”, authentifiés par des recoupements (leur filiation d'âge avancé et les événements historiques auxquels ils ont participé).

Les Azerbaïdjanais

Dans le Caucase, réside un autre peuple légèrement plus résistant à la vieillesse que les Abkhazes : les Azerbaïdjanais. Dans ce pays de montagnes et de steppes, on compte 144 centenaires pour 100 000 habitants, dont certains auraient dépassé l'âge de 110 ans ! Des âges avancés tels que 140 ans relèvent de la légende ! Il est vrai que cette région regorge de sources d'eaux minérales aux propriétés indéniablement thérapeutiques et qu'elle est protégée des vents du nord par le Caucase. Mais la première cause de la santé de ses habitants doit plutôt être attribuée à leur grande activité physique et à leur régime alimentaire. On revient aux conditions de vie des Hounzas.

Tout comme les Abkhazes, les Azerbaïdjanais se dépensent sans compter leur vie entière (même lorsqu'elle les mène jusqu'à 110 ans) aux travaux des champs ; ils mangent des fruits, des légumes et des produits laitiers, et consomment peu de viande et de boissons alcoolisées ou excitantes. Leur régime est d'ailleurs très proche de celui des Abkhazes, avec peut-être un peu plus de céréales (notamment sous forme de pain), et plus de crudités et de plantes médicinales... Ils respectent le jeûne à l'occasion du Ramadan, période privilégiée qui met leur terrain organique en acidocétose. De plus, si vieux qu'ils puissent vivre, ils dorment à la belle étoile au moins huit mois par an, ne retrouvant la douce tiédeur de leur chambre qu'une fois l'hiver bien installé.

Enfin, leur rythme de vie, régulier, contribue pour une large part à leur santé, leur longévité, leur calme, leur bienveillance et leur bonne humeur.

Les Iakoutes

Certains médecins conventionnels, refusant d'admettre que l'alimentation puisse entretenir un quelconque rapport avec la santé, pensèrent longtemps que la longévité exceptionnelle de ces peuples s'expliquait tout bonnement par les excellentes conditions climatiques dont ils bénéficiaient, soit en bord de mer, soit sur les plateaux montagneux. Malheureusement pour cette théorie, tous les habitants du littoral ou des montagnes sont loin de présenter la même vitalité physique que les Hounzas. En réalité, les lois de la diététique sont à la fois aussi complexes que les règles immuables imaginées par les inventeurs de régimes et les bâtisseurs de doctrines. En fait, ce qui est bon pour les uns ne l'est pas forcément pour les autres. Les Iakoutes, pour leur part, vivent dans le froid, se dépensent énormément, et consomment une grande quantité de poissons des mers froides riches en acides gras de type omega 3, (DHA, EPA) et de vitamines A et D, dont les vertus protectrices du système cardio-vasculaire neutralisent les effets pervers de l'alimentation carnée. Ainsi, les Iakoutes démontrent qu'une alimentation limitée à ce que fournit l'environnement, permet de réaliser un équilibre intelligent entre l'organisme et le milieu.

Malgré les belles performances de longévité dues à une alimentation diversifiée mais frugale, à une activité physique intense, à une lutte incessante, à la gestion harmonieuse de leurs rares stress, on ne recense pas dans ces populations du Caucase russe la quantité énorme de centenaires revendiquées par les maîtres du Kremlin.

LES RECHERCHES SCIENTIFIQUES

D'autres recherches ont été effectuées dans les laboratoires. Les résultats n'ont pas donné les espoirs escomptés, tels les liposomes. D'autres ont été nettement plus prometteurs mais ont encouru l'opprobre d'une certaine nomenklatura médico-scientifique.

Les liposomes végétaux

Il est bon de préciser que les liposomes ne sont pas des principes actifs mais des transporteurs de principes actifs de synthèse, sans activité propre. Cette découverte, destinée à la chimiothérapie, s'est ainsi révélée décevante. Ce procédé a été “ repassé ” à la cosmétique classique.

Les premières hormones utilisées furent extraites d'organes animaux (ovaires, testicules) ou d'urine. Puis, en 1939, fut mise en évidence la présence d'une quantité importante d'un précurseur de la progestérone — la diosgénine — dans une dioscorée mexicaine. Les progestatifs de synthèse ont ensuite vu le jour dès 1949.

Le genre Dioscorea comprend environ 600 espèces, souvent tropicales. On les appelle aussi igname ou yam. C'est de la racine (qui forme un tubercule énorme, jusqu'à 80 Kg) de cette herbacée tropicale qu'on extrait des précurseurs hormonaux indispensables à l'équilibre hormonal féminin. Seules certaines espèces renferment une teneur en saponosides (diosgénine) supérieure à 2 %. L'extrait actif contient 16 % de diosgénine.

Ces précurseurs hormonaux naturels sont très semblables à ceux produits par l'organisme humain. Au fur et à mesure des besoins, le foie transformera lui-même ces précurseurs en hormones. Il ne peut donc pas se produire d'effets secondaires.

La diosgénine stimule les synthèses hormonales. En particulier :

• La DHEA (DéhydroEpiAndrostérone) produite par les glandes surrénales et qui jouerait un rôle contre le vieillissement.

• La progestérone naturelle produite par les ovaires pendant la deuxième partie du cycle est aussi l'hormone de la maternité. Sa déficience est importante dès la préménopause. Elle a un rôle calmant et empêche la rétention d'eau. Elle protège contre les effets secondaires des œstrogènes.

Le yam s'adresse à toutes les femmes qui souffrent au cours de leurs cycles menstruels, ou au moment de la ménopause, de troubles tels que prise de poids, œdèmes, céphalées, irritabilité, baisse de libido... Ces désagréments peuvent être réellement pénibles tant dans la vie familiale que professionnelle. Or, on a remarqué que les femmes d'Amérique centrale et d'Afrique, dont l'alimentation est riche en igname, présentent moins de troubles que les femmes occidentales.

L'hypophyse : la clef de la longévité

Peut-on réellement retarder le vieillissement ? Oui, sans aucune ambiguïté, on peut retarder le vieillissement. Les remèdes et les technologies existent. Ils permettent de retarder, de suspendre et même parfois d'inverser nombre de manifestations dégénératives associées au vieillissement.

Fait étonnant relevé dans la *Presse médicale* du 25 septembre 1986 : il est possible d'augmenter la durée de vie chez l'animal par l'ablation précoce de l'hypophyse. Selon Courtial, on ne peut canceriser un animal hypophysiolysé qui a subi l'ablation de l'hypophyse (hypophyse rendue inactive) dont la sécrétion d'hormone de croissance est tarie.

Avant d'aborder le rôle de l'hypophyse et d'une de ses sept hormones, à savoir la somathormone (dont le rôle est de stimuler les divisions cellulaires de l'ensemble de notre organisme grâce à ses facteurs de croissances qu'elle libère), entrons dans le processus des divisions cellulaires.

Trois données sont à considérer.

La première est que les cellules humaines ont un potentiel de divisions limité à soixante-dix mitoses. C'est le classique “ potentiel mitotique intrinsèque ”. Les diverses populations cellulaires constitutives de l'organisme utilisent cinquante de ces divisions au cours de leur organogénèse jusqu'à leur maturation adulte. Les vingt divisions restantes servent au remplacement des cellules usées par le métabolisme. Quand ce potentiel est épuisé, la lignée cellulaire s'éteint, de sorte qu'à la sénescence, l'organisme présente un appauvrissement cellulaire de tous ses composants. Quand cette réduction est telle que les constantes homéostasiques et homéothermiques, indispensables à la vie, ne sont plus assurées (la cellule est l'unité fonctionnelle en même temps que l'unité anatomique), l'extinction survient.

La seconde donnée est que l'hormone de croissance stimule le rythme des divisions cellulaires, aussi bien in vitro (en culture) qu'in vivo.

La troisième donnée est que cette maturation adulte étant réalisée, l'hormone de croissance devient inutile. Elle constitue alors un reliquat de l'organogénèse (mise en place des tissus et des organes), dont la suppression ne se traduit par aucun effet secondaire ni pathologique ni physiologique, ni immédiat ni retardé.

Cette hormone porte bien son nom : elle est indispensable à la croissance. Elle devient inutile lorsque la croissance est achevée. Inutile ne veux pas dire inactive et ce reliquat d'organogénèse peut, comme d'autres vestiges d'organogénèse (thymus, dents de sagesse, appendice), induire des effets inhérents à la précipitation qu'il provoque.

Pour montrer le rôle déterminant de l'hypophyse - véritable chef d'orchestre de tout le système endocrinien - il serait bon d'énumérer ses fonctions et de prendre en considération trois données essentielles qui conditionnent l'état de bonne santé ou au contraire l'émergence de pathologies dégénératives.

L'hypophyse ou glande pituitaire, de la taille d'un pois chiche, située à l'étage moyen de la base du crâne, est régulatrice de toutes les glandes endocrines du corps (glandes à sécrétion interne). Son intérêt anatomophysiologique est essentiel car ses rapports avec les éléments neurovégétatifs du diencéphale sont étroits.

On ne peut séparer physiologiquement l'hypophyse de l'hypothalamus car ces deux glandes entretiennent des connexions étroites qui se font par les voies des systèmes nerveux et sanguin. On peut observer des amas de filets nerveux très fins, formant un véritable entrelacement de fibres mettant en rapport ces deux glandes.

Parmi les différentes hormones sécrétées par l'hypophyse, on trouve :

• la folliculo-stimuline hormone (FSH),

- la lutéinisante hormone (LH),
- la prolactine,
- l'adénocorticotrophique hormone (ACTH),
- la somathormone ou hormone de croissance (STH).

C'est cette dernière qui, chez l'enfant, est responsable de la croissance des os et des tissus mous. Comme son nom l'indique, elle est indispensable à une croissance normale de l'organisme (depuis la fécondation de l'ovule jusqu'à la maturation adulte de cet organisme) et devient inutile lorsque la croissance est achevée.

La production de l'hormone de croissance commence à diminuer vers trente ans. Cette diminution peut s'accompagner d'une atrophie du tissu maigre avec accroissement de la masse adipeuse, phénomène que l'on retrouve facilement chez la personne de plus de 40 ans.

L'hormone de croissance : substance de rajeunissement ou cause de maladies dégénératives ?

Le 5 juillet 1990, un titre fait sensation dans la presse : “ Une hormone de croissance ralentit le vieillissement ”. Cette nouvelle publiée dans *The New England Journal of Medicine*, qui relatait l'expérience menée par Daniel Rudman et Axel Feller, deux chercheurs de l'université de Chicago, a immédiatement déclenché des réactions dans différents médias : “ Des injections d'hormones, à 13 800 $ par an, pour ramener la jeunesse ” “ Bientôt la fontaine de jouvence ”. “ Plus forts et en meilleure forme, tels sont les effets ressentis par une douzaine d'hommes âgés de 61 à 80 ans à l'issue de six mois d'injection d'hormones de croissance... masse musculaire accrue de 9 %, diminution des tissus adipeux de 14 %, peau épaissie de 7 %, accroissement moyen de densité des vertèbres lombaires de 1,6 %... ”

Selon les mêmes auteurs, cette action positive pourrait être mise à profit chez les vieillards pour le traitement des escarres, la cicatrisation des plaies, l'ostéoporose, l'infertilité, la dépression. Les femmes des “ cobayes ” avaient même dit avoir noté chez leurs maris de meilleures performances amoureuses.

Si son prix prohibitif excluait bon nombre de personnes intéressées par cette substance dite “ rajeunissante ”, sa synthétisation l'a presque mise à la portée de tous ! Certes, les effets stimulants sont réels. En effet, il est logique qu'en augmentant le nombre de cellules fonctionnelles par un coup de fouet qui accélère les divisions cellulaires, on augmente ainsi le potentiel fonctionnel de chaque organe réceptif.

On obtient avec l'hormone de croissance injectée chez l'adulte une embellie fonctionnelle indiscutable. Mais il y a un prix à payer. En précipitant les divisions cellulaires, on épuise plus rapidement le reliquat disponible du " potentiel cinétique intrinsèque ", c'est-à-dire ce qui reste des 70 mitoses dont dispose chaque lignée cellulaire. Autrement dit, on réduit la longévité des souches cellulaires, on accélère ainsi leur appauvrissement et on risque d'induire leur cancérisation.

Cet effet n'est pas tout de suite visible et c'est là son principal danger ; il ne peut être statistiquement perçu qu'après une ou deux décennies, c'est-à-dire après un délai plus long que celui des effets de la *thalidomide* ou du *distilbène*, deux remèdes chimiques prescrits chez la femme enceinte il y a vingt ans. Compte tenu de la disponibilité de l'hormone de synthèse, en vente libre dans certains pays, l'Union biologique internationale attire l'attention sur ce danger (*Acta neurologica italiana*, avril 1992). Il semble que la mise en garde ait été reçue.

Loin d'appuyer cette théorie du " rajeunissement ", nous préconisons le tarissement de l'hormone de croissance, dès lors que la maturation adulte de l'organisme est acquise. La raison en est que non seulement l'hormone de croissance devient inutile mais il est établi que la pathologie dégénérative, sous ses diverses expressions (sénescence précoce, cancer, athéromatose, sclérose en plaques, schizophrénie, maladie d'Alzheimer) est neutralisée ou retardée par ce tarissement.

Nous voudrions insister sur la corrélation positive qui existe entre l'hormone de croissance et la pathologie dégénérative.

Pathologies dégénératives évitées par le tarissement de la somathormone

• *Le vieillissement* : l'ablation précoce de l'hypophyse s'accompagne chez l'animal d'une augmentation de durée de vie (Christen).

• *La cancérisation* : on ne peut pas cancériser un animal hypophysiolysé (Courtial). Par contre, l'hormone de croissance stimule la prolifération cancéreuse aussi bien in vivo qu'in vitro (Sibilly, Weil).

• *L'athéromatose* : les expressions les plus courantes de l'athéromatose (infarctus, hémiplégie) rentrent dans la liste des états d'hypersécrétion de l'hormone de croissance (Heim) alors que le tarissement de cette stimulation suspend l'évolution athéromateuse dans les conditions les plus athérogènes (de Gennes, Turpin, Heshmati).

• *La sclérose en plaques* : une enquête ministérielle (Salpêtrière, 1980) a démontré que la sclérose en plaques n'existe pas chez les hypophysectomisés.

• *La schizophrénie* : dans la liste des états pathologiques liés à une hypersécrétion de l'hormone de croissance, la schizophrénie se situe en tête, immédiatement après l'acromégalie. Cette relation est confirmée chez le schizophrène par une hypereffectivité de la réponse sécrétoire à la stimulation chimique ou hormonale (Cilad, Dickeman, Weizman).

• *La démence d'Alzheimer* : les enfants soumis à un traitement par l'hormone de croissance présentent, des décennies plus tard, un risque majeur de démence à l'âge où se développe la maladie d'Alzheimer.

N'oublions pas la mort prématurée des athlètes et autres champions du monde qui ont recouru aux facteurs de croissance. La liste ne peut que s'allonger après le dévoilement du dopage systématisé.

Savoir retarder l'issue fatale

Selon André Gernez, la forme et la masse des organes restent constantes et fixées génétiquement : chaque organe possède un nombre déterminé de cellules, qui le caractérise et qui caractérise l'espèce. On n'a jamais observé d'individu ayant un foie d'une tonne ou des membres de plusieurs mètres. Ce nombre de cellules ne peut que diminuer. Les fluctuations, dans des conditions normales, restent étroites et ne dépassent pas un maximum qui caractérise l'espèce.

Ce principe montre que la vie est limitée dans le temps par le tarissement du pouvoir de division des cellules souches des différentes colonies. Les diverses agressions dont nous sommes l'objet appauvrissent par destruction ce potentiel initial des cellules-mères. Par un mécanisme biochimique complexe les stress stimulent la somathormone qui accélère les divisions cellulaires. Nous reviendrons plus loin sur ce phénomène. Cet appauvrissement porte sur le nombre de divisions potentielles, qui diminuent mais aussi sur la qualité de ces divisions : les chromosomes porteurs de l'hérédité se dégradent eux aussi.

Dans ces milliers de divisions, il apparaît toujours des mutants. Qu'il se produise 4 ou 5 divisions anormales sur 1 000 divisions cellulaires relève d'une sorte de loi de la biologie.

Le nombre de cellules pigmentant la peau d'un Noir nigérien ou celle d'un Blanc finlandais est identique : la différence de pigmentation résulte de l'activité de ces cellules. La masse cellulaire, une fois acquise à l'état adulte, ne peut se modifier que dans le sens d'une diminution, qui est un appauvrissement, ou dans le sens d'une augmentation, qui devient alors une anomalie tumorale bénigne ou maligne. La cellule génératrice (la seule que nous considérons puisque la cellule fonctionnelle ou ouvrière est inféconde et a un destin éphémère) peut être altérée dans sa structure par les rayonnements ionisants, les virus, les toxines microbiennes ou parasitaires, et des milliers de corps chimiques. L'action de ces agresseurs se traduit par une diminution du patrimoine limité de cellules dont l'organisme a été nanti par la nature. Par ailleurs, même dans des conditions idéales (sans aucune destruction due à ces agents), le temps, c'est-à-dire le vieillissement, aboutit au même résultat et au même appauvrissement puisquc chaque cellule ne peut se diviser au maximum que 70 fois ; une fois son pouvoir de division tari, sa descendance s'arrête.

André Gernez en conclut que l'extinction de l'organisme, c'est-à-dire la mort, n'est pas le résultat d'une usure due à l'accumulation de déchets, mais une obligation héréditaire survenant quand les cellules-mères ont épuisé le potentiel de division qu'elles détiennent et deviennent incapables de remplacer les cellules ouvrières (qui assurent la fonction des organes). Là aussi, on retrouve la vision géniale des anciens Chinois, il y a cinq mille ans !

La même approche du problème se retrouve chez le Pr Di Bella en Italie. Il a réussi à enrayer certains cancers en recourant à la somatostatine, une hormone qui neutralise les effets de la somathormone. Mais cette somatostatine est hors de prix.

Deux autres professeurs auraient obtenu des résultats dans les cancers de souris en arrêtant les divisions cellulaires par le blocage de la circulation sanguine dans les vaisseaux qui alimentent justement les cellules tumorales. Grâce à deux substances, l'angiostatine et l'endostatine, ils ont pu réduire des tumeurs cancéreuses sur des souris. Ces résultats, déjà présentés lors d'un congrès aux États-Unis ont été annoncés à grand renfort médiatique dans le *New York Times*, soulignant les possibilités pour l'homme d'un tel traitement. Alors qu'en France, le Pr Jean-Paul Escande (hôpital Cochin, Paris) revendique la paternité de cette stratégie (*Le Monde*), la nouvelle a suscité une surprenante vague d'optimisme aux États-Unis.

L'auteur de l'étude, le Dr Judah Folkman (Boston), a toutefois tenu à tempérer cet enthousiasme. On sait, explique-t-il, que les deux produits agissent en bloquant la circulation sanguine au sein des cancers. Est-ce que cela fonctionnera aussi chez l'homme ? Personne ne le sait. De plus, il s'agit de médicaments cytostatiques qui ne détruisent pas la tumeur mais l'empêchent de progresser.

- DEUXIÈME PARTIE -

COMMENT GARDER SA JEUNESSE

– 4 –

AGIR SUR L'ENVIRONNEMENT

Nous vivons dans un décor et les éléments de cet environnement, qui va de la chaise sur laquelle on est assis, le lit dans lequel on passe un tiers de sa vie, la cuisine, la maison, la rue, jusqu'à la ville et sa région, peuvent être des éléments nocifs préjudiciables à la santé.

UN HABITAT SAIN

“ Quand le bâtiment va, tout va ”. Cet adage a un corollaire : quand les bâtiments sont en bonne santé, leurs occupants aussi. Dans la foulée de l'alimentation bio, voilà le bio-bâtiment. L'affaire de l'amiante a servi de révélateur à l'apparition d'un nouveau thème de recherche, qui connaît déjà la faveur du public en quête d'un habitat certifié sain.

La ventilation

La ventilation et la climatisation des locaux sont au cœur du problème. Dans les vieilles maisons peu étanches, la totalité de l'air est renouvelée en une demi-heure. En revanche, dans une maison bien isolée et sans ventilation, il faudra dix heures. Une ventilation insuffisante entraîne une mauvaise qualité de l'air intérieur et un excès d'humidité.

La ventilation mécanique contrôlée (avec ventilateur) peut remplacer l'aération par l'ouverture des fenêtres ou la ventilation naturelle (entrée d'air en partie basse, sortie en partie haute) qui entraînent des pertes de chaleur, mais à condition de bénéficier d'une filtration de l'air, d'être modulée et pas trop bruyante. La ventilation à "double flux" semble actuellement présenter le plus d'avantages : dans tous les cas, il faut assurer le nettoyage régulier des entrées d'air et des bouches d'extraction, et prévoir l'entrée d'air autoréglable pour éviter les courants d'air.

Dans les bureaux, la climatisation fait, en général, également office de ventilation. Mais les plaintes enregistrées par ceux qui travaillent dans ces locaux climatisés sont suffisamment nombreuses pour susciter des interrogations. Le " Sick Building Syndrome " existe vraiment.

Les matériaux

La recherche de matériaux de construction " sains " a conduit à redécouvrir le bâti traditionnel : la terre crue, les briques en terre cuite, le bois et même la paille (enserrée entre deux épaisseurs de béton, de chanvre " banché ", ou enduite de chaux). Sur les murs, les peintures dites naturelles évitent les solvants les plus agressifs (aromatiques) et utilisent des colorants organiques et des pigments minéraux ainsi que des liants naturels (huile de ricin, de lin, de carthame...)

L'isolation

En plus des vitrages plus épais, plusieurs matières premières végétales sont utilisables, comme le chanvre, le lin et le liège. Ces matériaux sont intéressants (la culture du lin et du chanvre est facile), mais d'un coût élevé en raison d'une utilisation marginale. Le chanvre peut être utilisé en granulats pour remplir des vides de construction et servir à la fabrication de bétons légers isolants.

Quant aux fibres de remplacement de l'amiante (laines minérales, fibres de cellulose), elles font l'objet d'études poussées.

L'isolation acoustique commence à la conception des bâtiments (renforcement de la masse des façades) et à l'organisation des pièces (espace tampon). Le choix des revêtements de sol contribue à limiter les bruits d'impact.

BIEN S'ASSEOIR

Combien de fois n'a t'on pas entendu sa mère ou l'instituteur dire : “ Tiens-toi droit ! ” Certains pour ne l'avoir pas appliqué s'en souviennent amèrement aujourd'hui !

Pour faire disparaître la fatigue oculaire, les maux de tête, cervicalgies, névralgies faciales, tensions dans les épaules, crampes et autres symptômes provoqués par une activité professionnelle à poste fixe, il faut adopter une bonne position de travail et recourir à des exercices naturels pratiqués depuis très longtemps.

On parle beaucoup d'ergonomie, mot qui vient du latin ergo, qui signifie “ donc ”, “ par conséquent ”, “ par évidence ”, et du grec nomos, ordre, loi. Étymologiquement, l'ergonomie est la “ loi des évidences ”... Et il est évident que le travail fatigue. Mieux vaut donc que les conditions de travail permettent de se fatiguer le moins possible. C'est pourquoi un matériel ergonomique doit être adapté à l'usage pour lequel il est prévu mais aussi aux caractéristiques morphophysiologiques de l'utilisateur ; de même, une position ou une posture ergonomique doit permettre d'effectuer une tâche avec le maximum d'efficacité et le minimum de risques de traumatismes et de fatigue. C'est d'autant plus important que cette tâche est prolongée ou répétitive, et plus encore si elle cumule ces deux facteurs. Mais, dans de nombreux cas, faute de connaître des mécanismes simples, cette posture ergonomique idéale se transforme peu à peu en une posture, ou position antalgique, c'est-à-dire qui tend à soulager la douleur ou au moins la contrainte. Elle n'est plus adaptée au travail à accomplir mais vise plutôt à échapper à ses effets secondaires, les tensions musculaires, nerveuses, oculaires, relationnelles, intellectuelles...

Tout commence à l'école

Ce phénomène, qui s'amplifie avec le temps et va jusqu'à provoquer des pathologies professionnelles reconnues, commence très tôt. Car malgré de nombreuses études sur l'ergonomie scolaire, en France et dans bon nombre de pays d'Europe le mobilier scolaire est toujours construit selon le principe du “ Tiens-toi droit ” : angle droit dans les articulations des hanches, des genoux et des chevilles, contact permanent contre le dossier situé au niveau lombaire et avant-bras reposant sur un pupitre incliné à 5°. Or, de nombreux travaux ont largement démontré que cette position assise entraîne une flexion de 60° dans les hanches et de 30° dans la colonne vertébrale lombaire, avec pour conséquence une inversion de la lordose lombaire physiologique. Elle provoque une cyphose qui est à l'origine profonde et directe de contraintes mécaniques importantes sur tout le système musculo-ligamentaire. Cette inadaptation du matériel scolaire modifie l'évolution de la croissance rachidienne chez l'enfant. Chez les sujets lombalgiques, cela induit une hypermobilité du rachis en flexion et, parallèlement, une perte de la capacité d'extension. La force d'endurance de la sangle abdominale et des muscles de la poitrine diminue également ; or ces muscles du ventre et de la poitrine jouent un très grand rôle dans le mécanisme fondamental de la respiration.

Tout au long de ses études et de sa croissance, l'élève est donc contraint de trouver des positions antalgiques pour pallier cette inadaptation du matériel, imposé par des normes totalement obsolètes. Cela provoque une très grande fréquence du mal de dos chez l'enfant et l'adolescent, puis chez l'adulte. Et bon nombre de praticiens pensent que le trop fameux cartable est un bouc émissaire bien commode ! Certains assurent que loin de constituer une charge supplémentaire, son port correct, en sac à dos, est la seule compensation aux déficits acquis lors d'une position assise maintenue longtemps sur un matériel inadapté.

Une bonne position est asymétrique !

Ce matériel scolaire fait la fortune de certains en générant le “ mal de dos ”, d'autant plus qu'il crée de mauvaises habitudes conservées en toute bonne foi, puisque cette norme scolaire, officielle, semble idéale. On souhaite donc “ se tenir droit ” et disposer d'un matériel adapté à cela. De plus, tout, ou presque, est conçu pour un individu idéal, ambidextre et parfaitement symétrique.

On oublie simplement que l'individu est gaucher ou droitier, et ceci, dans une grande mesure, en fonction de la façon dont le cerveau organise la vision. Les militaires, qui sont des gens pratiques, insistent, lors des premiers exercices de tirs, sur la recherche de “ la ligne de direction du regard ” c'est-à-dire la notion “ d'œil directeur ” et “ d'œil conducteur ”. C'est cette différence qui permet d'apprécier la notion de relief et, dans une certaine mesure, la notion de distance.

C'est pourquoi une chaise tournante de secrétaire, à dossier réglable, provoquera relativement moins de troubles qu'un somptueux fauteuil en cuir de P. D.-G. fixe et disposé face au bureau car, inconsciemment, de nombreux utilisateurs permanents d'un appareil fixe utilisent une posture légèrement décalée.

Généralement, les appareils, les machines, les tableaux de bord de voiture, le moniteur et le clavier des ordinateurs comme la place de l'interlocuteur, du tiroir-caisse ou de la chaîne de montage sont conçus pour un usager qui se tient droit et en face d'eux. Pour leur fabrication, cela simplifie les choses ; pour leur ergonomie, il en va autrement.

Les muscles moteurs de l'œil jouent un très grand rôle dans le positionnement de la tête par rapport au reste du corps et dans l'espace. Ces muscles, ainsi que les muscles releveurs des paupières, sont très voisins et étroitement conjugués avec les noyaux moteurs qui dirigent les muscles de la tête et du cou ; cela explique que lorsqu'on tourne les yeux vers la droite, la tête suit le mouvement.

Les chauffeurs de taxi asiatiques, et en particulier les Thaïlandais, font décaler leur siège et conduisent l'épaule contre la portière. Par contre le confort “ à la française ” des fauteuils automobiles où l'on s'enfonce, les yeux presque à la hauteur du tableau de bord, ne peut qu'amplifier la fatigue oculaire, donc les cervicalgies, puis les lombalgies, car le dos n'est pas correctement maintenu.

La posture “ ergonomique ”

Pour éviter les tensions et fatigues dues à un “ aller et retour ” permanent entre les yeux et la nuque, s'amplifiant peu à peu jusqu'au traumatisme, il faut donc impérativement déplacer le matériel en dehors de l'axe symétrique habituel, puis se placer dans une bonne position par rapport à ce matériel. Mais la posture générale du corps doit aussi être ergonomique.

Pour trouver la bonne posture par rapport à un plan de travail fixe, il convient avant toute chose d'éviter que les articulations soient à angle droit ou aigu, afin de faciliter la circulation de l'énergie vitale ainsi que les circulations de retour, veineuse et lymphatique.

La hauteur et l'inclinaison d'un siège doivent être réglées pour que les chevilles et les genoux, et par conséquent les hanches, soient pliés selon un angle ouvert. De même les pieds ne doivent pas se trouver sur le même axe, ce qui permet au corps tout entier d'être légèrement décalé dans l'espace.

Ce décalage, même relativement minime, permet de diminuer la tension au niveau des muscles des cuisses, du bassin et du dos, comme le montre une expérience simple : si l'on met les pieds parallèles sur le même axe, il n'est pas facile, à moins d'être entraîné, de se pencher sans plier les genoux pour toucher les orteils avec les doigts ; mais si l'on décale les pieds, l'un étant un peu plus en avant que l'autre, on constate que l'on exécute ce mouvement beaucoup plus facilement et sans contrainte.

Faciliter la circulation de l'énergie et des mouvements internes et restreindre les contraintes corporelles (articulations, muscles, tendons, faisceaux nerveux...) est essentiel pour le bien-être. Depuis des millénaires, en Chine, on utilise le principe de " l'utilisation rationnelle de l'énergie " (Shi Gong Gan Bei) : " pour un effort moindre, résultat double ". Cette technique est également connue au Japon où, dans bon nombre d'entreprises, on pratique jusque dans les plus hautes sphères, une " gymnastique " énergétique pour évacuer les tensions. La mode parvient peu à peu aux États-Unis et en Europe où se multiplient les consultants en postures et massages.

En attendant, on peut pratiquer soi-même des mouvements et des automassages permettant de restreindre ces tensions.

UN SOMMEIL RÉPARATEUR

Une nouvelle discipline qu'on appelle la *géobiologie du sommeil* apporte les secrets d'un bon sommeil. La nuit, l'organisme subit autant d'agressions que pendant la journée. Or, lorsqu'on dort, les défenses naturelles sont partiellement au repos. Il importe donc de réunir les meilleures conditions d'un bon sommeil, vraiment réparateur.

Le jour, les conditions de travail sont pénibles pour l'organisme et s'y ajoutent les multiples stress de la vie en collectivité. Mais la nuit, alors que l'on croit se reposer, voilà que surgissent d'autres agressions, plus pernicieuses, soit parce qu'elles sont invisibles soit parce que l'on y est tellement habitué (bruit de fond de la rue ou du train). On constate seulement que l'on dort mal, que l'on ne parvient pas à se reposer, à “ récupérer ”. Une consultation chez un généraliste aboutit le plus souvent à une prescription de tranquillisants et de somnifères. Et l'on sait que ces “ assommoirs ” entravent l'action réparatrice du vrai sommeil. Il n'y a plus de phase paradoxale favorable à la “ remontée ” des épisodes stressants.

Il existe pourtant des moyens naturels, souvent très simples, pour obtenir le meilleur sommeil, c'est-à-dire le sommeil biologique, avec ses cycles, ses mondes oniriques, ses messages, ses symboles...

Voici quelques mesures indispensables pour restaurer le sommeil biologique.

La télé ou l'ordinateur dans la chambre, le radio-réveil à cristaux liquides ou à diodes non biocompatibles, les fils électriques derrière la tête de lit ou le long de la table de chevet, les matelas, draps et couvertures synthétiques sont autant de nuisances à éliminer, c'est la base de la géobiologie du sommeil. S'il est aisé de sortir l'ordinateur ou le téléviseur de la chambre, en éloignant l'écran vidéo à une distance égale à au moins sept fois sa diagonale, le choix d'un réveil non polluant est plus difficile. Les réveils mécaniques sont bruyants et le blindage des réveils électroniques n'empêche pas la chimioluminescence des cristaux liquides de balayer la tête pendant la nuit. La solution peut être soit de trouver le réveil idéal, soit de placer le réveil électronique à un bon mètre du lit. Quant à la literie, plutôt que de dormir sur un sommier à ressorts, qui peut modifier l'environnement géomagnétique de façon néfaste, mieux vaut opter pour le bois. Les draps seront de préférence en coton, coton-lin, coton-chanvre ou en soie naturelle et la couette garnie de duvet. Dans une chambre peu exposée aux pollutions extérieures et aux perturbations telluriques, ces quelques précautions pourront suffire.

LES NUISANCES EXTÉRIEURES

En général, les sources intérieures de pollution électromagnétique sont relativement faciles à déplacer. Il n'en va pas de même pour les sources extérieures. Les antennes paraboliques des voisins, qui renvoient sur la maison les ondes télé-satellites, les lignes à haute et très haute tensions, le bruit, les gaz d'échappement et les fumées d'usine sont autant de nuisances qui entrent en permanence dans les demeures exposées et mal protégées. Dans de telles conditions, les solutions sont rarement bon marché, mais à moins de déménager, il est préférable de faire les modifications qui s'imposent, en commençant par les plus simples.

Contre les pollutions électromagnétiques, l'usage d'un drap régulateur en fil de cuivre tissé peut apporter une réponse intéressante, provisoire en cas de forte exposition, suffisante en cas d'exposition faible à moyenne. Un appareil de mesure permettra de constater l'importance de la pollution et, si elle s'avère forte (en cas, par exemple, de ligne électrique à moyenne ou haute tension à moins de 50 m, de transformateur proche de la chambre, d'un relais TV à moins de 3 km, etc.) les conseils d'un géobiologue professionnel s'imposent. Car s'il faut installer des écrans d'aluminium ou de céramique dans les parois et derrière les volets, mieux vaut étudier la chose avec précision ! Les matériaux hypomagnétiques existent, mais il faut savoir les acheter et les poser avec discernement.

Quant aux travaux d'isolation permettant de réduire les pollutions de l'air et le bruit, ils sont beaucoup plus classiques : doublage des fenêtres, filtration et ionisation de l'air, pose d'écran acoustique...

Bien entendu, si l'on change d'habitation ou si l'on fait construire, mieux vaut faire ces travaux avant d'emménager !

Les perturbations cosmotelluriques

Les perturbations cosmotelluriques, connues des Chinois depuis des millénaires selon la tradition dite du Feng shui (vent et eau, cosmos et terre, force et repos), ont aujourd'hui, en Occident, des noms en apparence plus scientifiques mais qui ne décrivent pas une réalité différente : champ Schumann, réseaux Hartmann, phénomènes héliogéocosmiques, champs morphiques, chaos gravitationnel...

Un géobiologue qui étudie une maison dresse un bilan comprenant un géorythmogramme, un état vibratoire des lieux, un schéma des surfaces et des projections volumiques qui devraient normalement correspondre au plan de la maison. Ce bilan aboutit à un diagnostic et à un programme de transformations qui peut être plus ou moins lourd suivant l'importance des aberrations relevées.

Concernant la chambre, il est bon de respecter un certain nombre de règles issues de la tradition et confirmées par les mesures de géobiologie. Sachant que les " vibrations " cosmotelluriques agissent sur l'organisme pendant les vingt-cinq ans environ que l'on passe à dormir, ces précautions sont beaucoup plus pertinentes qu'il n'y paraît à première vue. Tout d'abord on prendra soin de ne pas placer son lit au-dessus d'une faille ou d'un cours d'eau, ni sur un " nœud Hartmann ". Ensuite, la tête de lit sera orientée vers le Nord ou vers l'Est. Dans le film *Le Septième Ciel*, à résonance psy, l'héroïne change l'ordonnance de sa chambre pour retrouver son équilibre intérieur. Il suffit, en effet, de déplacer un lit ou une cloison, et le miracle à lieu : la vie redevient comme un long fleuve tranquille... Le lit ne fera pas face à un mur ni à un miroir mais à une fenêtre, les meubles ne seront ni métalliques ni à angles vifs et on évitera de placer un meuble en angle. Méfiez-vous d'un vieux placard sans aération, d'un réfrigérateur qui fonctionne mal, de l'accumulation de vieux imprimés, d'un fauteuil recouvert de moleskine, d'une prolifération de moisissures, d'une colonie de fourmis, car elles affectionnent les nocivités d'ordre géobiologique. Nœuds telluriques et intersections du réseau Hartmann constituent leur lieu de résidence favori. Les nœuds de Hartmann seraient la source de 80 % des problèmes. Enfin, les matériaux naturels pour les revêtements du sol, des murs et du plafond sont recommandés (brique, plâtre, liège, chanvre, bois). Quant aux teintes favorables à une ambiance de repos et de détente, elles seront de préférence dans des tons pastels ou des gris colorés.

Les autres pollutions

Les différentes pollutions de nos lieux de vie ne se limitent pas, comme on pourrait le croire au premier abord, à des nuisances qu'il nous suffit de contrôler, comme nous le faisons avec les fumées qui se dégagent des diverses combustions de la cuisine, du tabac, etc. Nous l'avons souligné maintes fois, de fines particules se dégagent de toute transformation.

Lorsqu'il s'agit d'émissions qui proviennent de nos industries, celles-ci pénètrent à l'intérieur de nos demeures. L'automobile et les centrales électriques participent à l'émission de composés, dont certains sont toxiques. On peut citer, par exemple, les PCB, les CFC, le phénol, le phosgène, l'oxyde d'éthylène, le tétrachlorure de carbone. Ils ont la particularité de réagir avec l'oxygène, sous l'effet de la chaleur, de l'humidité et des variations météorologiques. Ces polluants sont en concentrations variables d'un lieu à un autre. Ils peuvent être à l'intérieur et à l'extérieur de nos bâtiments.

Bien que les avis divergent sur les conséquences de ces composés, la plupart des chercheurs les considèrent comme toxiques et certains pensent qu'ils sont mutagènes et tératogènes (susceptibles de provoquer des malformations congénitales). Même s'il demeure quelques zones d'ombre sur ces substances polluantes, on peut dire aujourd'hui qu'elles sont relativement bien connues.

De nombreuses industries sont productrices de déchets. Des polluants émanent de la combustion d'ordures ménagères, de matières plastiques, de particules volatiles qui se répandent dans l'atmosphère. D'autres proviennent de l'utilisation d'engrais, de pesticides en agriculture, etc. Certaines de ces substances sont soupçonnées d'être allergisantes et, pour certaines d'entre elles, cancérigènes.

L'utilisation de matériaux nouveaux dans nos environnements, de peintures, de colles, de vernis protecteurs peut être également responsable de troubles divers tels que maux de tête, nausées, fatigue excessive, allergies, etc. Fort heureusement, de plus en plus de fabricants, sensibilisés à ces problèmes, mettent maintenant à votre disposition des gammes de produits dénués de toxicité et recyclables.

Des plantes antipolluantes

Le monde végétal a ceci de fantastique qu'il est capable d'apporter - dans une certaine mesure - des solutions aux nuisances créées par l'homme. Il existe des plantes qui sont capables d'extraire du sol, c'est-à-dire de prélever sélectivement, certains éléments et composants chimiques, même si ceux-ci sont présents en infime quantité. Cette propriété est connue depuis longtemps des botanistes et géologues. Notamment, il est fréquent, lors de la recherche de gisements miniers, d'utiliser des plantes qui supportent la présence de certaines substances toxiques. Au Moyen Âge, les Scandinaves se servaient de Lychnis alpina pour détecter les gisements du cuivre. Le Campanula rotundifolia est connu depuis longtemps : on note sa présence sur les sites d'extraction.

Cette propriété de supporter et d'accumuler des substances toxiques est depuis peu utilisée pour dépolluer des sites postindustriels. Elle offre de nombreux avantages : elle est moins coûteuse que les méthodes traditionnelles et ne présente pas de risques d'introduction de micro-organismes dans la nature.

Ces végétaux font souvent preuve d'une surprenante efficacité. Par exemple, Alan Baker et son équipe ont démontré que le Thlapsi caerulescens, cultivé sur un hectare, est capable d'extraire du sol d'un site pollué plus de 30 kg de zinc.

Planter des iris jaunes (Iris pseudacorus) serait une puissante arme antipollution. Cette fleur absorbe, comme le jonc des marais (Typha latifolia), les herbicides et les pesticides (notamment les organophosphates véhiculés par les eaux). En étudiant les capacités de pompage de son système de racines, McKinlay et Kasperek, des chercheurs du collège écossais d'agriculture d'Edimbourg, estiment que les micro-organismes présents dans les racines de ces plantes auraient un rôle déterminant.

Les recherches ont permis de recenser environ 400 espèces connues pour leur capacité à extraire des substances dites toxiques, notamment des métaux lourds. Mais l'intérêt porté à ce groupe est assez récent et son nombre augmente chaque année. Parfois même, le taux des substances toxiques accumulées par la plante devient très important...

D'un point de vue pratique, cela doit nous inciter à veiller à la provenance des plantes que nous consommons et à éviter celles originaires de zones polluées. Certes, l'opinion publique a été sensibilisée après la catastrophe de Tchernobyl, et les risques que représentent les plantes radioactives ont été soulignés maintes fois. Le problème reste malheureusement sous-estimé.

Ironie de l'histoire : on a planté des Gingko biloba, ces arbres vieux de 250 millions d'années, autour de Tchernobyl. Ces arbres sacrés en Asie ont résisté, en août 1945, aux dégâts causés par la bombe d'Hiroshima. Grâce à leurs propriétés anti-toxiques, ils ont absorbé les rayonnements dévastateurs (action antiradicalaire).

Un dépolluant naturel de l'air ambiant

Un chercheur de Voiron a mis au point le Florilo Système (technique Astralair), un combiné biophysique, qui associe l'eau et les huiles essentielles pour une hygiène de l'air, sans filtre et sans parfums chimiques. Les huiles essentielles utilisées sont des accélérateurs d'oxydoréduction (girofle, sarriette, eucalyptus, pin, thym, cyprès, romarin et menthe).

L'hydrodispersion du mélange dans l'hygrométrie de l'air permet une attraction des molécules d'huiles essentielles par les particules polluantes qui sont en suspension dans l'air ambiant. L'augmentation de masse les plaque au sol, l'apport d'oxygène entraînant leur catalyse immédiate. Ainsi les sulfures sont transformés en sulfates, inodores et atoxiques...

L'oxygène mobilisé par ce complexe de plantes hydrodispersibles permet un lavage de l'air efficace pour le prix d'un accessoire bon marché.

Les plantes que vous cultivez peuvent donner un aperçu de la qualité de l'environnement dans lequel vous vivez, mais vous pouvez également faire ces observations dans votre propre environnement, parc, jardin, bois, etc. S'il est parfois possible de déterminer qualitativement, et même quantitativement, la présence des polluants dans l'air, vous ne pourrez pourtant détecter la présence de polluants qu'à partir d'une certaine concentration. Certains polluants peuvent avoir un rôle de fertilisateur, surtout dans les sols très pauvres. En outre, les plantes ont la faculté de supporter un certain taux de toxines dans leurs tissus, sans pour autant présenter des symptômes de maladie.

Deux de ces symptômes, quand ils sont observables, peuvent donner une information utile.

Le premier que vous pouvez rencontrer est la *chlorose* : les feuilles, sont alors de couleur pâle, jaunâtre. Ce phénomène est lié à la dégradation de la chlorophylle et montre, en général la présence importante de gaz toxiques, comme par exemple le dioxyde de sulfure. De façon générale, le changement inhabituel de la couleur des feuilles, si vous ne détectez pas de symptômes de maladie parasitaire, est une réaction de la plante envers des polluants.

La *nécrose*, qui se caractérise par la mort du tissu des feuilles sur lesquelles on détecte des zones de couleur brunâtre, vire ensuite au noir, constitue la deuxième classe de symptômes par polluants. Ces symptômes peuvent, bien entendu, être variables et fonction de l'espèce végétale et/ou associées à d'autres conditions. Mais les polluants se caractérisent souvent par des formes bien spécifiques de ces nécroses.

Il est évident que l'observation de la morphologie des feuilles ne remplace pas une analyse chimique détaillée. Mais elle peut, sans aucun doute, vous donner des informations plus fiables que la plus grande partie des communiqués médiatiques sur la pollution.

– 5 –

RESTAURER LE TERRAIN ORGANIQUE

L'être vivant résulte de la coexistence d'une grande quantité de fonctions organiques, composées elles-mêmes d'une multitude de phénomènes physico-chimiques très complexes, souvent antagonistes. La vie et son maintien résultent d'un équilibre entre fonctions et réactions de l'organisme qu'on appelle l'homéostasie.

Des mécanismes de régulation concourent à cet équilibre.

• Le système nerveux central élabore et assure une double transmission consciente et inconsciente d'ordres dans le corps par l'intermédiaire de l'hypophyse et de l'hypothalamus, lesquels, à partir des informations reçues, transmettent les messages de régulations nerveuse et hormonale.

• Le système nerveux périphérique, exécutant du système nerveux central, est constitué lui-même de deux systèmes qui s'équilibrent : le système sympathique stimule l'activité des organes, le système parasympathique, antagoniste du précédent, freine l'activité des organes.

• La régulation thermique, par l'intermédiaire de certaines glandes endocrines, maintient le corps à une température voisine de 37°.

• Le système glandulaire endocrinien, sous la direction de l'hypophyse, sécrète diverses hormones et assure la régulation des organes et des fonctions par voie hormonale. C'est ainsi que la somathormone, une des sept hormones hypophysaires, stimule les facteurs de croissance.

La défaillance partielle ou totale d'un ou de plusieurs systèmes de régulation entraîne des troubles pouvant aller jusqu'à la mort, par rupture non compensée de l'homéostasie. Dans son évolution sur un mode exponentiel, le cancer entraîne une rupture de l'homéostasie. La mort cancéreuse résulte de la coexistence au sein d'un même organisme de deux homéostasies. L'une, l'homéostasie générale, tend à maintenir la constance indispensable à la vie du milieu intérieur ; l'autre, dans le cas du cancer, surnuméraire et autonome, est autorégulée par un feed-back élémentaire. “ Le tissu tumoral, en effet, en s'extériorisant de l'organe qui lui a donné naissance, devient autonome et vit pour son propre compte ” (Roussy).

Quel que soit l'endroit où il se fixe, le cancer échappe à la sphère de régulation nerveuse de l'organe originel. Il se développe comme une culture artificielle de cellules bénéficiant de conditions idéales de végétation : les conditions thermiques sont optimales, les conditions nutritives sont constantes, le lavage de culture est assuré par les émonctoires et les repiquages ont pour équivalence l'essaimage de nouveaux îlots (métastases).

L'IMPORTANCE DU TERRAIN

Claude Bernard à démontré que, dans un processus infectieux, le terrain a une plus grande responsabilité que le germe.

La santé est un état d'équilibre permanent entre les agressions que subit l'organisme et les défenses qu'il oppose à ces agressions. Les agressions peuvent être externes, de nature traumatique, climatique, bactérienne, morale ou psychosomatique. Les possibilités de réaction de l'organisme sont aussi diverses que les possibilités d'agressions. Elles sont en partie innées, formées du capital héréditaire avec ses dualités et ses tares, mais aussi modifiées par des acquis.

On peut constater que les thérapeutiques naturelles ou énergétiques, qui peuvent paraître désuètes à certains, peuvent amener des améliorations et des guérisons là où d'autres méthodes ont échoué mais il ne faut pas oublier que le seul “ guérisseur ” de l'organisme est l'organisme lui-même. C'est lui qui, grâce à son système de défense immunitaire et à ses facultés d'élimination et de régénération, rétablit, en fin de compte, l'état initial de santé perturbé par la maladie. Et le traitement n'intervient que pour l'aider dans cette tâche quelle que soit la thérapeutique choisie. On est au cœur de la théorie d'Hippocrate.

Pollutions et agressions diverses n'expliquent pas pourquoi deux personnes vivant dans le même environnement contraignant auront des réactions différentes. L'homéopathie intègre cette notion de terrain spécifique à chacun et les divers comportements dans un cadre beaucoup plus globalisant en se référant aux *diathèses*. Chaque terrain développe ses maladies. Dans les médecines naturelles ou alternatives, la notion de terrain est essentielle tant au niveau des causes, des facteurs prédisposants que du traitement individualisé. L'élément génétique a été mis en évidence par le Pr Dausset avec le système HLA qui présente des analogies avec les médecines de terrain.

Le traitement doit exercer une double action : il s'attaque à l'agresseur tout en renforçant les défenses de l'organisme. L'équilibre est par définition précaire et son rétablissement délicat. Il doit faire appel à des traitements peu agressifs de médecines comme : la phytothérapie et l'aromathérapie, toutes indiquées pour jouer ce rôle.

La biologie électronique

Pour définir le terrain biologique d'un individu, on peut recourir à la méthode "bioélectronique" de Louis-Claude Vincent. Avec cette technique, on dispose de trois paramètres physico-chimiques pour identifier quatre terrains. Le bioélectronigramme peut permettre de suivre l'évolution de la maladie et, en même temps, de juger de l'efficacité du traitement institué.

La bioélectronique de Vincent donne une explication scientifique à des faits indiscutables et confirmés par des statistiques incontournables. La confrontation de trois mesures physiques avec l'aspect biochimique et cytologique du sang, de la salive et de l'urine apporte une nouvelle approche globale de la mesure du terrain en se fondant sur des mesures énergétiques.

Le Pr L.-C. Vincent nous a légué une méthode précise de

dépistage précoce utilisable dans beaucoup de domaines. Elle peut aussi être directive pour la correction dans pratiquement tous les cas. La bioélectronique nous permet aujourd'hui d'évaluer notre terrain face aux maladies. Elle nous permet aussi de mieux choisir notre alimentation, la qualité de notre eau, notre type de boisson, nos compléments alimentaires, nos médicaments, les produits agricoles et même la qualité de nos sols de culture avec possibilité d'utilisation d'engrais naturels choisis.

Cette possibilité de démarche préventive, de meilleur choix possible, qui caractérise cette méthode, lui donne une utilité indispensable dans notre vie quotidienne actuelle. Ainsi, il est possible à chacun d'entre nous de changer son propre terrain pour éviter de faire le lit de telle ou telle maladie.

Le dogme de la vaccination

Dans les facteurs pathogènes qui perturbent le métabolisme et bouleversent le terrain, il faut mettre en avant les vaccinations.

Tout a été dit sur la vaccination sauf ce qui aurait pu la discréditer et remettre en cause son principe. Le principe même de la vaccination n'est appuyé par aucune donnée scientifique.

Les phénomènes d'immunité ont une importance capitale, déterminante, pour l'intégrité des êtres vivants. Afin de maintenir la vie individuelle des espèces, il est indispensable, en effet, de développer une réaction spécifique contre l'introduction d'une substance ou d'un agent pathogène étranger aux propres constituants du sujet. Les infections locales ou générales sont le signe du dérèglement des mécanismes de l'immunité. Elle se construit et se consolide dès la naissance, pendant toute la croissance et l'âge adulte. Pour stimuler les systèmes de défense de l'organisme, la médecine officielle a fondé son dogme sur la vaccination.

Les différents travaux de Pasteur sont officiellement contestés par une grande partie du monde scientifique et, en particulier, par ceux qui ont des connaissances approfondies en virologie et en biologie moléculaire. Depuis Pasteur, la science immunologique a réalisé des progrès considérables et il est formellement démontré que se produisent, au sein des organismes, ce que l'on nomme des *recombinaisons génétiques*.

Les vaccins dérivés de cultures animales sont susceptibles de contenir des virus spécifiques à ces animaux et, par le fait même, de générer des affectations imprévisibles chez les individus vaccinés. Les recombinaisons génétiques éventuelles entre virus vivants ou atténués et rétrovirus humains, en principe "muets", défectifs, donnent naissance à des entités hybrides ou permettent à ces virus et rétrovirus défectifs de retrouver une virulence qui avait été atténuée par l'évolution.

Les virus et rétrovirus défectifs retrouvent leur virulence lorsqu'ils passent d'une espèce animale à une autre. Les vaccinations multiples entraînent un épuisement du système immunitaire, ouvrant ainsi la porte à de nombreuses affections : la sclérose en plaques, les allergies, les cancers, les maladies auto-immunes et , peut-être, le sida.

Les vaccins produits par manipulation génétique contre l'hépatite B introduisent dans l'organisme de l'ADN et des enzymes étrangers susceptibles d'altérer ou de déplacer des gènes et d'activer des oncogènes.

Les vaccinations sont pratiquées sans tenir compte des caractéristiques physiologiques et biologiques de chaque patient, en particulier durant les périodes de convalescence ou de croissance qui le fragilisent (la première année de la vie pour un enfant, puis son adolescence). Les actes vaccinaux sont accomplis sans aucun contrôle médical et il n'existe aucun suivi médical permettant d'établir des statistiques.

Nombreux sont ceux qui estiment que la plupart des épidémies ont disparu grâce aux vaccinations. Pourtant, d'une manière générale, le recul des maladies a toujours commencé bien avant l'introduction des vaccins et, si la disparition des épidémies était essentiellement due aux vaccinations, ces maladies devraient continuer à sévir dans les pays qui ne les ont pas pratiquées ou qui les ont abandonnées, alors que l'épidémiologie démontre tout à fait le contraire.

Quand on observe l'état de santé des populations dans sa globalité, on constate que les pays qui vaccinent le moins sont ceux qui ont une population dans le meilleur état de santé possible. Depuis 1949, date à laquelle aucune obligation vaccinale ne fut plus imposée aux citoyens britanniques, le Royaume-Uni a brillamment démontré que la suppression des obligations vaccinales n'a pas entraîné un quelconque retour des épidémies, argument toujours invoqué par des vaccinalistes pour continuer à vouloir imposer les vaccinations. C'est aussi le cas de la Suède, par exemple.

Les pays les plus vaccinalistes, ceux qui ont vacciné de façon autoritaire tout le monde, sont ceux qui connaissent le taux de maladies le plus élevé, tels les pays de l'Est qui ont pratiqué pendant près de cinquante ans la vaccination systématique, couvrant ainsi la quasi-totalité de leur population.

Or, curieusement, c'est dans ces pays que resurgissent la diphtérie et la poliomyélite. Il est donc légitime de penser que, d'une part, ce vaccin n'a pas été aussi efficace qu'on le prétendait et que, d'autre part, il a engendré des modifications bactériennes directement liées aux souches vaccinales. On assiste ainsi à un regain de pathologies que l'on croyait avoir jugulées et qui refont surface avec plus d'agressivité.

L'Italie vient de supprimer l'obligation vaccinale pour l'entrée en collectivité. La France, qui se prétend être le pays des Droits de l'Homme, reste le seul État qui pratique le terrorisme sur ce sujet dogmatique.

Avec tous les vaccins que nos enfants ont reçus, comment s'exprimeront les maladies au XXIe siècle ? Personne n'est en mesure de le dire mais le chemin tracé par les vaccinations risque de nous conduire vers de très graves pathologies qui s'accentueront de génération en génération. Mais les médecins, conditionnés par l'idée que les vaccinations sont efficaces et inoffensives, sont tentés d'attribuer à d'autres facteurs l'apparition de la maladie.

On se prend alors à rêver d'une prochaine inutilité des vaccins, dès lors que la prévention pourrait être individualisée. Des traitements préventifs seraient institués et, bien entendu, les médecines de terrain, par exemple l'homéopathie, la phytothérapie, l'oligothérapie, occuperaient la première place dans cette prévention avancée.

LES DANGERS DE LA SURMÉDICALISATION ET DE LA TECHNIQUE

La médicalisation, c'est le versant négatif et passif du vieillissement. Certains se laissent ballotter de médecin en médecin, de professionnel de santé en professionnel de santé, sans jamais prendre en charge eux-mêmes leurs propres problèmes de santé. Pourtant, le foisonnement même des techniques et des soins disponibles rend à l'individu la maîtrise de son devenir en matière de santé. Tant qu'il n'y avait pas de choix possible, on vieillissait sans savoir qu'on pouvait améliorer tous les désagréments liés à l'âge, tel symptôme ou tel autre ; on acceptait avec fatalité son destin sans imaginer qu'on puisse un jour le changer. Mais à notre époque, on peut choisir de se faire soigner... ou pas, à l'aide de telle technique ou telle autre.

Les accidents médicamenteux sont deux fois plus fréquents chez les plus de 65 ans. Au médecin de diagnostiquer tôt les *iatrogénies* (maladies liées aux médicaments). Qui n'a jamais vu de table de chevet de personnes âgées couverte de médicaments ? La polymédication est fréquente chez les plus âgés des patients en raison de leurs nombreuses pathologies. Or cela les expose particulièrement aux risque d'effets indésirables.

Prescrire plusieurs médicaments à une personne âgée, c'est prendre le risque d'effets péjoratifs. Ces effets sont plus fréquents dans ce groupe d'âge (près de 15 % des personnes prenant régulièrement un médicament) et plus graves. Ils sont responsables de 20 % environ des hospitalisations des personnes âgées. Plus inquiétantes encore, les statistiques américaines estiment que la moitié des décès des personnes de plus de 60 ans survenant à l'hôpital sont en rapport avec un effet iatrogène.

La plus grande sensibilité des personnes âgées aux médicaments et le nombre des médicaments consommés semblent responsables de ces effets indésirables.

Les bases d'une bonne pratique

La prescription après 70 ans impose de connaître les antécédents du malade, ses maladies et ses facteurs de risque. Il est nécessaire de hiérarchiser les objectifs thérapeutiques en prenant en compte le pronostic vital et fonctionnel, et la qualité de vie. Il importe, en particulier, de bien séparer ceux qui visent au traitement d'une maladie aiguë transitoire de ceux qui visent au traitement d'une maladie chronique.

Avant de prescrire, il faut :

• Demander au malade d'apporter les ordonnances des différents prescripteurs.

• S'enquérir des médicaments consommés, y compris par l'automédication qui doit être systématiquement recherchée, sans omettre les pommades et les collyres. Les médicaments en vente libre comme les antalgiques à visée anti-inflammatoire, l'aspirine, les laxatifs, etc. doivent être particulièrement recherchés.

• Apprécier la consommation d'alcool et de tabac.

• Repérer, pour éviter le double emploi et le risque thérapeutique additif, tous les médicaments qui appartiennent à la même classe ou qui ont des propriétés pharmacologiques communes, en relation ou non avec l'effet thérapeutique recherché (anticholinergiques, neuroleptiques dits " masqués ").

Pour prescrire, il est nécessaire de :

• Connaître le poids des malades pour adapter la posologie.

• Rechercher une déshydratation et (ou) une dénutrition.

• Connaître la fonction rénale et adapter la posologie des médicaments à l'élimination urinaire.

La détermination de la créatinine ne suffit pas. La fonction rénale peut être valablement estimée par la détermination de la clairance de la créatinine. Ces deux outils d'évaluation de la fonction rénale devraient être insérés dans le dossier médical. L'estimation de la clairance de la créatinine doit être faite avant la prescription et, de plus, répétée lors d'un épisode aigu, ou annuellement. Il faut également rechercher une hypotension orthostatique en prenant la pression artérielle et modifier l'ordonnance si cette anomalie est mise en évidence.

Il est nécessaire de s'assurer de l'aptitude du malade à comprendre et à utiliser le traitement prescrit.

Il convient d'évaluer l'autonomie, en particulier manuelle, de dépister d'éventuels troubles de la vision et de s'assurer que le malade a compris les objectifs et les modalités de la prescription.

En cas de difficultés motrices ou psychiques, une aide adaptée est proposée (pilulier, assistance d'une tierce personne pour l'administration des médicaments). Comme à tout âge, il faut vérifier que les associations prescrites ne provoquent pas d'interactions médicamenteuses à incidence clinique.

Au moment de prescrire, il faut :

• Prendre des précautions particulières pour les médicaments à marge thérapeutique étroite (digoxine, théophylline, antivitamine K, sulfamides hypoglycémiants, anticonvulsivants, etc.), et pour les classes thérapeutiques ayant un impact sur les fonctions cognitives (faculté d'acquérir des informations) et qui risquent de provoquer une somnolence, une confusion ou des troubles de la coordination et du tonus musculaire (risque de chute).

• Penser à des horaires faciles à mémoriser, adaptés à la vie du malade et à la pharmococinétique du médicament.

• Préférer les médicaments à durée d'action courte et éviter les doses de charge.

• Rédiger l'ordonnance en détaillant l'horaire des prescriptions.

La prescription d'un nouveau médicament nécessite que l'on prenne en compte l'ensemble des traitements en cours. Une concertation entre les différents prescripteurs est nécessaires (le cardiologue et le généraliste). Lors du traitement de deux maladies ou plus, les prescriptions inscrites sur le dossier médical de suivi doivent être regroupées sur une seule fiche de synthèse et écrites de manière très lisible avec un calendrier de prescriptions expliqué au malade. Le traitement doit être expliqué à l'entourage.

Chez un sujet âgé de plus de 70 ans, déjà soumis à une prescription plurimédicamenteuse, il convient d'éviter l'addition de médicaments. Une réévaluation pluriannuelle de toutes les thérapeutiques prescrites doit être faite.

Cette réévaluation périodique doit éviter l'utilisation excessivement prolongée de certains médicaments et simplifier les ordonnances, afin d'augmenter l'observance des traitements indispensables des malades.

“ Prenons par exemple le cas d'une prescription d'anticoagulant qui entraînerait une hémorragie digestive, conduisant à une anémie elle-même responsable d'un confusion. Si un neuroleptique est alors prescrit, le risque de chute va se trouver potentialisé, pouvant mener à une perte d'autonomie définitive ”, s'inquiète le Pr Queneau (hôpital de Bellevue à Saint-Étienne).

Psychotrope et grand âge vont fréquemment de pair. Pourtant, ces produits sont d'autant plus délicats à manier chez les seniors que “ la partie libre circulante de ces molécules est augmentée chez ces personnes ”, rappelle le Dr Marie-Pierre Hervy, du service de gérontologie de l'hôpital Bichat à Paris. “ D'où des effets secondaires fréquents, dont environ 25 %

peuvent conduire rapidement à la grabatisation ", poursuit-elle. Un avertissement d'autant plus sérieux que 16 % des syndromes démentiels seraient déjà d'origine iatrogène, selon le Pr Queneau.

Maintenant que nous sommes informés de tout ce qui existe dans la panoplie des techniques de santé, le rôle du médecin généraliste comme conseiller de santé est fondamental. La mission du thérapeute a pour objet la santé, donc la maladie, et n'a d'autre ambition que de lutter contre cet assistanat perpétuel, corporel et intellectuel (quand ce n'est pas émotionnel) que le monde moderne tend à généraliser et à instaurer dangereusement. Il est vrai que mettre tous les pouvoirs médicaux sous la tutelle d'une seule médecine dite officielle, celle de l'Ordre des médecins, cela fait plutôt désordre et ce monopole tyrannique est de plus en plus inefficace, dangereux et heureusement contesté.

Mais c'est au patient que revient le choix : il importe d'essayer telle ou telle technique, de comparer les résultats obtenus, de juger du rapport qualité/prix, etc. Bref, de prendre en main les décisions pour garder ou restaurer sa santé. Encore une fois il faut choisir et ce n'est pas facile pour tout le monde. Il faut le plus souvent avoir déjà connu une certaine autonomie pour pouvoir la conserver, l'âge venant. La personne âgée est seule devant les choix à faire. D'ailleurs, nous sommes toujours seuls devant les choix que nous présente l'existence...

Les personnes âgées ont la possibilité de se réapproprier leur propre vieillissement pour peu qu'elles le désirent. La pierre d'achoppement est justement la volonté, qu'on éduque en fortifiant sa force intérieure. C'est cette force qui permet de gérer les stress et d'en tirer un enseignement. Ceci pourrait servir de guide à tous les travailleurs sociaux qui ont à faire avec " le troisième âge " : inciter à expérimenter plusieurs solutions pour ensuite choisir la mieux adaptée. Le choix revient à la personne âgée dès lors qu'elle a gardé son " entendement " ; à elle de décider en dernier recours. Formuler clairement les choix possibles, " recadrer " les problèmes, est une bonne façon pour les travailleurs sociaux d'aider à l'autonomie et à la responsabilisation des personnes âgées.

La médicalisation ne peut être qu'une aide de soutien, de facilité et de confort à l'adresse des personnes âgées qui n'en ont pas vraiment besoin mais qui trouvent là une manière d'exorciser leur angoisse, leur peur fondamentale de la mort.

Les médicaments de confort font office de talismans modernes. Il est plus facile de prendre un médicament antidépresseur que de faire une psychothérapie, moins facile de procéder à une réduction alimentaire voire un jeûne que d'éteindre ses angoisses par des excès alimentaires qui mettent en semi-coma comme les boas, plus commode de prendre une pilule laxative que de manger des pruneaux ou des fibres végétales. Ceci demanderait au médecin généraliste qu'il entreprenne une éducation ou une rééducation de sa clientèle, ce qu'il n'a généralement ni le temps d'assurer, ni le réflexe.

Il est grand temps de réconcilier le corps et l'esprit, de pratiquer une médecine à visage humain. Dans cette perspective, l'influence des émotions sur le corps et ses maladies reste à l'étude pour une meilleure compréhension de ce lien complexe qui unit le corps et l'esprit. La médecine scientifique, si efficace soit-elle, s'est beaucoup atrophiée. Par son approche exclusivement organiciste et techniciste, elle s'est construite au détriment d'une conception globale synonyme d'une médecine plus humaine.

La médecine du troisième millénaire marquera-t-elle la fin de la séparation corps-esprit qui reste aujourd'hui encore fort peu contestée dans notre démarche clinique et thérapeutique occidentale ? Il est tout à fait illogique qu'à la fin du XXe siècle la médecine en soit encore à vouloir à tout prix effacer les effets de la maladie sans en chercher la cause. On s'intéresse à comment la maladie se manifeste, jamais à pourquoi elle se manifeste. Et pourtant l'avenir de notre santé, c'est de changer cette médecine du comment par une médecine du pourquoi.

Un nombre croissant de chercheurs et de patients réclame une plus grande ouverture d'esprit. Seule une conception holistique, réunifiant “ soma ” et “ psyché ”, permet d'expliquer d'une façon plus logique les maladies corporelles et mentales, grâce à un nouveau champ de concepts scientifiques où l'on découvre une meilleure cohérence et l'essence des conceptions hippocratiques initiales.

La disparition de la clinique au seul profit de la technologie, depuis une génération, et la randomisation des soins de santé créent un fossé d'incompréhension de plus en plus grand entre les patients et les techniciens de santé. Aussi, il est temps de redéfinir les notions élémentaires d'humanisme, d'ouverture et d'écoute qui sont quotidiennement transgressées.

Les thérapeutiques holistiques, conformes à l'esprit hippocratique (“ d'abord, ne pas nuire ”), représentent l'avenir de la seule et unique médecine, celle qui soigne et qui guérit : “ Primum, non nocere ”.

LA NÉCESSITÉ DE NETTOYER

La première démarche médicale dans la prise en charge d'un patient consiste à nettoyer l'organisme. Qu'ils soient acupuncteurs, homéopathes, phytothérapeutes, tous ces praticiens connaissent l'importance du drainage dans la thérapeutique du terrain. En effet, toutes ces méthodes, nécessitent pour agir un terrain mis à plat, débarrassé d'éventuelles surcharges en toxines. S'il existe différentes méthodes, les spécialistes s'accordent pour affirmer que la thérapeutique la plus rapidement efficace reste l'utilisation de la phytothérapie.

Nos plantes agissent sur nos différents systèmes d'épuration qu'on appelle des émonctoires. Qu'entend-t-on par *émonctoires* ? Il s'agit des organes qui permettent l'évacuation de liquides physiologiques avec, à l'intérieur, les produits métabolisés et les résidus des réactions biologiques de l'organisme, ce que l'on appelle dans un langage imagé les toxines. Les organes visés par le drainage sont ceux de la sphère rhinopharyngée, et, les bronches, les intestins, la peau, les reins chez la femme, l'utérus. La sphère hépatorénale est la plus importante et donc à privilégier.

Les émonctoires : des stations d'épuration

Pour éliminer les résidus toxiques qui viennent encombrer et saturer journellement notre organisme, l'être humain fait appel à cette fonction émonctorielle. Telle une station d'épuration qui filtre des milliers de litres d'eau rendus potables et consommés chaque jour par les citadins, notre organisme, par l'intermédiaire des grands émonctoires que sont les reins, les glandes sudoripares, les poumons, la peau, le foie, la vésicule biliaire et les intestins, élimine avec l'urine, la sueur, le gaz carbonique, les sels biliaires et les matières fécales, les déchets et autres toxines accumulés. De la bonne élimination de ces déchets organiques dépend notre bonne santé, notre condition physique et morale.

Il est banal de constater, pour diverses raisons, qui tiennent le plus souvent à une mauvaise hygiène de vie, que notre organisme s'encrasse : alimentation trop riche en viande, graisse, sucre, amidon, alcool, excitants nerveux, vie trop sédentaire mais aussi multiples intoxications voire empoisonnement chronique souvent insidieux (pollution industrielle, pesticides, engrais chimiques, antibiothérapie massive, imposés par la société moderne).

Dans l'organisme, le sang circule à raison de 5 litres à la minute et la lymphe à raison de 1 litre par 24 heures. Quant au liquide extracellulaire, il ne subit que de très faibles mouvements. Il est à peu près certain aujourd'hui qu'un grand nombre de maladies résultent d'une mauvaise élimination des déchets et toxines accumulés dans le sang et la lymphe. Lorsque le seuil de la saturation est dépassé et que l'organisme ne peut plus réagir tout seul, il faut l'aider, en activant tout d'abord la fonction émonctorielle, en calmant ensuite le système neuro-hormonal (sympathique et cortico-surrénalien) et, enfin, en réduisant l'apport alimentaire.

La phytothérapie est, avant tout, une médecine de l'élimination. On est frappé de voir le nombre considérable de plantes diurétiques inscrites à la pharmacopée. Les Anciens avaient bien compris qu'un grand nombre de nos maladies, dans leur forme initiale, résulte d'une saturation métabolique de l'organisme, en déchets de toutes sortes : cristaux, oxalates, acides, graisses et autres résidus toxiques. Diabète, cholestérol, urée, acide urique, constipation, troubles hépatiques, mauvaise circulation, obésité, troubles du sommeil... sont, le plus souvent, la conséquence de nos erreurs alimentaires et, partant, d'un encrassement chronique de notre organisme.

Le système biologique de l'être humain, dans son entier, est en suspension dans l'élément liquide. Toutes nos cellules baignent en fait dans différents liquides “ hormonaux ” constitués par le sang (5 litres), la lymphe (10 litres) et le sérum extra-cellulaire (20 litres). Rappelons que l’organisme humain recèle entre 65 et 80 % d’eau selon l’âge. Plus on vieillit, plus on se dessèche.

La cure de drainage

Le drainage s'opère par l'action d'une cure. Les plantes, dont les propriétés vont stimuler les fonctions organiques et les processus d'élimination, doivent être prises pendant une durée de trois semaines minimum. Parfois plus longtemps, en cas de trouble aigu. Ces cures, il faut les faire soit lorsque vous avez besoin de maigrir, soit après une période où vous avez surchargé votre organisme (fêtes ou surcroît de travail), soit au début du printemps ou de l'automne, de façon à vous préparer au changement de saison. Cette cure peut aussi s'adresser d'une façon plus spécifique à tel ou tel organe ou dans une pathologie chronique (rhumatisme, allergie, circulation, colopathie, calculs, bronchite, sinusite...)

Les dépuratifs sont des draineurs destinés à activer la fonction émonctorielle de l'organisme afin d'éliminer les toxines et déchets résiduels qui s'y sont accumulés. Les dépuratifs sont particulièrement recommandés dans les traitements de terrain, traitements de fond. Les dépuratifs peuvent être utilisés à titre préventif ou comme relais thérapeutiques. Tout le monde peut les utiliser y compris les personnes âgées. En outre, la forme liquide n'est pas agressive pour l'estomac.

Les dépuratifs s'avalent avec un peu d'eau - sucrée ou non - ou peuvent être ajoutés à une tisane. Il n'y a pas de contre-indication mais il convient cependant de respecter les posologies indiquées. Les cures sont de trois semaines et peuvent être renouvelées une à deux fois l'an.

LE DRAINAGE DES GRANDS APPAREILS ORGANIQUES

Foie et vésicule biliaire

Indications : Troubles hépatiques et vésiculaires, crises de foie, hépatites, migraines digestives ou cataméniales (règles), allergies, urticaires, asthme.

Plantes : Chardon Marie, Artichaut, Fumeterre, Pissenlit.

Le foie est la plaque tournante de tous les métabolismes de l'être humain. Véritable usine où se produisent chaque jour plusieurs centaines de réactions physico-chimiques nécessaires à notre vie, le foie est à ce titre un organe indispensable et irremplaçable. On ne peut vivre sans foie.

Situé à droite de l'abdomen, sous le diaphragme, le foie peut être perçu à la palpation. Comme le rein, le foie est un filtre en relation étroite avec la circulation sanguine un litre de sang le traverse par minute. A la fois fragile et résistant, le foie est capable de s'auto-régénérer et se reconstituer. C'est dans le foie que les glucides, les protides et les lipides sont en partie transformés et redistribués dans l'organisme pour ses besoins énergétiques. En outre, le foie filtre, retient et neutralise toutes les substances toxiques que lui apporte le sang et les élimine sous forme de bile rejetée dans le duodénum, puis sous forme de sels biliaires dans l'intestin. Le rapport émonctoriel privilégié qui existe entre le foie, la vésicule biliaire et l'intestin génère le cycle entéro-hépato-biliaire.

Outre les fonctions digestives que remplissent le foie et la vésicule biliaire - la bile aide à émulsifier les corps gras et partant à neutraliser l'excès d'acidité du duodénum - il faut souligner le rapport étroit qui existe entre la fonction hormonale et la fonction hépato-biliaire ; rappelons qu'œstrogènes et androgènes sont des métabolites hépato-biliaires (cholestérol). C'est ainsi que de nombreux phénomènes réactionnels tels que migraines cataméniales (pendant les règles), urticaire, bouffées de chaleur, mais aussi acné, dysménorrhées, aménorrhées, syndrome prémenstruel ou hépato-ovarien sont en relation directe avec, d'une part le foie et la vésicule biliaire, d'autre part avec l'hypophyse, l'hypothalamus et la thyroïde. C'est ce que l'on appelle le *biofeed-back* (phénomène de rétroaction). Ces derniers envoient aux premiers par le biais de neurotransmetteurs des messages chimiques, susceptibles de déclencher une hypo ou hyper-activité hormonale pouvant entraîner un ensemble de troubles réactionnels.

Sentinelle biologique, le foie est le signal d'alarme de nos désordres métaboliques, prévenant que la machine se dérègle ou nous rappelant à l'ordre à chaque fois que nous commettons des excès.

La fumeterre est une plante dont l'activité n'est plus à démontrer. Elle était déjà connue dans l'Antiquité avec le même rôle thérapeutique qu'aujourd'hui : Dioscoride au premier siècle, Galien au deuxième citent son action sur la sécrétion biliaire. Elle est conseillée chez les pléthoriques, les hypertendus et dans les problèmes de peau (dartres). On dit que la fumeterre fait les centenaires.

La fumeterre est utilisée en médecine occidentale dans le traitement des troubles hépato-biliaires. L'action spasmolytique, régulatrice du flux biliaire, a été prouvée scientifiquement ; elle est due à de nombreux flavonoïdes présents dans la plante.

La fumeterre contient aussi un alcaloïde, la *fumarine*, doué de propriétés antihistaminiques qui justifient son emploi dans les allergies (urticaires) et les crises d'asthme.

La fumeterre possède enfin des propriétés sédatives et hypotensives.

L'artichaut quant à lui, est l'un des plus efficaces draineurs hépato-biliaires que nous connaissions.

L'activité thérapeutique des feuilles d'artichaut a été prouvée dès 1931. Elle est due à une molécule, la *cynarine*, qui possède plusieurs propriétés pharmacologiques bien précises. Elle stabilise tout d'abord le fonctionnement de la vésicule biliaire et la production de bile. Elle exerce ensuite une action régénératrice de la cellule hépatique. Elle est enfin hypocholestérolémiante et agit, de ce fait, dans la cholélithiase (calculs biliaires) et l'artériosclérose.

L'artichaut renferme aussi une série d'acides-alcools (acides succinique, malique, citrique...) La pharmacopée expérimentale a mis en évidence l'intérêt de la synergie et de la potentialisation de ces acides qui, pris isolément, n'auraient que très peu d'effets. De plus, si l'on soustrait un de ces acides, les résultats sont décevants.

Le chardon marie a de nombreuses propriétés médicinales axées sur les maladies du foie. Un de ses composés a été très étudié : la silymarine qui est un puissant protecteur des cellules hépatiques.

Intestins

Indications : constipation fonctionnelle chronique ou ponctuelle, atonie intestinale, obésité.

Plantes : Cascara, Séné, Boldo, Ispaghul.

La constipation a trois causes principales : une mauvaise alimentation, un état neuro-arthritique permanent, et le manque d'exercice physique qui conduisent, en asséchant les sécrétions digestives (diminution du mucus) et en supprimant les contractions musculaires (atrophie des muscles lisses et striés), à la constipation.

La constipation est souvent synonyme de paresse intestinale, tant il est vrai qu'elle est souvent la conséquence logique d'une suite de mauvaises habitudes contractées dès le plus jeune âge, sinon par paresse, du moins par négligence.

Prendre ses repas à heure fixe, aller ou essayer d'aller à la selle à des heures régulières aident à prévenir la constipation. Il arrive cependant que les conditions de la vie moderne contrarient les meilleures intentions. Aussi, quand la constipation est là, il faut bien la traiter.

L'alimentation joue également un rôle très important dans le traitement de la constipation. L'apport en fibres végétales est primordial (carottes râpées, chou, céleri, salade). L'exercice physique, à commencer par la marche à pied, aide également à prévenir la constipation.

On a pu dire que le côlon était " l'égout " du tube digestif et, ce faisant, il constitue l'un des quatre grands émonctoires de l'organisme.

La constipation n'est pas sans effets secondaires sur l'état de santé de l'individu. On sait, en effet, que l'intestin est un véritable réservoir à microbes où proteus, colibacilles, streptocoques, entérocoques, etc., ne demandent qu'à proliférer et à migrer. Ne dit-on pas de celui qui présente un visage renfrogné qu'il a une " tête de constipé " ! Les cystites et colibacilloses chroniques, certaines néphrites, peuvent être provoquées par une migration des germes intestinaux.

La constipation est souvent, également, à l'origine de crises de colites, d'hémorroïdes, de fissures ou fistules anales, de troubles hépatiques, mauvaise haleine, augmentation du taux de cholestérol, de la prise de poids, d'allergies digestives, etc.

Avoir un bon transit intestinal est capital pour l'état de santé de l'individu. Nous disposons de plusieurs plantes, connues pour leurs propriétés laxatives.

Le cascara, très en vogue dans les pays anglo-saxons, doit son activité aux dérivés anthracéniques qu'il contient. Moins irritant que la bourdaine, il est également mieux toléré.

Le séné, de son côté, contient des sennosides très actifs qui augmentent la mobilité et par suite le débit intestinal, surtout au niveau du côlon.

Le boldo, originaire du Chili, a été introduit en France vers 1870. Depuis cette date, il est utilisé pour ses propriétés cholérétiques (stimulent la sécrétion biliaire) et cholagogues (expulsent la bile vers les intestins).

L'action majeure des feuilles de boldo est l'action cholérétique : celle-ci serait due à une action synergique des alcaloïdes totaux et des glucosides flavoniques.

L'ispaghul - appelé parfois plantain rose ou encore psyllium indien - fournit des graines plus riches en mucilage (30 %) que celles du psyllium noir ou psyllium français (12 %). Mais c'est le tégument de la graine qui en est le plus riche : plus de 40 %. Un gramme de tégument absorbe 40 grammes d'eau pour donner un gel.

Ce gel, non assimilable dans l'intestin, exerce une action bénéfique à différents niveaux :

• Par son action mécanique, il agit contre la constipation.

• Par son action douce et régulière, il calme colites et irritations du tube digestif. Pris avant les repas, le gel formé par l'ispaghul emprisonne certains nutriments, notamment les sucres et les corps gras, et en ralentit l'absorption : il favorise ainsi l'amaigrissement.

• Emprisonnant les sucres il retarde leur arrivée dans le sang et aide ainsi à l'équilibre de la glycémie chez les diabétiques non insulino-dépendants.

• Enfin, l'ispaghul élimine les sels biliaires et ainsi agit indirectement sur l'abaissement de la cholestérolémie.

Peau

Indications : acné, dermatoses, eczémas, allergies, prurits, urticaire et maladies en découlant (asthme, diabète).

Plantes : Bardane, Plantain, Pensée sauvage.

La peau représente l'organe primitif de l'élimination. Elle est le reflet de notre bon ou mauvais état organique. A sa surface peuvent apparaître toutes sortes de décharges résiduelles : sueur, sébum, sels, toxines, bactéries, débris cellulaires, sang, lymphe, pus. Lorsque les surcharges ou toxines à éliminer sont trop importantes, des éruptions cutanées (vésicules, papules, rougeurs) peuvent apparaître et témoigner des mécanismes d'autodéfense de l'organisme.

En outre, la peau est en relation directe avec le système neurovégétatif. Il suffit de rougir pour le constater. Une trop grande excitabilité de ce système (hypersensibilité, émotivité) suffit à déclencher des réactions de type allergique. En effet la moindre excitation cutanée (piqûre, froid, chaleur, pression) est directement transmise par les fibres nerveuses du parasympathique au bulbe et au diencéphale. En retour, un influx nerveux par le biais de neuro-transmetteurs part de l'hypothalamus et, par l'orthosympathique, gagne le système endocrinien et vasculaire, et touche ainsi l'ensemble des organes.

L'étroite dépendance de la peau et des muqueuses avec les systèmes neuro-endocriniens et vasculaires explique certains rushs cutanés, prurits, dermatoses atopiques et autres toux nerveuses d'origine allergique. La libération excessive d'histamine dans le sang déclenche immédiatement des phénomènes réactionnels siégeant de préférence à la surface de la peau ou des muqueuses.

La bardane est une grande plante herbacée, très robuste, commune dans de nombreux pays d'Europe. On utilise ses racines et ses feuilles. La racine de bardane fraîche contient des acides-alcools qui lui valent une action hépato-rénale avec des effets cholérétiques et diurétiques.

On comprend donc qu'il s'agit d'un draineur de choix dans les problèmes de peau. Les phytothérapeutes l'utilisent dans les pathologies cutanées comme l'acné, les dermatoses suintantes. Par voie interne, il faut l'utiliser fraîche, ou à défaut en extrait de racine stabilisé. En usage externe, ses feuilles écrasées ont une action bactéricide.

La pensée sauvage (viola tricolor) est conseillée par les phytothérapeutes comme dépuratif dans les problèmes de peau (acné, eczéma). Elle contient des saponosides qui expliquent ses propriétés diurétiques et dépuratives. Elle doit, après avoir été récoltée au petit matin, être très rapidement séchée. Son action est connue depuis la Renaissance où elle était déjà utilisée pour les problèmes de peau. Il était traditionnel, en buvant une infusion de pensée sauvage, de s'en imbiber en même temps l'épiderme.

Ses principales indications résident dans les problèmes d'eczéma, acné, psoriasis, impétigo, ulcères de jambe eczématisés.

Petits maux de la peau

Après cinquante ans, les tissus graisseux de l'appareil cutané commencent à fondre, les tissus élastiques s'effacent. Aux mains, parfois au visage, le derme peut s'amincir, donnant un aspect de papier à cigarette froissé.

Outre les rides et les taches séniles, certaines pathologies cutanées font leur apparition. Le prurit sénile est une affection qui pousse au désespoir. Il est violent, tenace, résistant à la plupart des remèdes. La peau est habituellement très sèche. On évoque le diabète, l'urée, la présence de parasites. Le prurit s'accompagne d'une sécheresse certaine, due au tarissement sébacé. Le psychisme est toujours présent mais le déficit hormonal accompagne le désespoir. Certains pensent que l'on se gratte pour ne pas sentir sa solitude...

On propose habituellement des savons irritants, désodorisants, des bains trop fréquents. Les cold creams, les savons acides et les bains au foin sont bien tolérés.

L'homéopathie propose deux remèdes correspondant à l'évolution de la peau et à celle du troisième âge : Arsenicum album et Daphne mezereum.

- *Arsenicum album* est le remède homéopathique qui prend en compte la plus redoutable de toutes les agressions : la marche du temps. Mais on conseille aussi ce remède dans le cas de la "peau d'éléphant", rêche comme du parchemin, épaisse, cartonnée, indurée, difficile à pincer ou à plier.

- *Daphne mezereum* est le remède du prurit sénile. La peau est ridée et plissée. Le sujet ne peut se retenir de se gratter ; il a la sensation d'avoir des millions d'insectes rampant sur la peau, ce qui l'oblige à frotter successivement les bras, les jambes, l'abdomen et le cou.

Dans toutes les affections de peau, à cet âge de la vie, il est important d'apporter des éléments revitalisants de l'épiderme, les corticoïdes se révélant voués à l'échec. La chimie médicamenteuse vient compliquer les phénomènes d'auto-intoxication. Il est donc préférable de recourir à la phytothérapie qui utilise les tissus embryonnaires végétaux en voie de croissance, recueillis à l'état frais (les bourgeons, les radicelles, les jeunes pousses).

Le troisième âge tire le plus grand profit de plantes qui sont à utiliser à raison de 50 gouttes par jour sous forme de bourgeons macérat glycériné 1D ou de teintures mères :

- *Cedrus libani*, (Cèdre du Liban) est le médicament des eczémas secs, des dermatoses épaissies, des peaux desséchées, déshydratées par le soleil, des prurits à peau sèche et mal vascularisée.

- *Juglans regia*, (le noyer) a une action immunitaire anti-infectieuse bien connue. Son emploi se retrouve dans les applications hydrothérapiques.

- *Plantago major* (le plantain) est anti-allergique, anti-histaminique et anti-inflammatoire.

- *Ulmus campestris* (l'orme) est bénéfique dans tous les eczémas vésiculeux, non infectés.

Système hormonal

Indications : tous les problèmes hormonaux, troubles des règles, syndrome prémenstruel, ménopause, bouffées de chaleur, hyperactivité surrénalienne, chute des cheveux, tétanie, spasmophilie.

Plantes : Sauge, Armoise.

Les principales glandes hormonales sont l'hypophyse, la thyroïde, les parathyroïdes, le thymus, les surrénales, le pancréas, les ovaires et les testicules.

Les hormones sont des substances sécrétées par les glandes endocrines et qui régulent l'ensemble des fonctions neurophysiologiques et métaboliques de l'organisme. A l'analyse chimique, les hormones sont des molécules très complexes que l'on peut reproduire par synthèse en laboratoire. La plus connue est la cortisone, véritable panacée de la médecine allopathique, mais qui induit une litanie d'effest secondaires parfois redoutables.

L'hypophyse sécrète des hormones appelées stimulines. Située sous le cerveau et touchant l'hypothalamus (centre nerveux), elle est, entre autres, le centre de la soif, de la faim, du sommeil, de l'appétit sexuel, etc. L'hypophyse présente deux parties (antérieure et postérieure). Les principales hormones sécrétées par l'antéhypophyse sont : l'hormone de croissance, l'hormone de la thyroïde, l'hormone corticosurrénale et médullosurrénale, l'hormone génitale, la folliculostimuline, la lutéinostimuline, la prolactine et deux hormones post-hypophysaires (l'ocytocine et vasopressine). Toutes ces hormones ont une activité bien spécifique.

La thyroïde, très riche en iode, favorise les échanges physico-chimiques entre les cellules. C'est un grand régulateur de la fonction métabolique dans son ensemble.

Les parathyroïdes régulent le métabolisme calcique. Elles aident l'organisme à fixer le calcium. Le mauvais fonctionnement des parathyroïdes provoque des crises de tétanie et de spasmophilie.

Les surrénales sont deux petites capsules situées au-dessus des reins. Elle produisent deux hormones : l'adrénaline et les corticoïdes (glucocorticoïdes et minéralocorticoïdes).

L'adrénaline est une hormone polyvalente qui aide l'organisme à lutter contre toutes sortes d'agressions. Elle est cardiotonique et joue un rôle important dans la régulation de la glycémie.

Les corticoïdes comprennent l'aldostérone qui régule l'équilibre ionique (sodium potassium) et la circulation de l'eau dans l'organisme, et la cortisone qui a surtout une activité anti-inflammatoire et anti-allergique. L'hypo-activité surrénalienne peut provoquer fatigue, amaigrissement, arrêt des règles, hypotension artérielle, impuissance masculine. L'hyperactivité surrénalienne provoque énervement, stress, acidité gastrique, rétention d'eau, œdème, chute des cheveux, priapisme.

Le pancréas sécrète l'insuline dont la carence provoque le diabète.

Les ovaires et les testicules règlent les fonctions et les caractères sexuels de la femme et de l'homme.

Il est à souligner, là aussi, l'étroite relation qui unit le système hormonal et le système nerveux (hypothalamus - hypophyse). Ces deux systèmes agissent le plus souvent l'un par l'autre ; l'équilibre ou le déséquilibre hormonal retentit sur l'équilibre nerveux et inversement. Le rôle des hormones du système nerveux périphérique (systèmes sympathique et parasympathique) est de provoquer la sécrétion et la contraction des organes de la vie végétative.

La sauge était “ l'herbe sacrée ” des Grecs qui la considéraient comme une panacée. Elle contient une huile essentielle qui agit directement sur les centres nerveux et les terminaisons nerveuses dont elle ralentit l'excitabilité. Cette plante contient également une cétone terpénique qui a pour nom la thuyone et qui a des propriétés œstrogènes-like. La présence de nombreux polyphénols et flavonoïdes confère à la sauge une activité spasmolytique.

L'armoise est le remède idéal des troubles de la femme. C'est également une plante très utilisée lorsqu'il s'agit de trouver un simple remède agissant sur les troubles des règles. On utilise ses feuilles et ses sommités fleuries.

Très demandée dans les officines françaises, elle donne les meilleurs résultats dans le traitement des aménorrhées, dysménorrhées, bouffées de chaleur pré et post-ménopausiques.

Appareil pulmonaire

Indications : toux, bronchite, trachéite, rhino-pharyngite, laryngite, emphysème, asthme.

Plantes : Pin, Marrube, Eucalyptus.

Les poumons ont un double rôle. Ils servent tout d'abord à alimenter l'organisme en oxygène. Ils remplissent ensuite une fonction émonctorielle très importante, en éliminant le gaz carbonique, la vapeur d'eau et certains résidus métaboliques ou toxiques présents dans les crachats. Ils servent également d'organes de relais dans l'élimination hépatobiliaire et intestinale.

Les affections respiratoires sont nombreuses et traduisent, comme pour les autres émonctoires, les mécanismes réactionnels d'autodéfense de l'organisme. Elles peuvent être d'origine infectieuse : surinfections bronchiques et rhino-pharyngites, allergiques ou neurosomatiques : toux saisonnières (laryngites), toux nerveuses, fréquentes chez les neuro-arthritiques et qui peuvent se transformer en crise d'asthme.

La toux peut également traduire une fatigue générale de l'organisme et une sclérose des muqueuses respiratoires : bronchite chronique, emphysème. Le tabac, l'alcool, une alimentation défectueuse, une vie trop sédentaire, le stress ne sont pas étrangers à l'encrassement de la fonction émonctorielle en général et à la détérioration du système respiratoire en particulier.

Le pin, par sa richesse en essences, térébenthine surtout, elle-même très riche en pinène, est un modificateur des sécrétions bronchiques, un expectorant et un antiseptique des voies respiratoires. Il faut utiliser les bourgeons.

Le marrube (feuilles et sommités fleuries) possède, lui aussi, grâce à son principe actif (la marrubine) des propriétés d'expectorant et de fluidifiant bronchique. On a pu constater également l'effet cardiosédatif du marrube qui justifie son emploi dans les tachycardies et arythmies, si fréquentes dans l'emphysème et les toux nerveuses.

A noter également dans le marrube la présence d'une quantité importante de sels de potassium, de tanins, d'acides phénols et de choline qui confirment les propriétés diurétiques et dépuratives du marrube.

L'eucalyptus. Parmi les nombreuses espèces d'eucalyptus, seule l'espèce “ globulus ” est utilisée en médecine ; dans cette espèce, on utilise surtout les feuilles âgées : on a ainsi la source la plus riche d'huile essentielle (2 à 3 %), substance active majeure de l'eucalyptus. Cette huile essentielle renferme dans la proportion de 70 à 80 % un dérivé terpénique : l'eucalyptol, ou cinéole, un antiseptique puissant.

L'eucalyptus est ainsi un excellent antiseptique, notamment pour les voies respiratoires. Les propriétés bactériostatiques et fongistatiques de l'essence d'eucalyptus ont été vérifiées in vitro par antibiogrammes. De même, on a mis en évidence ses propriétés antivirales, notamment contre le virus de la grippe.

Appareil circulatoire sanguin

Indications : troubles circulatoires, jambes lourdes, varices, couperose, ulcères variqueux, impatiences, fourmillements, hémorroïdes, congestion du petit bassin, périphlébites, maladies des vaisseaux, cellulite.

Plantes pour les veines : Mélilot, Cyprès, Fragon.
Plantes pour les artères : Fragon, Ginkgo biloba, petite Pervenche.

Qui d'entre nous n'a eu un jour à se plaindre de picotements, fourmillements, impatiences, de sensations de lourdeurs, de brûlures dans les jambes, tant il est vrai que les troubles circulatoires concernent la majorité des hommes et des femmes. Bien sûr, les caractères héréditaires et les prédispositions génétiques (varices) sont là, qui marquent plus ou moins les individus. Cela posé, il reste que le sang et la circulation qui l'anime, n'échappent pas eux non plus à nos mode et hygiène de vie. Ainsi les gros mangeurs, buveurs, fumeurs, les sédentaires sont-ils exposés plus que les autres aux troubles circulatoires.

Une bonne circulation sanguine dépend tout d'abord de la qualité et de la fluidité du sang. Sachons que celui-ci dans son déplacement, doit parcourir, comme le rappelle le Dr Salmanoff, sept milliards de minuscules vaisseaux sanguins, soit plus de 100 000 km de canalisations pour irriguer 120 hectares de tissus.

L'on comprendra facilement que de la qualité du sang, de sa fluidité, de sa vitesse et force de pénétration dans les capillaires dépend avant tout la bonne circulation (circulation aller et circulation de retour).

Le sang “ charrie ” au cours de ses déplacements les molécules les plus diverses. Certaines de ces molécules (mauvais cholestérol, triglycérides) vont littéralement épaissir le sang, ralentir sa vitesse et déposer des résidus - véritables plaques - principalement sur les parois internes des artères et des grosses veines et provoquer leur induration et leur sclérose avec les risques que l'on connaît. C'est la redoutable artériosclérose des diabétiques, des gros mangeurs, buveurs et grands fumeurs.

Nos veines, vaisseaux et capillaires ont - pour permettre une bonne circulation - la remarquable propriété d'être élastiques et souples et de pouvoir se dilater et contracter selon certaines influences internes ou externes. La plupart du temps, ce mécanisme de vasodilatation ou vasoconstriction veineux est parfaitement réglé par l'organisme et passe inaperçu de l'individu.

Pour certaines raisons liées à l'état de santé général, au poids, au fonctionnement hormonal, aux grossesses, à la fatigue (station debout prolongée), au stress, à l'excès de nourriture ou de boissons alcoolisées (l'alcool dilate) mais aussi aux conditions climatiques (chaud et froid) et à certaines prédispositions génétiques, les veines et vaisseaux peuvent se dilater ou se contracter et ne pas reprendre tout de suite leur diamètre normal. C'est alors que les troubles apparaissent. En effet, les globules rouges vont petit à petit perdre leur sphéricité spécifique, vont se déformer et venir accrocher et irriter les parois internes (l'endothélium) des veines et des capillaires.

Le processus inflammatoire est alors amorcé et l'on verra apparaître de multiples troubles circulatoires, plus ou moins graves et douloureux selon les individus. De la simple couperose, jambes lourdes, paresthésie, impatience, varices, hémorroïdes, l'inflammation pourra dans certains cas revêtir une forme très sérieuse : phlébite, dont le danger immédiat est l'embolie (les phlébites se soignent toujours avec des anticoagulants).

Le mélilot régularise la fonction lymphatique, possède une action anticoagulante expliquant sa prescription dans les varices et les thrombophlébites. Le mélilot est également neuro-sédatif.

Le cyprès (cupressus sempervirens) est originaire de l'Asie occidentale. Sa silhouette est bien connue dans tous les paysages du pourtour méditerranéen. Les rameaux feuillés contiennent des bioflavonoïdes et une huile essentielle riche en carbures monoterpéniques. Les cônes renferment des acides diterpéniques et des dérivés flavoniques.

Tous ces constituants en font un excellent médicament des troubles circulatoires veineux (hémorroïdes, varices, notamment métrorragies de la ménopause). La noix de cyprès est un produit extrêmement actif pour la protection des capillaires.

Une étude clinique récente a montré l'action efficace du cyprès dans la pathologie veineuse fonctionnelle des femmes traitées par progestatifs de synthèse ou recevant une hormonothérapie substitutive à la ménopause.

Le fragon appelé petit houx est assez répandu en France. C'est un remède populaire utilisé depuis longtemps pour ses propriétés diurétiques. Mais des études récentes ont caractérisé des principes actifs possédant de puissantes activités antihémorroïdaires. Il s'agit de saponosides dont certains constituants sont connus, telle la ruscogénine.

Cette puissante action tonique du fragon sur le système veineux serait encore plus grande que celle, classique, du marronnier d'Inde.

Le ginkgo biloba est un arbre vieux de plus de deux cent cinquante millions d'années qui a de grandes propriétés anti-toxiques. Ses feuilles contiennent de nombreux flavonoïdes qui lui confèrent un rôle irremplaçable pour améliorer la circulation veineuse et artérielle, notamment cérébrale.

Le ginkgo est un antioxydant majeur. Il piège les radicaux libres, ces molécules actives responsables pour leur part de l'altération et de la mort cellulaire. Cette action antiradicalaire du ginkgo permet une protection efficace des membranes cellulaires et du système vasculaire.

Les indications médicales sont nombreuses : troubles de la circulation cérébrale, vertiges, altération de la mémoire. Au niveau des membres inférieurs, le ginkgo améliore les troubles circulatoires veineux et capillaires (varices, ulcères variqueux).

Système nerveux

Indications : nervosité, troubles du sommeil, angoisses, anxiété, stress, déprime, cœur nerveux, spasmophilie, dystonies neurovégétatives, maladies psychosomatiques.

Plantes : Aubépine, Ballote, Passiflore, Valériane, Basilic, Escholtzia, Millepertuis, plus toutes les plantes adaptogènes (Ginseng, Réglisse, Éleuthérocoque, Morinda citrifolia). (1)

Les conditions de la vie moderne sont devenues de plus en plus agressives et stressantes pour l'individu et compromettent dangereusement son équilibre psycho ou neurosomatique et partant son état de santé. Les dépressions nerveuses et dystonies neurovégétatives sont en progression constante, comme augmente d'une façon alarmante la consommation de somnifères et anxiolytiques de synthèse. Vite ! Toujours plus vite ! Telle est la course folle où nous sommes tous entraînés et qui nous est imposée par la société de consommation.

Ces agressions répétées ne sont pas sans danger pour notre organisme. L'on sait, en effet, que de nombreuses pathologies trouvent leur origine dans un déséquilibre du système nerveux. Ces “ psychoses somatiques ” commencent dans le cer-

(1) Voir : Jean-Pierre Willem, *Guide des médecines harmoniques*, Robert Jauze Éditeur.

veau, induisent un état de tension nerveuse permanent et finissent par créer des lésions organiques plus ou moins graves (ulcères, hypertension, diabète, infarctus, psoriasis, eczéma, etc.)

Le fonctionnement du système nerveux est assuré par trois appareils.

Le premier, le *système nerveux central*, est situé dans le cortex, organe constitué de plusieurs milliards de cellules nerveuses. C'est au niveau du cortex que naît la pensée ou conscience réfléchie. Le deuxième appareil constitue le *système neurovégétatif*. Il comprend le diencéphale, le cervelet, le bulbe et les nerfs sympathiques (orthosympathique et parasympathique) qui assurent les transmissions entre les organes et les centres nerveux, c'est-à-dire la motricité, les mouvements, les différentes sécrétions : bref l'ensemble des demandes et réponses de l'organisme. Du bulbe rachidien partent 12 paires de nerfs crâniens qui innervent la face : la dixième paire descend dans le thorax et l'abdomen. L'orthosympathique longe la moelle épinière et constitue de chaque côté de la colonne vertébrale une chaîne ganglionnaire avec les plexus qui en dépendent. Le parasympathique, qu'on appelle aussi “ pneumogastrique ” ou “ nerf vague ” innerve plusieurs organes : cœur, poumons, foie, intestins, pancréas, reins. Lorsque le système neurovégétatif se dérègle, de multiples troubles apparaissent : angoisses, bouffées de chaleur, palpitations, vertiges, nausées, bourdonnements, etc. Le troisième appareil enfin est lié au fonctionnement du cortex, du cervelet et de la moelle épinière : c'est le *système sensitivo-moteur*. Il règle surtout les mécanismes musculaires et les besoins en énergie de l'organisme.

Le système nerveux et les cellules nerveuses qui le composent, comme tous les autres appareils organiques, ont besoin de certains éléments (oligo-éléments), vitamines et molécules énergétiques pour s'alimenter et se régénérer. Le rôle bénéfique du magnésium, phosphore, iode, soufre, des acides alpha et gamma-linoléique et de l'oxygène n'est plus à démontrer.

L'on sait aussi quel rôle néfaste peut jouer une saturation du milieu humoral en déchets et toxines de toutes sortes sur le fonctionnement du système nerveux. Les cellules nerveuses exigent, pour communiquer entre elles, une propreté biologique du milieu dans lequel elles baignent et un apport d'éléments vitalisants. Si ces conditions ne sont pas réunies il y a " court-circuit " et l'appareil nerveux se dérègle.

Pour rétablir l'équilibre nerveux, il convient dans un premier temps de calmer l'individu, en rétablissant l'équilibre entre les systèmes parasympathique et orthosympathique, c'est-à-dire entre la sensitivité (ou sensibilité) et la motricité.

L'aubépine possède de remarquables propriétés sédatives, antispasmodiques, tranquillisantes, hypotensives, donnant de bons résultats dans le traitement du nervosisme et dans celui des troubles du rythme cardiaque (tachycardie paroxystique, palpitations, extra systoles). L'activité est due essentiellement aux flavones et flavannes présents dans les sommités fleuries de la plante.

La ballote possède, elle aussi, un pouvoir antispasmodique, sédatif et hypotenseur très marqué, qui la rend particulièrement efficace dans le traitement des états sympathicotoniques, toux quinteuses, spasmes digestifs, vertiges, tremblements, anxiété, bourdonnements.

L'escholtzia californica doit son nom à un botaniste russe qui la trouva en Californie au début du XIXe siècle et l'introduisit en Europe comme plante décorative.

L'escholtzia est de la même famille que le pavot (on l'appelle d'ailleurs le pavot de Californie) ; elle est douée de propriétés sédatives et hypnotiques.

Comme le pavot, elle doit son activité à de nombreux alcaloïdes, le principal étant la protopine, mais, à la différence des alcaloïdes du pavot, ceux de l'escholtzia sont dépourvus de toxicité.

Encore peu utilisé en France, l'escholtzia l'est beaucoup plus en Allemagne où la plante rentre dans la composition de plusieurs spécialités.

La valériane (*valeriana officinalis*) : si les chercheurs s'intéressent depuis longtemps à la valériane, ce n'est qu'en 1966 que furent isolés ses principes sédatifs : les valépotriates. Les serquiterpènes participent aussi à l'action sédative. On trouve également dans la racine une huile essentielle à l'odeur très caractéristique.

A côté de leurs propriétés sédatives, les valépotriates sont doués de propriétés cytotoxiques et antitumorales.

Enfin, cette plante tranquillisante a le grand avantage d'être dénuée de toxicité et de ne pas provoquer d'effets secondaires.

Os et articulations

Indications : rhumatismes, arthrose, arthrite, périarthrite, cervicalgies, lombalgies, névrites, polynévrites, sciatique, ostéoporose.

Plantes : Harpagophytum, Saule, Prêle, Alfalfa, Vergerette du Canada, Cassis.

Il y aurait en France, entre 8 et 10 millions d'individus souffrant, à un titre ou à un autre, de douleurs rhumatismales.

Rhumatisme vient du grec et signifie enflure ou fluxion. Le mot rhumatisme est une appellation générique qui, en définitive, en recouvrant trop de choses, ne rend pas bien compte des différentes pathologies qui affectent les articulations, encore que ces dernières ne sont pas les seules à être concernées par les rhumatismes.

On distingue aujourd'hui trois formes de rhumatismes.

Les rhumatismes articulaires : l'arthrose qui peut survenir dès l'âge de 30 ans est une dégénérescence des articulations. L'arthrose siège le plus souvent au niveau des vertèbres du cou ou des lombaires mais elle peut aussi s'attaquer aux hanches et aux genoux. Elle est le signe du vieillissement et de la dégénérescence du tissu cartilagineux articulaire. Particulièrement douloureuse, elle demande un traitement long et répété.

Le rhumatisme articulaire aigu (ou RAA) est un rhumatisme d'origine infectieuse. Il peut être la conséquence d'une angine à streptocoque hémolytique du groupe A mal soignée.

La polyarthrite rhumatoïde invalidante et déformante qui évolue par poussées successives sur dix, vingt, voire trente ans et même au-delà, siège aux mains, doigts, poignets et vertèbres.

La spondylarthrite ou pelvispondylite ankylosante évolue, elle aussi, sur dix ou vingt ans, et soude entre elles les vertèbres sacrolombaires.

La périarthrite scapulo-humérale siège au niveau de l'articulation de l'épaule.

Les rhumatismes d'origine métabolique : la goutte est provoquée par un excès d'acide urique dans le sang, lui-même résultant d'une mauvaise dégradation des bases puriques (viandes rouges, porc, sardines à l'huile) dont les cristaux (urates) viennent entraver le fonctionnement articulaire. La douleur et l'inflammation siègent surtout au pied (gros orteil).

L'ostéoporose est provoquée par une décalcification ou déminéralisation chronique des os (fréquent chez la femme ménopausée).

L'hypercalcification correspond à un mauvais métabolisme du calcium (bec de perroquet, ostéophyte) qui se fixe à des endroits qui entraînent une mauvaise mobilité articulaire.

Les névrites ou polynévrites : la névrite est l'inflammation d'un nerf ; c'est une forme d'arthrite. La plus connue est la sciatique, qui survient à la suite d'un pincement du nerf mais qui peut aussi être la conséquence du stress ou d'un brusque changement climatique (humidité - froid).

Lorsque plusieurs nerfs sont atteints on parle de polynévrite. C'est toujours la douleur qui alerte le patient : algies faciales, dentaires, intercostales, algies au niveau du plexus cardiaque, stomachique, solaire, lombaire, rénal, hypogastrique, etc. ou au niveau des “ paquets vasculo-nerveux ” et des ganglions nerveux, du système sympathique. Douleurs très fréquentes chez les neuro-arthritiques et les rétractés.

Il faut encore admettre que certaines sinusites, rhinites, gastrites, colites, prostatites, etc., sont des formes de névrites.

Incontestablement les rhumatismes, quelles que soient leurs causes, relèvent d'une cure dépurative. Cette dernière n'empêche pas d'autres traitements. Elle peut être préventive, adjuvante ou prendre le relais thérapeutique.

La maladie articulaire, en effet, se développe plus facilement sur un terrain surchargé en cristaux et toxines qui attaquent le tissu conjonctif créant au fil des années des lésions pouvant entraîner progressivement une diminution de la mobilité articulaire.

La crise rhumatismale est toujours accompagnée d'une inflammation et d'une vive douleur. Celle-ci correspond à des réactions normales d'autodéfense de l'organisme qui cherche à se débarrasser des cristaux et toxines qu'il a accumulés au niveau des articulations. La grande responsable, encore une fois, est l'alimentation, surtout quand elle est trop riche en aliments azotés : viande, poissons, fromages, qui va surcharger le foie et surmener les reins

L'harpagophytum est une racine africaine qui a fait son entrée dans les pharmacies françaises en 1975. C'est un remarquable draineur, doué de propriétés anti-inflammatoires, analgésiques et spasmolytiques aussi puissantes que certains médicaments de synthèse. Les études cliniques réalisées sur le granulome, l'arthrite, la douleur, ont montré une activité thérapeutique équivalente à la phénylbutazone. On a noté aussi une activité hypo-cholestérolémiante et antiacide urique de la plante.

Le saule possède des propriétés antispasmodiques, antithermiques et anti-inflammatoires très marquées. Utilisé depuis la nuit des temps dans le traitement des douleurs rhumatismales, l'activité thérapeutique est due au salicoside, principe actif de l'écorce, précurseur de l'acide salicylique. Le saule est également fébrifuge.

La vergerette du Canada (erigeron canadensis) contient différentes substances chimiques telles que des composés du type polyènes, des tanins, résines, de l'acide gallique, une huile essentielle en petite quantité, des stéroïdes.

Son importante activité anti-inflammatoire trouve une indication dans les rhumatismes, chroniques ou aigus.

La vergerette du Canada possède enfin une action diurétique et uricolytique.

La prêle a une composition qui vient de sa teneur exceptionnelle en sels minéraux et plus particulièrement en silicium (ses cendres renferment jusqu'à 70 % de silice). Fait d'autant plus intéressant que cette silice est en partie de la silice organique soluble. Or, il semble que les travaux modernes accordent au silicium un rôle de plus en plus important en biologie. En dehors des sels minéraux, la prêle renferme des saponosides, des flavonoïdes, etc.

On peut distinguer trois grands groupes d'action pharmacologique de la prêle : action reminéralisante grâce à sa richesse en sels de silicium et de calcium. Le silicium permet aussi à la prêle d'améliorer la résistance du tissu conjonctif, d'où une action antirhumatismale. Action diurétique due à sa richesse en sels de potassium et à un saponoside. Action antiathéromateuse grâce à une action de la silice sur le métabolisme lipidique.

L'alfalfa est remarquable par sa richesse en éléments indispensables à la vie. Il contient en effet 40 % de son poids sec d'acides aminés et des vitamines, surtout la vitamine A et la vitamine K (antihémorragique). Il possède aussi de nombreuses matières minérales : calcium, silice, phosphore, fer, zinc, cuivre, sélénium.

Tous ces constituants font de l'alfalfa un excellent revitalisant et reminéralisant, un anti-anémique et antihémorragique.

L'alfalfa renferme une coumarine, le coumestrol, doué de propriétés œstrogéniques. Il est donc utilisé dans l'ostéoporose, particulièrement après la ménopause.

L'arthrose des doigts, si désespérante pour le corps médical, trouve des solutions en homéopathie avec trois petits remèdes : Caulophyllum, Hedera Helix et Ruta.

Prescrire en 5 CH, 5 granules de chaque, trois fois par jour.

La gemmothérapie, utilisant le tissu embryonnaire végétal prend part à la prévention de la sénescence ostéoarticulaire. Trois remèdes au programme :

- *Pinus Montana*, bourgeon, le pin des montagnes, 50 gouttes 2 fois par jour. Il fortifie l'os et il est prescrit en prévention des fractures.
- *Ribes Nigrum*, le cassis, a une action anti-inflammatoire sur les tendons et ligaments, en améliorant la souplesse.
- *Vitis Vinifera,* le bourgeon de la vigne, agit sur les ostéoporoses et les déformations articulaires, et permet une meilleure mobilité.

Métabolisme

Indications : obésité, cellulite, acide urique, urée, calculs rénaux.

Plantes : Piloselle, Orthosiphon, Chrysanthellum americanum, Busserole, Cassis, Ortie, Bouleau.

Les aliments que nous absorbons sont généralement utilisés pour répondre aux besoins énergétiques de l'organisme. Une suralimentation (viande, sucre, alcool), une vie sédentaire, le stress, concourent à déstabiliser l'équilibre métabolique de l'organisme et à induire la formation de surcharges graisseuses : embonpoint, cellulite, obésité.

L'obésité est caractérisée par la formation et la concentration anormale de graisses dans tous les organes et principalement sous la peau, au ventre, au cou (double menton), aux seins, bras, hanches, fesses, cuisses. L'excès de graisse peut se doubler également d'une rétention hydrique. Ce phénomène se rencontre couramment dans la cellulite. L'obésité, outre son aspect disgracieux, altère aussi la santé physique et morale de l'individu. Les personnes obèses sont facilement essoufflées au moindre effort. Les mouvements et la démarche deviennent lents, lourds et pénibles : la fatigue survient facilement. Les digestions sont difficiles après les repas, le sommeil devient un besoin impérieux, la respiration est gênée, les nuits sont agitées, le sommeil difficile. Des troubles du système cardiaque peuvent survenir : palpitation, tachycardie, bradycardie, crise d'asthme. Sur le plan métabolique, il n'est pas rare de voir les obèses avoir un taux de glycémie, cholestérol, urée, albumine, supérieur à la normale.

Sur le plan esthétique, les personnes obèses ou simplement trop grosses sont complexées. Cette situation déjà délicate pour l'homme devient franchement désastreuse pour la femme qui ne peut plus satisfaire aux canons de la mode ou tout simplement de l'élégance. En outre, l'obésité raccourcit l'espérance de vie de l'individu.

Comment lutter contre l'obésité ?

Il faut être clair, il n'y a pas de solution miracle de l'obésité si l'individu n'accepte pas de faire quelques efforts. Bien sûr, cela n'est pas toujours facile. C'est pourquoi la phytothérapie dispose, aujourd'hui, d'une panoplie suffisamment complète pour mettre au point des stratégies thérapeutiques et diététiques d'un amaigrissement efficace.

Drainer et désinfiltrer l'organisme

La piloselle renferme des flavonoïdes et autres principes actifs qui confèrent à la plante un pouvoir diurétique marqué. La piloselle possède également des propriétés déchlorurantes et hypoazotémiantes (abaisse le taux d'urée).

L'orthosiphon, par sa richesse en matières minérales (12 %) et sels de potassium est, comme la piloselle, un diurétique énergique. En outre, l'orthosiphon renferme des saponosides, de la choline, de la bétaïne, une huile essentielle qui lui donnent des propriétés hypolipémiantes (élimine les graisses et le mauvais cholestérol). La piloselle et l'orthosiphon pourront également être avantageusement utilisés dans le traitement des calculs rénaux et plus généralement pour stimuler la fonction rénale. Les reins font partie des grands émonctoires. Pour mémoire, rappelons que chaque rein est constitué d'un cortex lui-même constitué d'un million de néphrons munis de tubes collecteurs et d'une substance médullaire (pyramides de Malpighi, en contact avec les calices et le bassinet, réservoirs à urine). Celle-ci est un mélange complexe d'eau et de métabolites (urée, acide urique, urates, phosphates, oxalates, carbonates, toxines, molécules médicamenteuses, etc.) extrait du sang par les néphrons, collecté dans le bassinet, canalisé par l'uretère. Les reins ont pour fonction principale de débarrasser le sang des déchets et toxines qu'il contient en suspension.

Cette opération de filtrage ininterrompue permet au sang de se régénérer. La quantité d'urine éliminée en 24 heures est d'environ un litre et demi. Les urines doivent être claires, limpides. Les colorations foncées ou troubles signalent une surcharge humorale, d'origine métabolique ou pathologique. L'on répète souvent qu'il faut boire pour éliminer, et l'on éliminera d'autant mieux si l'eau contient des extraits végétaux dépuratifs et diurétiques. Boire une eau peu minéralisée.

Couper la faim, réduire l'apport alimentaire et calorique

Il est important, voire déterminant dans tout régime amaigrissant, de limiter l'apport calorique. C'est à cette seule condition que l'on pourra maigrir efficacement et rapidement. Pour réduire l'apport alimentaire et calorique, il faut “ couper ” la faim. Les meilleurs coupe-faim végétaux sont la gomme de caroube et les grains d'ispaghul.

L'ortie constitue une excellente source de chlorophylle, laquelle est utilisée largement comme désodorisant dans les dentifrices, lotions et désodorisant interne. A côté de la chlorophylle, l'ortie est riche en sels minéraux, en particulier fer et silicium. Ces éléments sont favorables à la correction des troubles des phanères : chute des cheveux, cheveux cassants. L'ortie possède également des propriétés astringentes, hémostatiques, diurétiques, décongestionnantes et antirhumatismales.

Les propriétés astringentes et hémostatiques sont utilisées en usage externe. En usage interne, ce sont les propriétés diurétiques, antirhumatismales et antigoutteuses de l'ortie que l'on met à profit. Plusieurs chercheurs ont en effet prouvé expérimentalement que l'ortie favorisait l'élimination de l'acide urique.

Le bouleau (betula alba) est un draineur de choix, qui se montre à la fois diurétique et éliminateur de l'urée et de l'acide urique, dépuratif, antilithiasique, fébrifuge ; il a une action de draineur sur les canaux lymphatiques.

Les parties utilisées sont les feuilles qui contiennent des flavonoïdes, l'écorce qui contient un alcool, le betlinol, une essence et la sève. La classique sève du bouleau est très utilisée en médecine populaire dans les maladies de l'appareil urinaire, la goutte et les rhumatismes.

Le cassis (ribes nigrum) a des fruits très riches en vitamine C. Il agit, par ses pigments anthocyaniques avec une action vitamine P, dans les troubles circulatoires d'origine veineuse, améliore la microcirculation, l'acuité visuelle. La feuille est utilisée pour son action diurétique et antirhumatismale.

C'est l'un des meilleurs diurétiques de la flore d'Europe, recommandé pour les cures de drainage du printemps.

Appareil digestif

Indications : troubles digestifs, dyspepsies, aérophagie, aérocolie, gastrite, colites spasmodiques, mauvaise haleine, fermentations intestinales.

Plantes : Mélisse, Menthe, Anis.

Récapitulons les différentes étapes de la digestion.

La bouche

Un aliment bien mastiqué, bien salivé, est à moitié digéré. Malheureusement, les repas pris à la hâte, les sandwiches avalés sur le “ zinc ”, ne favorisent pas toujours une bonne digestion. Les excès alimentaires (les plats en sauce, les repas trop riches en viande, trop arrosés, les apéritifs, le tabac dont on sait qu'il est un terrible dessécheur des glandes salivaires et des muqueuses), finissent par perturber la fonction digestive dans son ensemble.

Les troubles digestifs apparaissent alors au fil des mois. D'abord insidieux presque discrets (ballonnements, pesanteurs gastriques, renvois, fatigue) pour devenir au bout de quelques années plus alarmants et symptomatiques d'ennuis plus sérieux. Douleurs épigastriques, hyperacidité, nausées, vomissements, diarrhées, œsophagites, gastrites, colites, ulcères peuvent alors survenir, prouvant, s'il en était encore besoin, le délabrement des organes digestifs.

L'estomac

Les aliments sortis prédigérés de la bouche par la mastication et l'insalivation arrivent dans l'estomac où ils vont poursuivre leur transformation, sous l'influence des sucs gastriques. Ces sucs étant le plus souvent des acides, il y a danger de prendre des eaux alcalines pendant les repas.Ces eaux minérales trop riches en bicarbonates neutralisent les sucs gastriques acides, les empêchant ainsi d'accomplir leur fonction de dissociation des aliments. De même, l'excès de pain ralentit considérablement la digestion, les sucs gastriques étant inopérants sur les amidons. Si, malgré une mastication et une salivation parfaites, les aliments occasionnent des aigreurs ou des brûlures, il faut alors s'alimenter très légèrement, et prendre une heure après les repas de la mélisse et de la menthe de façon à diluer l'excès d'acide chlorhydrique. Les anti-acides ne seront à prendre qu'en dernier recours. Ils favorisent en effet la prolifération microbienne.

Pour que le bol alimentaire soit parfaitement digéré par l'estomac, il est nécessaire qu'il ne soit pas composé d'aliments disparates. Les effets des aliments doivent se compléter et non se contrarier. Les repas comportant trop de viande et de pâtisserie rendent la digestion “ très perturbée ”. En outre, il conviendra de prendre systématiquement à tous les repas des aliments vivants (légumes frais, salade, fruits). Ces aliments contiennent des enzymes, ou ferments, qui vont accélérer la digestion.

Les intestins

Le bol alimentaire ou chyme va devenir le chyle dans l'intestin. La digestion duodénale complète la précédente et constitue la troisième phase de la digestion générale. Sous l'action du suc intestinal, du suc pancréatique et de la bile qui se déversent directement dans le duodénum, le bol alimentaire devient le chyle nourricier.

Après des modifications successives, dans la bouche, l'estomac, l'intestin grêle, sous l'influence des ferments et enzymes apportés par l'alimentation, le bol alimentaire parvient au côlon où une flore bactérienne va assurer la phase terminale de la digestion.

Le côlon, pour de multiples raisons (flore intestinale déficiente, repas trop riches en viande, sucreries, boissons alcoolisées, mais aussi excès de féculents), est le siège de fermentations putrides qui finissent par irriter la muqueuse intestinale, provoquant tour à tour aérocolie, colite, constipation ou diarrhées. Pour mieux digérer il est conseillé un dépuratif à base de mélisse.

La mélisse est antispasmodique, légèrement sédative et carminative. Elle calme les troubles digestifs d'origine nerveuse. Elle stimule la digestion, prévient l'aérogastrie (ballonnements) et l'aérocolie.

La menthe (mentha piperata) doit ses propriétés exceptionnelles à son huile essentielle. L'extrait de menthe favorise et stimule la digestion, atténue l'aérogastrie par la sensation de froid qu'elle procure sur les muqueuses, les douleurs digestives. Elle provoque, en effet, une légère anesthésie de la muqueuse gastrique.

La menthe est en outre spasmolytique, cholérétique et cholagogue. Antiseptique, elle bloque enfin les fermentations intestinales.

L'anis, plante spontanée au Proche-Orient, en Grèce, est abondamment cultivée dans les régions au climat chaud, en particulier dans tout le sud de l'Europe.

On utilise son fruit. Son activité est due à son huile essentielle riche en anéthol. Il a une action stomachique, carminative, expectorante, antispasmodique et galactagogue.

Comment prescrire ces plantes médicinales ?

De nombreux extraits existent en poudres, nébulisats, extraits fluides, teintures mères homéopathiques, qui contiennent, rappelons-le, de l'alcool. Nous préférons aujourd'hui, lorsqu'ils existent, utiliser les produits fabriqués par les laboratoires, de manière à être sûr des concentrations et de ce que l'origine et la teneur en principes actifs aient été vérifiées. Ils sont disponibles dans les pharmacies sous forme de flacons de teintures mères.

Les *teintures mères* sont des extraits hydro-alcooliques obtenus par macération de la plante fraîche pendant vingt et un jours. Après filtration, le titre alcoolique final varie, selon la plante, de 45 à 65°. Elles sont présentées en flacons de 125 ml. L'étui contient une pipette doseuse ; pour les plantes les plus couramment utilisées, cette pipette est remplacée par une pompe doseuse qui permet de délivrer 1 dose (soit 40 gouttes) à chaque pression.

Certaines plantes, sous la présentation galénique appelée gemmothérapie sont présents sous forme de bourgeons, jeunes pousses, radicelles, chatons, écorce, racine, (Ribes nigrum, Rosa Canina, Tilia timentosa quercus, Juglans regia...)

Conseils d'utilisation : la posologie habituelle pour un adulte, en associant les plantes, est d'une dose de chaque, matin et soir, soit au total 160 gouttes de teinture mère par jour. A diluer dans un peu d'eau ou à mettre dans une bouteille d'eau (peu) minéralisée.

– 6 –

LA MÉNOPAUSE APPRIVOISÉE

La ménopause concerne, en France, 8 millions de femmes, soit 1 femme sur 3. Elle survient en moyenne à 52 ans, avec de larges variations (de 45 à 60 ans). Ce n'est que depuis le début de ce siècle que l'espérance de vie pour une femme a atteint cet âge. En cette fin de siècle, la ménopause représente donc une étape importante dans l'existence d'une femme.

Ménopause, retour d'âge, âge critique : autant de qualificatifs à connotation péjorative pour caractériser cette période de la vie de la femme qui devraient, avec les moyens thérapeutiques dont on dispose actuellement, devenir obsolètes. Lorsque les espérances de la vie n'étaient pas ce qu'elles sont aujourd'hui (81 ans pour les femmes), la ménopause coïncidait avec la vieillesse mais aujourd'hui qui oserait dire à une femme de cinquante ans qu'elle est vieille ! Pour beaucoup, au contraire, cet âge correspond au début d'une période de plénitude, d'entreprise, de réalisation de projets jusque-là restés dans les tiroirs pour cause de maternité et d'éducation des enfants !

La ménopause : une étape de la vie qui suscite bien des inquiétudes. À tort... Les troubles ne sont pas aussi graves qu'on veut bien le dire. Certes, l'arrêt de la fonction ovarienne entraîne, c'est indubitable, à des degrés divers, quelques problèmes physiques et psychologiques facilement curables.

Quand ils existent, les médecines naturelles (plantes, homéopathie) en viennent à bout dans la plupart des cas.

L'âge moyen de la ménopause se situe aux alentours de la cinquantaine : cela n'a pas varié au cours des siècles, les textes sont là pour le prouver. La survenue de la ménopause est en effet peu influencée par des facteurs tels que la prise de pilule, le mariage, le nombre de grossesses, etc. Une puberté précoce ne signifie pas non plus une ménopause précoce. Par contre, il existe des facteurs familiaux (telle mère, telle fille), raciaux et géographiques (les Méditerranéennes sont, d'après les statistiques, ménopausées beaucoup plus tôt que les Nordiques).

CE QU'EST LA MÉNOPAUSE

Rappelons que, depuis la puberté - date de l'installation des premières règles - jusqu'à la ménopause, les organes génitaux subissent des modifications cycliques tous les 28 jours. Ces modifications sont rythmées par une ensemble neurohormonal dont le chef d'orchestre est une glande située à la base du cerveau, l'hypophyse. La régulation hormonale s'effectue selon un processus de *feed-back* (ou rétroaction), ce qui signifie que le taux sanguin d'une hormone inhibe la sécrétion d'une autre et que l'inhibition de l'une provoque le libération sanguine d'une autre et ainsi de suite...

Schématiquement, sous l'influence des neurohormones sécrétées par l'hypothalamus (formation diencéphalique), l'hypophyse sécrète, en première partie de cycle, la FSH, une stimuline qui déclenche la sécrétion par l'ovaire des hormones femelles (œstrogènes), qui permettront la maturation du follicule de Graff (futur ovule) et la préparation des organes génitaux à une future nidation.

En deuxième partie du cycle, quand l'ovule est pondu, le taux d'œstrogènes inhibe la sécrétion de la FSH, ce qui a pour effet de déclencher la sécrétion, par l'hypophyse, de la LH (lutéine hormone), autre stimuline qui déclenche la sécrétion d'une nouvelle hormone, la progestérone. Grâce à son action et à celle des œstrogènes, l'ensemble de l'appareil génital féminin finira d'être préparé à une éventuelle grossesse. Si l'ovule n'a pas été fécondé, le taux des hormones chute, ce qui provoque l'apparition des règles et le début d'un nouveau cycle. La boucle est bouclée.

Des cycles identiques se reproduiront ainsi de trois à quatre cents fois au cours de la période d'activité génitale de la femme.

La ménopause correspond à l'arrêt définitif des règles, à l'arrêt de la période de fécondité et de ponte ovulaire. Elle ne s'installe que très rarement brutalement. La plupart du temps, elle est précédée d'une période d'irrégularités menstruelles, entrecoupée de moments où les règles redeviennent normales : c'est la préménopause ou périménopause.

La préménopause

Quand une femme de 45 ans ne voit pas réapparaître ses règles, elle s'affole rapidement et demande une consultation immédiate. Sa hantise est avant tout celle d'une grossesse tardive... même quand elle prend régulièrement la pilule. Une fois rassurée, l'hypothèse précédente étant éliminée, elle redoute alors, dans un deuxième temps, une ménopause précoce, avec ses bouffées de chaleur, sa prise de poids et, pense-t-elle, des troubles de sa sexualité. L'image de sa mère se profile dans son esprit : elle craint un vieillissement précoce. Alors qu'en fait, il ne s'agit chez elle, pour le moment, que d'une préménopause très facilement compensable et avec grand bénéfice pour la patiente comme pour son entourage.

Alors que l'on croyait chez elle le moteur ovarien définitivement arrêté, il s'agit en fait de la poursuite d'une sécrétion folliculinique mais, cette fois-ci, non tempérée dans la deuxième moitié du cycle par la ponte ovulaire et la transformation du follicule en corps jaune. Chez elle, tout se passe comme si, au quatorzième jour, le changement de vitesse ne fonctionnait plus. L'organisme supporte mal ce régime de croisière, la prolongation inadéquate de ce cycle.

Ce déséquilibre chronobiologique, maintenant parfaitement connu, entraîne deux types de troubles : des troubles de la qualité de vie et des risques quant à la durée de vie.

La qualité de vie

Un état particulier survient avec des migraines, une irritabilité sur un fond dépressif, une augmentation de volume du bas-ventre avec une tension de l'abdomen, enfin, des mastodynies (douleurs mammaires). Pour couronner le tout, la prise fatidique de poids !

Finalement, les règles arrivent, trop tardivement et, curieusement, les symptômes disparaissent comme neige au soleil...

La quantité de vie

Sur le plan quantitatif, il faut craindre à cette période, l'apparition de troubles, tels que le fibrome, l'hyperplasie de la muqueuse utérine, avec ses ménométrorragies (des petites règles survenant dans le cycle) et surtout son risque de cancérisation ultérieur. Enfin, en ce qui concerne les seins, l'apparition de ce que l'on appelle les mastopathies bénignes, qu'il faut savoir dépister à temps.

Le traitement de cette préménopause est simple. En allopathie, la tradition est de fournir tout simplement de la progestérone dans la deuxième moitié du cycle sous une forme ou sous une autre, pour compenser le manque et redonner au moteur hormonal les conditions de fonctionnement efficace. Mais l'on connaît les inconvénients des hormones synthétiques.

Rappelons que le terme de " préménopause " a été abandonné au profit de celui de périménopause. C'est le terme utilisé en gynécologie. La périménopause dure en général de 2 à 3 ans, jusqu'à 8 ans parfois.

Cette phase intermédiaire se traduit par des cycles anovulatoires, donc sans formation de corps jaune (le corps jaune est fabriqué après la ponte ovulaire et chargé, entre autres, de sécréter une hormone, la progestérone).

Biologiquement, cette période est marquée par une chute du taux de progestérone, ce qui a pour effet d'augmenter l'imprégnation œstrogénique. En effet, la progestérone a un effet antagoniste sur les œstrogènes. La chute du taux de progestérone explique aussi que le taux de stimulines hypophysaires (FSH-LH) soit très élevé. Tout ce jeu hormonal essaie de s'équilibrer par le fameux biofeed-back.

En raison de ces désordres de la régulation hormonale, la préménopause est caractérisée par des tensions mammaires (mastoses), des ménométrorragies (règles trop longues et trop abondantes) ainsi que par la formation fréquente de kystes sur l'ovaire. Tous ces troubles nécessitent une attention toute particulière car ils peuvent parfaitement masquer un cancer, malheureusement fréquent à cette période de la vie.

Il est donc essentiel de consulter très régulièrement son gynécologue et ne pas se laisser aller au laxisme classique : “ C'est l'âge, ça passera ! ”

Cette période de périménopause, qui dure plus ou moins longtemps selon les femmes, ressemble beaucoup à la période pubertaire où les cycles sont anovulatoires.

La ménopause

À cette période succède la période ménopausique proprement dite, où l'activité de l'ovaire a complètement cessé et où les règles disparaissent définitivement. Les sécrétions hormonales d'œstrogènes s'arrêtent alors définitivement. Par contre, comme pendant la préménopause, le taux des stimulines hypophysaires est fortement augmenté. Elles tentent vainement de stimuler ce qui n'est plus stimulable.

Le biofeed-back ne joue plus.

Signes physiques et psychologiques

Les signes physiques et psychologiques de la ménopause sont éminemment variables d'une femme à l'autre. Rappelons que la ménopause n'est pas une maladie mais un état physiologique pouvant néanmoins s'accompagner de troubles plus ou moins graves qui sont alors à traiter.

L'aménorrhée ou l'absence de règles est le signe clinique essentiel. Elle ne s'installe que très rarement d'emblée mais après une période d'irrégularités menstruelles. Attention, une grossesse à cette période est toujours possible ; il convient donc d'être vigilant.

Les femmes consultent le plus souvent pour des bouffées de chaleur. Ce trouble peut être mineur, se limiter à une simple rougeur de la face lors des émotions ou être au contraire la grande bouffée vasomotrice s'accompagnant de sueurs profuses sur le corps entier. On ne sait toujours pas très bien expliquer ces phénomènes qui semblent dus à la chute du taux des œstrogènes.

Cette période s'accompagne parfois d'un état dépressif qui correspond à la crainte inconsciente de la perte de la fertilité et de la féminité. De joyeuse, l'humeur devient alors atrabilaire. Le caractère de ces femmes change, elles passent volontiers du rire aux larmes. Elle sont souvent insomniaques, migraineuses. On note chez elles une très forte baisse de la libido pouvant aller jusqu'à la frigidité complète ou, au contraire, cette période peut être marquée par une augmentation très importante de la vie sexuelle consécutive à la libération inconsciente de la crainte d'une grossesse, pouvant aller jusqu'à la nymphomanie.

À cette période, les femmes prennent généralement du poids, ce qui serait dû à des causes psychologiques, à un laisser-aller général, à un refus inconscient de séduire.

À l'examen d'une femme ménopausée, on constate à des degrés divers que la peau a perdu de son satiné, de sa douceur, qu'elle est plus sèche, plus fine, moins élastique. Les cheveux ont tendance à se raréfier, à devenir cassants. La voix se modifie quelque peu, elle devient plus grave. Les seins ont une tendance à se vider de leur substance glandulaire et à tomber. La vulve se décolore et s'atrophie, les petites lèvres disparaissent. Le vagin, dépourvu de glaire cervicale, est sec, ce qui est une cause fréquente de dyspareunie (douleurs lors des rapports sexuels). Le corps utérin s'atrophie.

Enfin, une complication tardive et redoutable de la ménopause est l'ostéoporose (déminéralisation osseuse) qui peut entraîner des conséquences redoutables allant de la simple douleur lombaire à la fracture spontanée (fracture du col du fémur, tassements vertébraux).

Heureusement, dans la majorité des cas, la ménopause se limite à quelques troubles mineurs, parfaitement bien supportés et qui ne justifient aucun traitement. Il est important de se préparer à cette période de la vie car il est statistiquement prouvé que les femmes qui ont eu une vie professionnelle passionnante vivent mieux leur ménopause que les autres.

La prescription des œstrogènes

Il y a plusieurs noms pour désigner les hormones féminines : la folliculine, les œstrogènes, l'œstriol.

Les plantes œstrogène-like, dont la prescription permet de corriger les symptômes de l'insuffisance œstrogénique sur un plan clinique, peuvent être données en remplacement des œstrogènes allopathiques (chimiques ou synthétiques), ou en association avec ceux-ci, permettant une diminution des doses prescrites. Elles sont contre-indiquées, comme tout traitement œstrogénique, dans les cancers, notamment gynécologiques, et dans les troubles de la préménopause où le climat hormonal est déjà hyperœstrogénique. Les plantes à activité œstrogène-like n'ayant pas de retentissement sur la croissance cellulaire pourraient toutefois être prescrites en cas de cancer gynécologique.

Le cimicifuga (Actea racemosa) est œstrogène-like, avec une activité œstriol démontrée. Ses points d'impact sont l'axe hypothalamo-hypophysaire et la muqueuse vaginale. Son action sur l'endomètre (muqueuse de l'utérus) est plus faible. La dose active est de 8 mg par jour, cent fois moindre que celle de *la sauge,* dont l'action œstrogène-like est bien connue (il ne faut pas en abuser en raison de la toxicité de son principe actif, la thuyone, contenue dans l'huile essentielle).

La luzerne (alfalfa) est particulièrement intéressante dans le cadre de la ménopause, car elle est reminéralisante. Les huiles essentielles de fenouil, d'anis vert, de cumin, de carvi, de cyprès sont œstrogène-like. *Le houblon* l'est aussi mais avec comme particularité d'être également anti-androgène. Il peut donc, en association avec une plante progestérone-like, être proposé dans le cadre d'une acné, d'une hyperpilosité, voire d'une alopécie (chute des cheveux), liée à un trouble du métabolisme des hormones mâles.

Le soja (et ses dérivés) fait couler beaucoup d'encre chez les gynécologues allopathes. Son action œstrogène-like vient d'être prouvée, ce qui permet de comprendre pourquoi les symptômes de la ménopause sont moins fréquents chez les femmes asiatiques. Par ailleurs, il diminue l'activité œstrogénique endogène, s'opposant ainsi au développement de certains cancers du sein.

D'autres plantes ont une activité œstrogène-like démontrée : *le saule blanc* (chaton), *la réglisse*, *le mouron rouge*. Le jus de *pamplemousse*, associé à un traitement œstrogénique, fait augmenter le taux d'œstrogènes circulants, ce qui irait à l'inverse du sens commun, puisque bien des femmes au régime privilégient souvent ce fruit “ acalorique ” !

LE TRAITEMENT DE LA MÉNOPAUSE

Le traitement classique et standardisé de la ménopause comprend :

• un traitement hormonal pour rétablir l'équilibre œstroprogestatif en fonction des dosages hormonaux,

• des toniques veineux,

• des sédatifs, voire des anxiolytiques.

Les thérapies naturelles peuvent remplacer les produits chimiques dont on connaît les inconvénients. La phytothérapie répond bien aux objectif du traitement car il existe de nombreuses plantes sédatives actives : Aubépine, Coquelicot, Escholtzia, Passiflore, Valériane. Les toniques veineux sont pour la plupart d'origine végétale : Cyprès, Fragon, Millefeuille, Vigne rouge.

Les structures hormonales stéroïdes se retrouvent aussi dans le règne végétal. Il s'agit surtout d'œstrogènes : Alfalfa, Olivier, Eleuthérocoque, Houblon, Ginseng, Réglisse, Sauge. Les progestérone-like sont beaucoup plus rares : Salsepareille, Alchémille.

Plantes à activité hormonale

Plantes œstrogène-like

Nous allons donner une liste de plantes à action œstrogénique : ce sont des phyto-œstrogènes. Ces phyto-œstrogènes n'agissent pas seulement comme un apport d'œstrogènes mais comme de *véritables régulateurs des équilibres hormonaux*. Si les taux d'œstrogènes sont élevés, les phyto-œstrogènes occuperont les sites des récepteurs aux œstrogènes, réduisant ainsi leur activité métabolique ; si les taux d'œstrogènes sont faibles, les phyto-œstrogènes auront alors une activité œstrogénique.

Certaines études animales ont démontré que les phyto-œstrogènes avaient une forte action inhibitrice contre les tumeurs mammaires.

L'alfalfa (Medicago sativa) : la partie active est la partie aérienne. Voici sa composition :

• Protéines : l'alfalfa contient 20 % de son poids sec d'acides aminés.

• Vitamines : on retrouve souvent la vitamine K.

• Saponosides : forment des combinaisons insolubles avec le cholestérol et empêchent ainsi son absorption intestinale.

• Coumarines : le coumestrol s'apparente du point de vue moléculaire à l'œstradiol dont il possède les propriétés œstrogéniques.

• Minéraux : calcium, phosphore, fer, zinc, cuivre, sélénium, silice.

On prescrit de l'alfalfa sous forme de teinture mère, trois fois 30 gouttes dans la journée.

Dans la ménopause confirmée, la présence simultanée de vitamines, de calcium et d'un phyto-œstrogène naturel donne à la plante un intérêt particulier dans le traitement de la ménopause, des états de fatigue passagers et de l'hypercholestérolémie, en complément d'un régime adapté.

Le houblon (Humulus lupulus) : la partie active est l'inflorescence femelle. Il est composé de structures œstrogéniques.

Son action est :

• sédative et hypnotique (l'huile essentielle possède des effets sédatifs puissants qui ont été démontrés chez l'animal),

• bactéricide et bactériostatique, par les principes amers cétoniques,

• tonique et stomachique (digestions difficiles et ballonnements),

• œstrogénique (ménopause confirmée et dysménorrhée).

L'onagre (Oenothera biennis) : la partie active est la graine. Elle est composé de fibres insolubles, de minéraux (calcium) et d'une huile riche en acides gras essentiels (AGE).

On y trouve les éléments suivants :

• Acide palmitique : 7 à 10 %.

• Acide stéarique : 3 %.

• Acide oléique : 10 %.

• Acide linoléique : 65 à 80 %.

• Acide gamma-linoléique 8 à 14 %.

L'acide gamma-linoléique est un AGE indispensable. Au niveau des membranes cellulaires, il est un constituant des phospholipides et participe à la fluidité membranaire. C'est un précurseur des eïcosanoïdes : prostaglandines, thromboxanes, leucotriènes (médiateurs cellulaires). Il est nécessaire aux grands équilibres (agrégation plaquettaire).

Son action sur les prostaglandines explique sans doute les résultats obtenus dans le traitement du syndrome prémenstruel et les douleurs mammaires.

La sauge (Salvia officinalis) : c'est la panacée des Anciens, l'herbe qui " sauve " d'où le terme salvia. La partie active est la feuille qui possède des flavonoïdes : 1 à 3 %. Ils sont probablement responsables des actions cholérétiques, antispasmodiques et hormonales. Certaines propriétés ont fait l'objet d'investigations expérimentales modernes.

La sauge présente plusieurs actions:

- antispasmodique : l'huile essentielle participe à cette activité mais d'autres composants sont spasmolytiques (nombreux flavonoïdes),
- œstrogénique : c'est l'œstrogène végétal type,
- antisudorale : grâce à la thuyone contenue dans l'huile essentielle,
- antioxydante (antiradicaux libres) : propriété liée à la présence d'acide rosmarinique et de diterpènes.

Plantes progestérone-like

La salsepareille (Smilax aspera) : la partie active est la racine qui contient des saponosides et des hormones ou préhormones dont la structure est voisine de la testostérone, la progestérone et la cortine.

On peut la prescrire dans la périménopause. Ses autres propriétés sont diurétiques, dépuratives et sudorifiques.

L'alchémille (Alchemilla vulgaris) c'est une petite plante vivace, identifiable à la rosée abondante recueillie durant la nuit par ses grandes feuilles. Elle contient des principes qui ont la même action que la progestérone. Elle est donc utile pour restaurer un déséquilibre hormonal qui survient lors de la ménopause.

Plantes à activité sédative

Les plantes à visée sédative sont très nombreuses. Toutes sont efficaces : Aubépine, Coquelicot, Escholtzia, Passiflore, Valériane.

L'Escholtzia californica : comme le pavot elle doit son activité à de nombreuses alcaloïdes mais, à la différence des alcaloïdes du pavot, ceux de l'escholtzia sont dépourvus de toxicité. Ces deux plantes permettent de combattre l'insomnie.

L'aubépine (Crataegus oxyacantha) : on utilise les sommités fleuries. L'aubépine renferme trois grandes classes de substances actives : des flavonoïdes, des proanthocyanidols et des amines.

De nombreuses études pharmacologiques, principalement en Allemagne, ont montré que l'aubépine est un médicament cardio-vasculaire complet. L'aubépine est un régulateur du rythme cardiaque, en renforçant et en ralentissant les contractions du cœur. Par son action vasodilatatrice au niveau des coronaires, elle accroît leur flux sanguin. Grâce à ces deux actions, l'aubépine est un léger hypotenseur. Elle a une action tonicardiaque différente de celle de la digitale, sans en avoir la toxicité. Mais elle agit en synergie avec les glucosides cardiotoniques habituels. Enfin, l'aubépine a une action sédative sur le système nerveux que Farnsworth compare à celle des benzodiazépines. Son action sur le cœur et le système nerveux central en fait le médicament type de l'homme d'affaires surmené.

La passiflore (Passiflora incarnata) : on utilise la partie aérienne. Un certain nombre de spécialités pharmaceutiques d'action sédative étant à base de passiflore, la chimie de la plante a été assez bien étudiée. Elle comprend des alcaloïdes indoliques, des flavonoïdes, des hétérosides...

Tous ces principes semblent concourir à l'action sédative de la passiflore dont les pharmacologues ont étudié le mécanisme. Elle possède des propriétés antispasmodiques : elle diminue la motilité de la souris et du rat. En France, la passiflore n'a été employée jusqu'en 1937 qu'en homéopathie, puis ses propriétés " tranquillisantes " la firent inscrire à la pharmacopée française.

Aubépine et passiflore peuvent être prescrites dans les cas de dystonie neurovégétative (spasmophilie) en teinture mère ou en gélule.

Plantes à activité veinotonique

Le cyprès (Cupressus sempervirens) : les rameaux feuillus contiennent des flavonoïdes et une huile essentielle riche en carbures monoterpéniques. Les cônes renferment des acides diterpéniques et des dérivés flavoniques. Tous ces constituants en font un excellent médicament des troubles circulatoires veineux (hémorroïdes, varices, mais aussi métrorragies de la ménopause). La noix de cyprès est en effet un produit extrêmement actif pour la protection des capillaires.

Une étude clinique récente a montré l'action du cyprès dans la pathologie veineuse fonctionnelle des femmes traitées par progestatifs de synthèse ou recevant une hormonothérapie substitutive à la ménopause.

Il est aussi indiqué dans l'incontinence, un inconvénient handicapant. On y associe de la vitamine E.

Le fragon (Ruscus aculeatus) : on utilise la partie souterraine. Des études récentes ont caractérisé des principes actifs possédant de puissantes activités anti-inflammatoires, veinotoniques et antihémorroïdaires. Il s'agit de saponosides dont certains constituants sont connus, telle la ruscogénine. Cette puissante action tonique du fragon sur le système veineux serait encore plus grande que celle, classique, du marronnier d'Inde. Il s'agit ici d'une action adrénergique, dépendante de la température.

LES RISQUES DE LA MÉNOPAUSE

Comme nous l'avons signalé, la ménopause n'est pas vraiment une maladie mais un passage physiologique avec un changement dans l'imprégnation hormonale de l'organisme qui évolue vers une relative involution des glandes féminines et des hormones. Toutefois, ce passage délicat est exposé à un ensemble de risques pathologiques.

Le risque cancéreux

Le risque qui préoccupe tous les thérapeutes est incontestablement l'augmentation de la fréquence du cancer, en particulier du cancer de l'endomètre, après la ménopause. Il en est de même pour le cancer du sein.

On sait que le risque de cancer du corps utérin est accru à cette période, curieusement du fait d'états œstrogéniques persistants, consécutifs chez certaines femmes à l'apparition d'œstrogènes endogènes, résultant de la transformation d'androgènes par le tissu graisseux. Ces œstrogènes, non compensés par la progestérone au niveau de la muqueuse, en favorisent l'hyperplasie et, dans sa forme atypique, finissent par réaliser de véritables états précancéreux.

On connaît aujourd'hui la valeur du rôle protecteur de la progestérone dans la prévention de ces cancers. C'est dire la vigilance avec laquelle le praticien doit dépister le plus tôt possible ce cancer de l'endomètre et le meilleur moyen réside encore actuellement dans la demande de frottis de dépistage, non seulement cervicovaginaux mais également endométriaux.

En ce qui concerne le cancer du sein, il est incontestable que la période de préménopause est peut-être, sur le plan physiologique, plus préoccupante que la période de ménopause, du fait de la diminution isolée de la progestérone, qui augmente le rapport œstrogène/progestérone et favorise l'hyperplasie des galactophores. Comme pour l'endomètre, l'augmentation du cancer au niveau des seins est incontestable à cette période et doit faire l'objet d'un dépistage en temps voulu par tous les moyens possibles d'investigation actuellement utilisables, en dehors de l'examen clinique. A savoir la mammographie, la xérographie, l'échographie, la thermographie. Et, au moindre doute, devant une tuméfaction suspecte, ne pas hésiter à envisager une ponction en vue d'un examen cytologique du produit recueilli.

On aborde surtout le traitement grâce aux œstrogènes naturels, qui sont actuellement disponibles sous forme du 17 bêta-œstradiol. La caractéristique de cet œstrogène est de pouvoir être administré par voie percutanée sous forme de gel et, ainsi, de pénétrer directement dans la circulation sans passer par le foie, ce qui a de nombreux avantages, en particulier sur son efficacité thérapeutique et sa tolérance.

Il est impératif d'associer à cette œstrogénothérapie substitutive, un traitement progestatif, comme nous l'avons vu plus haut, pour éviter le risque de cancer du fait de la surcharge hormonale au niveau des glandes cibles que sont l'endomètre et la glande mammaire.

En effet, si l'on utilise une œstrogénothérapie isolée, le risque est grand de voir apparaître des cancers à ce niveau. Au contraire, si l'on compense, en tempérant les effets des œstrogènes par un traitement à base de progestérone, on arrive à rééquilibrer la quantité hormonale qui arrive au niveau des glandes cibles, et à éviter ainsi les inconvénients cités plus haut. Si bien que le schéma thérapeutique le plus couramment utilisé actuellement consiste à essayer de recréer, sous forme de cycles artificiels, un taux hormonal qui rappelle les cycles naturels d'avant la ménopause.

Le risque osseux

Le risque osseux n'est pas négligeable et doit être pris en considération car un faisceau d'arguments permet d'incriminer la carence en œstrogène dans l'apparition de l'ostéoporose. En effet, les femmes sont atteintes plus tôt que les hommes. On note un parallélisme entre le degré d'imprégnation œstrogénique et la fréquence de l'ostéoporose, ce qui a été parfaitement démontré par des études tomodensitométriques osseuses avant et après la ménopause. C'est dire l'importance du rôle bénéfique de l'hormonothérapie, tout se passant comme si les œstrogènes diminuaient la résorption osseuse et la perte de substance osseuse. La caractéristique de ce traitement est d'être suspensif, c'est-à-dire de voir son effet s'interrompre dès son arrêt. C'est dire qu'il doit être institué dans les trois années qui suivent l'arrêt des règles, période durant laquelle la déperdition osseuse est la plus rapide.

Sur le plan physiopathologique, on commence à mieux connaître le mécanisme d'action des œstrogènes. Tout se passe comme si, en leur absence, on constatait une diminution de la fixation calcique sur l'os mais également une baisse de l'absorption intestinale et une augmentation de la perte rénale du calcium.

Rappelons tout d'abord que l'ostéoporose est une complication majeure de la ménopause et qu'elle n'est décelable radiologiquement que très tardivement, après une perte d'environ 30 % de la masse osseuse. Les manifestations principales en sont les fractures de Pouteau-Colles (au poignet), les fractures du col du fémur, dont le coût pour la société est considérable.

Les mesures hygiéno-diététiques du corps seront conseillées avec des exercices physiques réguliers, un régime alimentaire riche en calcium en n'oubliant pas le risque cardio-vasculaire.

La phytothérapie

Les plantes réputées reminéralisantes viennent en premier : la prêle (5 à 8 % de silicium, potassium, calcium et manganèse), l'ortie grande ou petite (potassium, calcium, magnésium, fer, silicium), le galéopsis qui potentialiserait l'action de la prêle, la renouée des oiseaux, le bambou, la pulmonaire, la laiche des sables (drainante), toutes riches en silice. Le lithothame (algue) contient du calcium et du magnésium. Le varech vésiculeux, très riche en minéraux, doit être utilisé avec précaution du fait de son action sur la thyroïde. Le son de blé est riche en calcium et en magnésium. Le ginseng et l'éleuthérocoque ont une action sur le tonus et l'immunité.

Il est logique d'associer aux plantes reminéralisantes des plantes œstrogène-like, telles que la cimicifuga, la sauge, le houblon (action anti-androgène), le soja et ses dérivés, la réglisse, le saule blanc (chatons), le mouron rouge, le lin (graine), le souci, l'avoine (plus magnésium et vitamine K), le jus de pamplemousse, le dong quai (racine d'origine chinoise), les huiles essentielles de fenouil, d'anis vert, de cumin, de carvi, de cyprès.

La luzerne ou alfalfa est reminéralisante et œstrogène-like, par sa teneur en calcium, phosphore, sélénium et en coumoestrol. Ce phyto-œstrogène accroît la trame osseuse sur laquelle vont se fixer les minéraux. C'est une plante de choix en association avec d'autres thérapeutiques.

Il est démontré que les œstrogènes ralentissent l'action des ostéoclastes (cellules osseuses en devenir), mais aussi que la progestérone stimule celles des ostéoblastes. Aussi, peut-on proposer d'associer des plantes progestérone-like : l'alchémille, la buglosse, la bourrache, la salsepareille, la verveine officinale (huile essentielle), le gattilier, le grémil, la grande consoude, la mélisse, la marjolaine, le romarin, le serpolet, le thym. Des études américaines mettent en avant l'action sur la densité osseuse de l'igname (wild yam) dont le tubercule contient un précurseur de la progestérone naturelle.

L'apport de plantes antioxydantes va compenser la carence œstrogénique dans la lutte contre les radicaux libres. Les œstrogènes possèdent en effet un fort potentiel antioxydant. Divers végétaux ont une action antiradicalaire. Il convient, pour en assurer la pleine activité, de les associer : les proanthocyanidols, extraits du pin, du raisin ou de thé, le ginkgo biloba, le chardon-marie, le romarin, les plantes riches en vitamine C (camu-camu, acérola, argousier, cynorrhodon), en vitamine A (huile de palme, carotte, pissenlit, persil), en vitamine E (huile de tournesol, de germe de céréales dont le blé).

L'oligothérapie

L'oligothérapie est un complément indispensable. Calcium, phosphore, silicium pour des raisons évidentes ; magnésium, qui agit sur le métabolisme de la vitamine D et la répartition du calcium dans les os ; manganèse, jouant un rôle dans la formation du squelette et la multiplication des ostéoblastes, et particulièrement nécessaire à la synthèse du collagène et à sa maturation ; cuivre, antiradicalaire, pour son action sur le collagène et la minéralisation. Le silicium, qui est un élément fondamental de la physiologie osseuse, agit en synergie avec le cuivre et le soufre.

Deux remèdes naturels sont en pharmacie : le Dissolvurol composé de silice colloïdale pondérale et le Conjonctyl, également à base de silice.

Le magnésium, nécessaire au métabolisme calcique, peut être prescrit de diverses façons : oligothérapie, homéopathie (Biomag). Contrairement à ce qui a pu être dit, il est possible de prescrire calcium et magnésium, car leurs sites d'absorption au niveau intestinal sont différents.

Les vitamines

D'autres vitamines que la D sont impliquées dans la prévention de l'ostéoporose.

La vitamine K joue un rôle dans le métabolisme du calcium. On la trouve dans tous les choux (de même que le calcium) : choucroute, chou vert, chou rouge, chou de Bruxelles, chou-fleur, brocolis, et le persil. Elle réduit l'excrétion urinaire du calcium.

La vitamine C intervient dans tous les phénomènes antioxydants et dans la synthèse du collagène (églantier, cassis, kiwi, agrumes, chou et chou-fleur).

Les apports alimentaires en vitamines K et C sont corrélés à la densité osseuse.

La vitamine B6 joue un rôle au niveau du collagène : levure de bière, germe de blé.

L'homéopathie

L'homéopathie et la nutrithérapie (notamment les sels calcaires de Welleda, les sels du docteur Schuessler) proposent des thérapeutiques agissant sur la minéralisation osseuse.

L'eau de mer

Les dérivés de l'eau de mer, riches en minéraux, sont facilement assimilables. On les trouve en pharmacie.

Ionyl (phosphore, magnésium, sodium, manganèse) et Plasma marin hypertonique (plus de 90 minéraux et vitamines) peuvent être prescrits sous forme de cures régulières.

Le risque cardio-vasculaire

Les maladies coronariennes surviennent exceptionnellement chez les femmes encore réglées ; il y a une différence très nette dans l'incidence de l'angor et de l'infarctus du myocarde entre les hommes et les femmes avant la cinquantaine. Par contre, après la ménopause ou après une hystérectomie, le risque s'égalise rapidement par un accroissement important de celui de la femme.

On fait état de certains travaux qui montrent que les œstrogènes sont à l'origine de cette protection vasculaire et que, dans certains cas d'angor particulièrement rebelles et graves, chez les hommes d'un certain âge, des injections d'œstrogènes ont pu amener une grande amélioration de la situation. Mais bien sûr, cette pratique ne pouvait qu'être exceptionnelle, compte tenu des effets féminisants de ces traitements.

Ce sont les travaux de Wolinsky qui, en 1973, ont permis d'évoquer le rôle protecteur des œstrogènes. La castration entraîne chez la rate une accumulation de collagène et d'élastine à l'intérieur des parois artérielles, alors qu'un traitement substitutif chez ces rates opérées, empêche l'apparition de ces lésions. L'équipe américaine du Pr Castelli a étudié d'une manière extrêmement précise les facteurs de risque de l'athéromatose. Il a souligné que lors de la ménopause, le risque d'accidents coronariens double après l'arrêt des fonctions ovariennes, quel que soit l'âge de survenue de la ménopause, que celle-ci soit naturelle ou chirurgicale.

Pour comprendre, passons en revue le métabolisme des corps gras. Chaque jour, nous absorbons en moyenne un gramme de cholestérol et la bile en excrète un gramme. Il y a donc une constance dans le cholestérol total. Mais cette masse totale de cholestérol s'accroît avec l'âge pour se déposer sur les parois artérielles. Par ailleurs, le cholestérol et les triglycérides circulent au sein de particules où ils sont associés à des phospholipides et à une apoprotéine. Le VLDL et le LDL cholestérol (mauvais cholestérol) solubilisés par l'apoprotéine B vont du foie vers les cellules artérielles. Par contre, le HDL cholestérol (le bon cholestérol) solubilisé par l'apoprotéine A, retourne vers le foie et désencombre ainsi les parois artérielles Au moment de la ménopause, nous assistons à une baisse de HDL et à un encrassement progressif des artères. Par contre, l'utilisation des œstrogènes naturels à la ménopause amène une augmentation importante du HDL cholestérol et une baisse du LDL. Ceci nous amène toute de suite à la thérapeutique, par la phytothérapie, du risque cardio-vasculaire.

Nous avons déjà évoqué un certain nombre de plantes aux activités œstrogéniques. Deux en particulier, la sauge, et plus spécialement sa forme sclarée, et le cyprès, que l'on peut utiliser en huile essentielle. Mais également le souci, le genévrier, l'angélique que nous utiliserons en teintures mères.

La vitamine E semble pouvoir être recommandée à la fois pour accroître la fraction HDL (bon cholestérol) et diminuer l'oxydation des fractions LDL du cholestérol. Ces fractions semblent les plus athérogènes et donc les plus agressives pour le système cardio-vasculaire. Enfin, pour stimuler la formation de prostacycline qui, par son effet favorable sur la coagulation, diminuera le risque d'accident vasculaire thrombosique (mais pas hémorragique).

La récente étude dite MONICA (Monitoring Cardio-Vascular Disease), menée dans 33 régions du globe sous l'égide de l'OMS confirme les effets de la vitamine E. Sur 12 populations européennes ayant un taux de cholestérol normal, on ne trouve pas de corrélation positive entre mortalité cardiovasculaire, cholestérol et tension artérielle mais, par contre, on arrive à prédire cette mortalité en fonction des taux plasmatiques de vitamine E. Une supplémentation en vitamine E à doses supranutritionnelles (400 à 800 UI par jour) à montré un bénéfice en prévention secondaire des accidents coronariens.

On a découvert, récemment, l'intérêt complémentaire et synergique des acides gras omega 3 provenant des huiles de colza, de noix, des poissons des mers froides et des huiles de poisson. On peut recommander une consommation bi-hebdomadaire de 200 g de poisson gras (maquereau, sardine, saumon) et, selon les besoins, une supplémentation quotidienne de 1 à 2 capsules d'huile de poisson qui pourra être augmentée en cas d'hypertriglycéridémie.

Les acides gras polyinsaturés (AGPI) de la famille omega 3 : acide linolénique (huile de colza et de soja) et EPA et DHA (huiles de poisson) semblent protéger rapidement de l'infarctus, même s'ils ne réduisent pas la cholestérolémie : ils agissent sur la thrombogenèse et/ou sur la fibrillation ventriculaire.

Voici trois recettes de plantes à employer dans les troubles vasculaires.

• *Bourse à Pasteur*

Prendre 3 tasses par jour de tisane-décoction : 30 g de plante entière séchée à faire bouillir 10 mn puis à laisser infuser 10 mn dans un litre d'eau.

• *Achillée millefeuille*

Prendre 3 tasses par jour de tisane-infusion : 40 g de sommités fleuries séchées à faire infuser 10 mn dans un litre d'eau bouillante.

• *Alchémille*

Prendre 3 tasses par jour de tisane-décoction : 30 g de feuilles séchées à faire bouillir 10 mn puis à laisser infuser 5 mn dans un litre d'eau (dans la 2e partie du cycle lors de la préménopause).

Et voici deux autres formules à employer dans les bouffées de chaleur.

• *Cyprès*

Prendre 3 tasses par jour de tisane-décoction : 20 g de cônes frais écrasés, à faire bouillir 15 mn dans un litre d'eau.

• *Sauge*

Prendre 3 tasses par jour de tisane-infusion : 20 g de feuilles mondées à laisser infuser 10 mn dans un litre d'eau bouillante.

• *Homéopathie*

FSH 15 CH : 5 granules à répéter selon l'arrivée des bouffées.

• *Oligo-éléments*

Manganèse-Cobalt pour restaurer le terrain.

Le risque psychologique

Deux facteurs interviennent pour favoriser le risque psychologique : la peur d'une grossesse tardive et surtout d'un cancer ou l'humiliation due à la perte de la fonction de reproduction, ce qui différencie la femme de l'homme.

En fait, il faut tenir compte, dans l'apparition des désordres psychologiques qui surviennent à cette période, de la part du réel et de l'imaginaire.

En ce qui concerne le réel, il est incontestable que la ménopause est vécue comme :

• une perte de l'esthétique,
• une perte des enfants (à cause de leur départ),
• un éloignement du mari (à cause de son travail).

Ou, au contraire, comme une réapparition du mari (à l'occasion de sa retraite).

La part de l'imaginaire correspond à la fertilité qui est considérée comme l'attribut essentiel de la féminité.

Les réactions psychologiques seront variables d'une femme à l'autre et seront fonction :

• du rapport entre le réel et l'imaginaire,
• de l'environnement,
• de la personnalité de la femme elle-même.

C'est ainsi, et l'expérience le démontre, que les intellectuelles seront beaucoup plus protégées, tout simplement grâce à la mise en place, dans les meilleures conditions, des mécanismes de défense, voire de remplacement.

En résumé, on note deux types de ménopauses.

Les ménopauses actives où, grâce à leur investissement, professionnel, social, artistique, à l'invention d'un nouveau mode de vie, la disparition du risque de la grossesse, la condition de ces femmes s'améliore et même la sexualité.

À l'inverse, d'autres femmes seront débordées par les événements. S'installeront des troubles du caractère, une intolérance, une certaine agressivité. Ces femmes se plaindront de troubles divers, en particulier de cystalgies, de lombalgies, de migraines. Enfin, à un degré de plus, elle pourront tomber dans la mélancolie, voire les délires mystiques ou érotiques (Lachesis en homéopathie).

Si les troubles de la ménopause sont dus aux carences hormonales, une partie d'entre eux sont d'origine psychologique. C'est pourquoi, il est quelquefois utile, pour quelque temps, d'instaurer des cycles artificiels pour laisser à certaines femmes le temps de s'accoutumer à ce " manque " qui signifie, dans leur inconscient, la perte de leur féminité.

Ménopause ne veut pas dire arrêt de la sexualité. Il arrive que les rapports deviennent plus difficiles, un peu douloureux en raison de la sécheresse vaginale mais la libido est généralement bien conservée. Certaines femmes trouvent même, à cette période, un épanouissement sexuel qu'elles n'avaient jamais connu, libérées de leur crainte inconsciente de grossesse.

Le risque sexuel

Trois types de troubles caractérisent le risque sexuel.

Les troubles de la libido sont liés à la carence en œstrogènes ou à des modifications psychologiques, en rapport avec des problèmes conjugaux et familiaux. C'est la période où la femme doit supporter trois générations : la sienne propre, celle de ses parents et celles de ses enfants. Âge difficile...

Les difficultés sexuelles sont habituellement en rapport avec une diminution de la lubrification, du fait de l'absence de sécrétion des glandes cervicales et vaginales. Il en résulte que l'orgasme est difficile à obtenir, voire beaucoup plus long.

La dyspareunie est incontestablement liée à l'atrophie des organes génitaux, qui risquent de se surinfecter.

L'atrophie des organes génitaux s'accompagne de l'apparition de troubles au niveau des récepteurs privilégiés de ces œstrogènes que sont la peau, qui deviendra moins tendue, les cheveux, qui deviennent plus pauvres et plus cassants, les seins qui perdent leur fermeté, enfin, les poils, plus rares par endroits ou plus drus par ailleurs. Cette atrophie, en particulier lorsqu'elle se situe au niveau de la sphère génitale, n'est pas sans inconvénients. Elle peut favoriser des prolapsus et une incontinence d'urine en modifiant la statique pelvienne. Elle peut, du fait de la sécheresse des muqueuses, entraîner des difficultés des relations sexuelles. Elle peut aussi faciliter les surinfections, que ce soit une infection vulvovaginale ou bien une infection urinaire, à germes banals ou à champignons.

Par pudeur, les patientes n'abordent pas ces problèmes ; seul un interrogatoire précis, discret mais efficace, permet d'extérioriser ces troubles, qui peuvent avoir de fâcheux effets dans la vie familiale, et d'être en mesure de les compenser en temps voulu.

On peut appliquer localement sur les muqueuses génitales un gel ou des ovules vaginaux à base d'œstrogène-like. En général, ces troubles sont améliorés par une œstrogénothérapie locale ou générale et surtout par un traitement général, comportant une reprise en considération du schéma corporel et surtout de meilleures conditions diététiques, de meilleures conditions d'environnement et, au besoin, la reprise d'une activité sportive.

Pour conclure

Pour conclure ce grand chapitre des risques potentiels de la ménopause, il faut bien reconnaître que la caractéristique qui les domine, c'est qu'ils peuvent être améliorés et qu'ils doivent être améliorés par un essai thérapeutique hormonal, avec toutes les précautions d'usage.

Toute la question est de savoir si on doit traiter systématiquement toutes les femmes après la ménopause. Si l'on se réfère aux risques cardio-vasculaires, aux risques osseux et aux risques psychosexuels, avec le recul des années, les effets bénéfiques du traitement laissent penser que, très bientôt, toutes les femmes bénéficieront de ce traitement hormonal et qu'ainsi les différents récepteurs étant mieux rééquilibrés risqueront moins de se décompenser. Bien entendu, on doit envisager, à côté de ce traitement hormonal, le traitement non-hormonal des différents troubles de la ménopause, en particulier les bouffées de chaleur.

On sait maintenant que certains aliments protègent de ce déséquilibre hormonal. Mais ce domaine de l'alimentation en est encore au stade du défrichage. Si les études sont nombreuses et concordantes, il reste encore de nombreuses pistes à explorer. En gros, on sait que “ ça ” marche mais on ne connaît exactement ni le mécanisme, ni les quantités de tel aliment à avaler pour éviter tel trouble. C'est le soja qui a donné lieu aux études les plus nombreuses. Certains aliments, pris en quantité suffisante mais raisonnable, peuvent aider à passer en douceur ce cap délicat qu'est la ménopause.

DES ALIMENTS QUI REMPLACENT LES HORMONES

Le Dr John R. Lee, fort d'une expérience d'une trentaine d'années en médecine préventive, s'est tout particulièrement intéressé à l'influence de la santé hormonale des femmes, sur les problèmes de l'ostéoporose, de la ménopause, du syndrome prémenstruel, ainsi que des affections comme les kystes des ovaires, les fibromes, l'endométriose, l'inflammation de l'utérus et des trompes de Fallope. Il suggère que l'on reconnaisse l'existence d'un nouveau syndrome : “ la dominance en œstrogènes ”. Il pense en effet qu'un très grand nombre de femmes souffre d'un excès d'œstrogènes par rapport à la progestérone. Le Dr Lee affirme que les peuples qui ont une alimentation riche en végétaux frais et sains passent la période de la ménopause sans symptômes parce que, d'une part, leurs ovaires demeurés en bonne santé tout au long de leur vie ont pu continuer à produire en harmonie les hormones nécessaires à leur bon fonctionnement et que, d'autre part, leur alimentation leur fournit suffisamment de substances pouvant se transformer en progestérone dans l'organisme. Nombre de végétaux de par le monde contiennent en effet des substances qui peuvent être transformées en œstrogènes ou en progestérone par notre organisme.

Les symptômes de la ménopause sont probablement largement la conséquence des effet cumulatifs d'une alimentation déficiente en nutriments essentiels et de la méconnaissance des effets de l'alimentation sur la santé hormonale.

La recherche sur les précurseurs hormonaux végétaux est nouvelle, vaste et passionnante. On dit que les Japonaises ignorent le mot “ bouffées de chaleur ” à cause de leur consommation de soja. Toutes les hormones ont des précurseurs que l'on trouve dans certaines plantes : hormones mâles (Damiana, Agnus castus...), œstrogènes (Angelica sinensis), testostérone (Ginseng et surtout Tribulus terrestris, employé dans la médecine âyurvédique)

Les aliments riches en bore

Le bore est un élément trace que l'on trouve dans les légumes, les noix et les céréales. Une étude conduite par le Ministère américain de l'Agriculture a démontré qu'une supplémentation pendant une semaine, à raison de 3 mg par jour chez les femmes postménopausées, diminuait sensiblement les pertes en calcium et en phosphore. Le bore augmente également les taux sanguins d'œstradiol et de testostérone. Pour être plus précis, une alimentation riche en bore peut doubler le taux d'œstradiol 17 B (l'œstrogène le plus important). Un résultat comparable à celui obtenu par une hormonothérapie.

Les aliments riches en bore sont les suivants : pomme, poire, raisin, dattes, raisins secs et pêche mais aussi les légumineuses, amandes, noix, céréales, cacahuètes, noisettes, et enfin le miel.

En consommant deux pommes par jour, on atteint la quantité de bore jugée efficace.

Le soja

Le soja est de plus en plus consommé dans l'alimentation. Mode ou nécessité ? On le trouve sous différentes formes : graines, lait, fromage, yaourt, dessert, tofu, miso... On estime qu'un Asiatique consomme entre 50 et 75 mg par jour d'isoflavones contre 5 mg pour un Occidental. La génistéine et la daidzéine, deux agents actifs du haricot de soja, restent dans le sang de 24 à 36 heures. D'où l'importance d'en manger chaque jour pour maintenir le taux de ces substances protectrices.

Les graines de soja sont riches en isoflavones, substances appartenant aux phyto-œstrogènes. Les isoflavones possèdent des propriétés œstrogéniques largement reconnues mais leur mode d'action n'est pas complètement élucidé.

Les femmes asiatiques, grandes consommatrices de produits alimentaires dérivés du soja (dont le tofu), ont des cycles menstruels plus longs que ceux des Occidentales. Or, à chaque cycle correspond une exposition importante aux œstrogènes fabriqués par les ovaires. Donc, plus on a de cycles dans sa vie, plus on totalise d'imprégnation hormonale. Et plus on est exposé au cancer du sein. Voici sans doute une des raisons pour laquelle les Asiatiques ont moins de cancers hormono-dépendants que nous. On sait que les isoflavones diminuent franchement les symptômes de la ménopause. Ils ont maintenant bien démontré leurs effets favorables pour soulager efficacement les bouffées de chaleur.

Mieux : un apport suffisant en isoflavones pourrait prévenir l'ostéoporose mais l'action reste préventive et non curative. Enfin, les isoflavones diminuent le taux du mauvais cholestérol pour élever celui du bon qui protège le cœur.

Aux États-Unis, où les études sont bien plus avancées dans ce domaine, on tient le soja pour le prochain précurseur d'un médicament anticancer, notamment hormonal (sein, prostate). Pourquoi attendre que ce médicament voie le jour, quand l'aliment qui lui sert de modèle est déjà si facilement accessible ?

Une étude menée sur des femmes ménopausées non traitées aux hormones a donné les résultats suivants : une alimentation comprenant une ration de 45 g de farine de soja par jour a ramené le taux d'œstrogènes à la normale.

Seuls les germes de soja, la protéine de soja texturée, le tofu, le tempeh et le lait de soja partagent ces propriétés. Ce n'est pas le cas de la sauce de soja et de l'huile de soja. Les résultats sont les mêmes avec 30 g de graines de lin ou de germe de trèfle rouge par jour. Ces données, et bien d'autres, suggèrent qu'une consommation régulière de haricots de soja devrait réduire l'incidence et la dissémination du cancer du sein après la ménopause.

La bière

Judith Gavaler a mené des études auprès d'un groupe de femmes ménopausées. Les résultats suggèrent que la consommation d'alcool, à raison de 3 à 6 verres par semaine, est très bénéfique. En effet, une petite quantité d'alcool augmente les concentrations naturelles d'œstrogènes, et ce jusqu'à 20 % de plus que ne le fait l'hormonothérapie. En revanche, dépasser six verres n'apporte plus aucun bénéfice, c'est même plutôt l'inverse.

Selon le Dr Gavaler, l'alcool stimulerait une enzyme qui convertit les hormones androgènes en œstradiol. Elle a même réussi à isoler deux types d'œstrogènes d'origine végétale dans la bière américaine. Cet effet ne viendrait pas que de l'alcool, semble-t-il. L'effet est le même avec la bière sans alcool, ainsi qu'avec le concentré de bourbon. Parce qu'ils sont tous deux dérivés du maïs, dont certaines composantes auraient une action œstrogénique. C'est la même chose pour les hormones naturelles contenues dans le blé, le houblon et autres plantes servant à la fabrication de certaines boissons alcoolisées. Rappelons que la bière est une mine de vitamines B, utiles aux nerfs et à la peau.

Les aliments à action œstrogénique

On a retrouvé des œstrogènes dans plus de 300 espèces de plantes, qui ne sont pas toutes comestibles. On peut classer ces phyto-œstrogènes en lignanes (céréales, fruits...) ou en isoflavones (soja et ses dérivés). Ces derniers sont convertis par les bactéries intestinales en substances faiblement œstrogéniques.

Les aliments ayant fait leurs preuves sont les suivants : ail, ananas, angélique, arachide, avoine, brocoli, café, carotte, chou de Bruxelles, chou-fleur, chou pommé, cumin, graines de lin et de sésame, maïs, pomme, pomme de terre, réglisse, riz, sauge, soja, thé.

“ L'ensemble de ces données suggère que les isoflavones peuvent représenter une alternative à l'hormonothérapie substitutive de la ménopause ”, conclut le Pr Bringer. N'oublions pas d'intégrer ces petites merveilles dans le cadre d'une bonne alimentation équilibrée, seule garante d'une bonne santé.

– 7 –

LES ACTIVITÉS PHYSIQUES

L'homme ne peut prétendre atteindre des sommets dans la longévité s'il ne s'adonne pas à des activités physiques. Chaque cellule doit recevoir de l'oxygène. Il est important de rappeler le rôle vital de l'oxygène qui intervient dans toutes les activités de l'organisme. Chaque cellule en est avide, tant pour ses besoins structurels que pour son fonctionnement. Elle utilise l'oxygène que le sang lui apporte. Si le débit d'oxygène mis à sa disposition est insuffisant (capacité respiratoire réduite, altération de la formule sanguine, hygiène de vie déséquilibrée), l'anoxie s'installe. Or, les cellules qui peuvent se développer en se passant d'oxygène et en lui substituant la fermentation anaérobie sont précisément les cellules “ mutantes ”, précancéreuses. L'hyperoxie - l'oxygénation renforcée des tissus - constitue donc un moyen de lutte contre le cancer.

L'EXERCICE PHYSIQUE ET LE SPORT

Il n'est certes pas question de pratiquer tous les sports ou de commencer le tennis à 60 ans. A 170 pulsations, le cœur risque de céder. Des sports simples sont à la portée de chacun d'entre nous : la marche en forêt, la natation, la bicyclette. Et ne pas oublier les jeux de l'amour.

Le sport peut être considéré comme une manifestation du non-vieillissement. Longtemps il a été l'apanage des jeunes et celui qui le pratique a donc l'impression de s'intégrer à ces jeunes, de ne pas être vieux. Mais il s'agit-là d'un effet subjectif, le véritable problème étant de savoir si l'activité sportive retarde efficacement le vieillissement. On est d'abord tenté de répondre oui, sans réserve. Puisque la kinésithérapie, la rééducation motrice, les exercices respiratoires sont recommandés pour les personnes âgées, l'exercice sportif qui réunit tous les avantages de ces méthodes doit être bénéfique dans la lutte contre le vieillissement.

Le sport est un excellent moyen de lutter contre le vieillissement. Il mobilise les articulations, active la circulation, amplifie les mouvements respiratoires, donc l'oxygénation, développe le tonus musculaire, évite l'obésité. Seulement voilà, tous les sports ne sont pas bons pour le sujet âgé et il en est qui, par la mobilisation ou les efforts qu'ils exigent, sont nocifs et même dangereux. Il faut en outre tenir compte d'une composante essentielle : l'état de santé particulier du pratiquant. Le vélo, par exemple, pourra être recommandé pour un sujet âgé et déconseillé à un autre du même âge.

Voyons d'abord ce qu'il faut penser de chaque discipline sportive considérée, sans tenir compte de l'état particulier de ceux qui vont la pratiquer. Des sports paraissent au premier abord particulièrement bénéfiques : la natation, la marche, la bicyclette.

La natation

La natation est par excellence le sport royal pour lutter contre le vieillissement. Elle exige une grande capacité de décontraction musculaire. Elle mobilise les articulations essentielles, en particulier les hanches. Enfin, c'est un sport dit “ respiratoire ”. Pour bien nager, il faut d'abord savoir respirer et surtout expirer. On ne nage pas bien avant d'avoir maîtrisé son rythme respiratoire.

Les réserves : les séjours prolongés dans l'eau peuvent favoriser les douleurs articulaires. Il faut nager dans une eau tempérée. Il faut aussi trouver son rythme, ne jamais pousser à fond ou vouloir battre des records.

Pas de compétitions, bien entendu. Ceci est une règle qui s'applique à tous les sports et qui intéresse tous les sportifs âgés. Il ne faut jamais essayer d'aller au-delà de ses possibilités, de faire mieux que des sportifs bien plus jeunes, ne jamais jouer au champion. Il faut se soumettre à une mise en train lente, adopter un rythme qui n'entraîne pas d'effort épuisant. Enfin, nous y reviendrons plus loin, il faut se soumettre à des contrôles médicaux annuels, sinon semestriels.

La marche

Au terme de douze ans de surveillance, la mortalité d'hommes âgés de plus de 60 ans, retraités et non-fumeurs, qui marchaient moins de 1,6 km par jour était presque du double de la mortalité de ceux qui marchaient 3,2 km par jour.

L'enquête a commencé entre 1980 et 1982 auprès de 707 hommes retraités, non-fumeurs et âgés en moyenne de 69 ans à la fin de l'enquête, en 1994. Ils pouvaient tous avoir une activité physique modérée. Après douze ans de surveillance, 208 sont morts : un quart de cause vasculaire (maladie coronaire dans 65 % des cas, AVC dans 35 %), dans 35 % des cas d'un cancer. La mortalité des hommes qui marchaient moins de 1,6 km par jour était de 43 %, alors que celle des hommes qui marchaient 3 km par jour était de moins de la moitié : 21,5 %. Le risque de mortalité diminuait avec la distance parcourue. Les effets de la marche sur la mortalité par insuffisance coronaire ou par AVC ne pouvaient pas être distingués en raison du faible effectif. En excluant les hommes qui avaient une maladie coronaire connue, 6,6 % de ceux qui marchaient le moins étaient morts après douze ans, contre 2,1 % de ceux qui marchaient plus de 3,2 km par jour. Le cancer était la cause la plus fréquente de mort : 13,4 % des hommes qui marchaient moins de 1,6 km en sont morts, contre 5,3 % de ceux qui marchaient plus de 3,2 km par jour.

La marche, une technique

Marcher est un acte familier. Toutefois, effectué de manière anormale, il risque d'affecter tout un processus harmonique, entraînant déformations et dysfonctionnements. Prêter attention à notre marche, c'est aussi prendre conscience de qui nous sommes.

Marcher, c'est " mettre un pied devant l'autre et recommencer ". Voire ! Lorsqu'un pied est en appui sur le sol, l'autre pied est complètement levé. La dynamique des mouvements des pieds fait prendre toutes les positions intermédiaires : pose du talon, déroulement du pied jusqu'à la pose complète, le triangle des trois points d'appui se pose : talon, tête du cinquième métatarsien puis tête du premier métatarsien, déroulement jusqu'au lever avec les orteils bien écartés (le gros orteil continuant la ligne interne du pied, le cinquième orteil continuant la ligne externe du pied) pouvant ainsi agripper le sol et aider le lever du pied.

Toutes les articulations des pieds, entraînées par les muscles, sont intéressées : les chevilles, faites d'une pince dite malléolaire, permettent successivement l'allongement, le relèvement, la pose du pied, commandés par les muscles enchaînés les uns aux autres. Les genoux, obéissant aux muscles, se fléchissent et s'étendent, accompagnés de leur léger mouvement de vissage/dévissage. Flexion et extension des hanches se succèdent, toujours entraînées par les muscles enchaînés les uns aux autres depuis l'occiput. Le bassin avance du même côté que l'avance du membre inférieur et se recule avec lui, mû par les muscles, évidemment. Le sacrum tangue et roule à chaque pas. La colonne vertébrale " suit le mouvement " en ondulant, se tournant un peu sur son axe selon le mouvement sinusoïdal imprimé le long de ses courbures. La charnière entre bloc inférieur et bloc supérieur se situe à D7 (septième dorsale), les mouvements de la ceinture pelvienne (bassin) et de la ceinture scapulaire se faisant en sens inverse : lorsque le bloc inférieur avance à droite, le bloc supérieur avance à gauche, grâce à l'action des muscles. Cette dynamique de torsion inverse du train arrière et du train avant existe chez les animaux à quatre pattes. La position debout et la marche sur deux pieds en décuplent la nécessité.

Les chaînes des muscles font dérouler, visser, rouler, tanguer, onduler, tourner, et animent des ressorts qui n'existent que par leur action (os et articulations, structurés pour servir de ressort, ne peuvent avoir cette action que par l'existence du système musculaire), action qui les soulage d'une tension perpétuelle.

Les bras suivent les mouvements de rotation dans le plan horizontal du bloc supérieur. Ils servent en quelque sorte de “ ballant ”. Ils seront en légère rotation interne et les avant-bras en pronation, autrement dit les paumes tournées vers le côté externe de la cuisse. La tête suit les ondulations la propulsant en de faibles mouvements d'avant en arrière et de droite à gauche. Droite, avec le regard à l'horizontal, elle n'est pas contrainte, ne subit pas de chocs grâce aux ressorts successifs, nombreux et variés. La tête, mobile, participe à l'équilibre et à l'harmonie de l'ensemble du corps. La marche naturelle est une nécessité, tant il est vrai qu'elle aide à la remise “ en formes ”. L'amélioration est d'autant plus rapide et efficace que la marche naturelle utilise les muscles pour et dans leurs fonctions. Marcher naturellement à son rythme, à sa longueur de pas, entretient le système musculaire. Et c'est essentiel, maintenant que nous savons que les muscles, seuls à pouvoir agir sous la dépendance de notre volonté, font bouger os et articulations, assurant mouvements et postures et pouvant harmoniser notre corps mais aussi entraîner déformations et dysfonctionnements.

Marcher c'est se ressourcer !

Les voyages à pied et les randonnées permettent de renouer le contact avec son corps, d'explorer de nouvelles sensations et émotions. Bref, d'aller au-devant de soi, des autres et de la nature.

En ville, l'air est souvent pollué. Plus cet air est pollué, plus vos poumons et vos voies respiratoires sont empoussiérés. Il importe donc d'inspirer moins fortement de façon à freiner l'absorption d'air pollué et d'expirer le plus possible afin d'expurger le gaz carbonique "inhalé". Pas évident lorsque les gaz d'échappement, les fumées, surgis de toutes parts, vous sautent littéralement à la gorge.

Sport complet par excellence, la randonnée influe en premier lieu sur la respiration. Quand on marche au bon rythme, on doit être capable de parler sans s'essouffler. Par une accélération de la fréquence respiratoire de 20 à 30 %, la marche augmente le volume d'air inspiré, de même que la quantité d'oxygène. L'air courant, c'est-à-dire la quantité d'air brassée à chaque inspiration, est quadruplé à l'occasion d'une promenade effectuée à allure normale.

Bon nombre de marcheurs ont la sensation de revivre. En particulier chez les randonneurs en forêt où l'oxygène n'est pas rare. Chaque arbre en produit environ 7 kg par jour. Plus qu'il n'en faut à l'homme dont les besoins tournent seulement autour de 0, 5 kg. De plus, cet oxygène, qui naît au sortir de la feuille, est accompagnée d'ions négatifs qui comportent l'avantage de favoriser la dilatation des vaisseaux, d'améliorer l'oxygénation des tissus et de lutter contre le stress en créant une détente. Cette activité d'endurance, très bénéfique sur le plan cardio-vasculaire, favorise la circulation générale du sang. Pour celles qui ont les jambes lourdes, le remède est efficace et naturel. On sait qu'il y a une correspondance entre les zones des pieds et les organes du corps. "L'homme marche sur une éponge", son dessous de pied est tellement vascularisé qu'à chaque pas, il réamorce la pompe et assure un meilleur retour veineux. La marche équivaut à un massage doux et continu, tout aussi bénéfique que les soins prodigués par certains spécialistes de la voûte plantaire, tels les réflexologues.

Rien d'étonnant à ce que les adeptes de cette pratique soient nombreux : la médecine lui reconnaît des vertus digestives, une action bénéfique sur la souplesse articulaire, de même que sur celle du bassin.

Enfin, la marche, c'est bon pour les neurones. Car elle améliore l'irrigation du cerveau, grand consommateur d'oxygène. Elle rend de bonne humeur et calme les nerfs grâce à la production d'endorphines. La vue de beaux spectacles contribue à cette sérénité retrouvée. Sans omettre le rôle des arômes qui ont une action bien connue. Bouquets de pins parfumés ou senteurs mielleuses des lavandes, les parfums comportent mille saveurs...

La marche peut même devenir une activité spirituelle, une source d'enrichissement personnel. Vous avez passé la semaine à gérer le stress, le temps, les conflits. À l'opposé du monde moderne où l'on cherche à tout contrôler, la marche permet de renouer avec la spontanéité, l'envie de flâner... Adoptez une philosophie sereine de la rencontre et laissez le hasard guider vos pas.

Marcher naturellement

Voici ce que veut dire marcher naturellement : pieds parallèles légèrement écartés d'une ligne médiane imaginaire (non pas sur la même ligne, comme le font les mannequins).

• Adopter un rythme, son rythme de marche. Le temps accordé à chaque pas peut être long ou court, il faut qu'il soit constant et égal avec les pas pied droit ou pied gauche en avant, le déroulement du pied et autres mouvements du reste du corps suivant le même rythme.

• Faire des pas de même longueur ; aucune raison de forcer le pas pour qu'il soit plus long, aucune raison de le raccourcir à l'excès. Laissons le balancement se faire selon notre constitution. La longueur du pas droit doit être égale à celle du pas gauche.

La meilleure façon de marcher

Marcher une demi-heure à un rythme soutenu seulement six fois par mois améliore nettement la longévité. C'est la conclusion d'une enquête auprès de 16 000 jumeaux conduite pendant dix-neuf ans par Urho Kujala (université d'Helsinki, Finlande). Au terme de ces longues années, le groupe de ceux qui s'adonnaient à ces trois heures d'exercice par mois enregistrait deux fois moins de décès que le groupe de leurs jumeaux sédentaires. Cette étude serait la première à évaluer l'incidence du mode de vie sur la longévité, indépendamment de l'hérédité. La marche est un facteur de longévité.

La course à pied

Si je n'ai pas parlé de la course à pied, pratiquée il n'y a pas si longtemps sous l'appellation de “ footing ” et maintenant de “ jogging ”, c'est que beaucoup d'abus dangereux ont été commis au nom de cette discipline sportive.

Comme toutes les disciplines de l'athlétisme, la course demande des qualités de base que sont loin de posséder la plupart des hommes ou des femmes après quarante ans et même trente ans : légèreté de poids, souplesse articulaire, équilibre du bassin et, bien entendu, très bon équilibre cardio-vasculaire.

La bicyclette

L'été, la nature, la détente... Les citadins sautent sur leur vélo et retrouvent le plaisir de faire du sport. Mais là, comme dans d'autres situations, la prudence s'impose, pour ne pas infliger à notre colonne vertébrale des efforts excessifs, qui, tôt ou tard, se répercuteront jusqu'à provoquer bon nombre de troubles.

Outil locomoteur d'apparence modeste, la bicyclette - encore dénommée, selon l'humeur, vélo, bécane, deux roues - fait partie intégrante de nos habitudes. Pratique avant tout, elle a soulagé des générations de travailleurs de marches forcées quotidiennes, elle a réduit les distances et brassé les populations. Moyen de distraction, d'évasion, agent d'entretien des muscles et des tendons, elle permet de profiter des bienfaits du fameux " bol d'air " et sert jusqu'aux exploits compétitifs d'une rare violence. Toujours à la mode, elle nargue sans vergogne les machines les plus sophistiquées.

Il y a pourtant matière à redire quand on analyse de près les conditions qu'impose la monte de cette machine. L'homme d'aujourd'hui s'est fragilisé par économie d'efforts physiques. L'étiolement relatif de son appareil locomoteur va rendre plus risquée toute pratique mal adaptée. Les trois quarts de son poids sont schématiquement répartis entre les muscles et l'appareil ostéomusculaire. Leurs pathologies, soignées avec des fortunes diverses, sont nombreuses et nos organismes enregistrent alors des défaillances inévitables. La pièce maîtresse de cet ensemble est la colonne vertébrale.

Affections cardiaques fonctionnelles, troubles respiratoires, circulatoires, hépatiques, vésiculaires, intestinaux, rénaux... Cette kyrielle de troubles est souvent, pour ne pas dire exclusivement, considérée sans que soit jamais examiné leur rapport avec la colonne vertébrale, ni jamais établi de lien ou de recherche de cause à effet. Les soins thérapeutiques s'avèrent alors interminables et coûteux à tous points de vue : invalidité, perte financière. Aussi vaudrait-il mieux veiller avec un soin jaloux à la santé de cette colonne irremplaçable et s'en occuper de manière préventive.

Au-delà des bonnes raisons traditionnelles qui en justifient l'emploi, dosage, mesure et précautions s'imposent. Car l'usage du vélo, par ses contraintes, implique fortement l'axe vertébral. L'agencement des vertèbres, qu'il est nécessaire de posséder saines, évoque par leur forme quasiment en double S (segments cervico-dorso-lombo-sacro-coccygien), des courbures physiologiques à effet principalement amortisseur. Leur modification excessive entraîne alors des sévices qui se répercutent à la fois sur les appareils organiques et locomoteurs. Grimpez sur une bicyclette ! Vous allez accroître la voussure dorsale, inverser l'ensellure lombaire, aggraver la lordose cervicale. Le volume thoracique sera réduit, limitant abusivement les fonctions cardio-respiratoires en pleine sollicitation, et le blocage des “ reins ” provoquera un verrouillage total abdoventral entraînant une action sur la circulation interne de cette région. Le cou rejeté en arrière engendrera une contrainte dans le passage des gros troncs nerveux et circulatoires (apparition de maux de tête, par ischémie). Ce modelage du corps imposé par le schéma mécanique fixe du vélo est contre nature. Le cycle devrait être fabriqué à notre mesure et c'est l'inverse qui se passe. À cette mauvaise position, il faut ajouter les effets néfastes des enchaînements musculaires poussés à fond et les secousses impitoyables provoquées par l'état des routes (trépidations dues au macadam, répercussion des graviers sur toute la colonne, etc.)

Les retentissements sont donc multiples : troubles directs sur la colonne vertébrale par glissements avant ou arrière de vertèbres, micro-luxations, torsions ligamentaires, pincements discaux, périostites, spasmes organiques. À part les indications en rééducation pour récupérer un peu de mobilité au niveau des hanches, du genou ou de la cheville, et de l'intérêt socio-économique dont nous avons parlé, il faut dire que la position sur un vélo n'est pas avantageuse. Dans la hiérarchie des douleurs, celles du rachis se taillent une part peu enviable. Comme tout ce qui est vivant, cette pièce mécanique se conduit comme une machine enregistreuse qui, tôt ou tard, fera état des misères qui lui auront été infligées.

Biomécanique et mécanique ne font pas forcément bon ménage et il faut s'inquiéter de savoir si une pratique, au premier abord innocente, ne cache pas quelques effets secondaires pervers à surveiller, imposant une légitime restriction. C'est sans doute pour cette raison que certains constructeurs ont conçu et réalisé un type de vélo qui prend en compte l'ensemble de ces données.

Donc, oui au vélo, mais pas trop et à son rythme !

Autres sports

Parmi les sports très pratiqués actuellement, il y a encore l'équitation et la voile mais il s'agit là de sports “ relatifs ”.

L'équitation est mauvaise pour la colonne vertébrale qui accuse les secousses du trot et du galop, pour les organes du petit bassin qui sont malmenés, pour les jambes maintenues dans une position défavorable et... c'est surtout le cheval qui fait du sport.

Quant à la voile, elle a maintenant un nom qui lui convient très bien et qui résume tout : la plaisance. Mais ces réserves n'enlèvent rien au côté agréable et distractif de ces disciplines.

En ce qui concerne le ski, pour la plupart des pratiquants il est saisonnier, se résumant à des séjours en montagne d'une à trois semaines et par là même présente moins d'intérêt.

Ne parlons pas de la planche à voile qui est un sport complet, excellent mais réservé aux jeunes ou tout au moins aux adultes en bonne forme.

Précautions à prendre

Après ce rapide tour d'horizon des sports les plus pratiqués par les adultes de plus de quarante ans, il faut préciser les précautions qui doivent être prises au point de vue médical pour que le sport ne devienne pas une activité dangereuse.

Le plus important : la prise de la tension artérielle (acceptable jusqu'à 15/9, mais sujette à réserves si elle dépasse ces limites) et l'auscultation cardiaque. Le rythme doit être régulier, les bruits du cœur sans anomalie et la fréquence de 80 pulsations à la minute, en moyenne. L'épreuve d'effort, c'est-à-dire le retour à un rythme normal, après vingt mouvements de flexion rapide des genoux, les mains aux hanches, est également importante. La récupération ne doit pas excéder cinq minutes.

Quant à l'électrocardiogramme, il ne permet de diagnostiquer que les anomalies déjà existantes mais pas de prévoir celles qui risquent de survenir. Son intérêt est incontestable, mais moins important que celui que présente un examen clinique très sérieux du cœur.

Les examens de laboratoire recommandés sont des examens sanguins : cholestérol, triglycérides, apolipoprotéines, urée, sucre, acide urique. L'épreuve d'hyperglycémie provoquée est très intéressante. Elle permet de connaître les taux de sucre dans le sang, après l'absorption de cet aliment trop souvent conseillé de façon exagérée aux sportifs.

Enfin, une radiographie de la colonne vertébrale paraît souhaitable. Ces quelques précautions devraient permettre au sujet de pratiquer une activité sportive après quarante ans sans danger et donc de profiter des avantages que l'activité motrice présente dans la lutte contre le vieillissement.

LA SEXUALITÉ

Une bonne nouvelle est toujours la bienvenue : le sexe, c'est bon pour tout ! Il ne s'agit évidemment pas du sexe à haut risque, plus que dangereux, mais du plaisir sexuel qui stimule, qui relaxe, qui rassure... Les bonnes raisons de faire l'amour sont innombrables. L'amour est comme une thérapie, mais une thérapie naturelle, gratuite, à utiliser à la carte, sans crainte d'effets secondaires ou de surdosage. Certains couples font l'amour tous les jours, voire plusieurs fois par jour, d'autres toutes les semaines ou tous les mois. L'important, c'est la qualité. Pour le reste, à chacun sa sexualité, selon son rythme.

Le plaisir sexuel est un feu d'artifice pour le corps et l'esprit. Il stimule notre cœur et nos muscles, améliore notre circulation sanguine, régule nos hormones, tonifie notre teint, apaise et décontracte. Faire l'amour est un excellent exercice pour le cœur, qui a besoin de travailler pour bien se porter. De 70 pulsations par minute environ, le cœur peut atteindre 180 pulsations pendant l'orgasme. Ce qui est, selon les médecins, au moins aussi efficace que l'aérobic ou le cardio-training. Sous l'effet du plaisir, le débit sanguin augmente, les artères se dilatent, le sang est mieux oxygéné. D'ailleurs, l'insuffisance cardiaque ne tue pas la sexualité, au contraire : on recommande aux patients, même après un infarctus, une activité sexuelle régulière. C'est le manque d'amour, en revanche, qui provoque l'effet inverse. Car les statistiques le prouvent, la solitude peut engendrer des maladies coronariennes.

Faire l'amour pour rester en bonne santé

Dans la vie quotidienne, la tension commence d'abord dans la tête, puis se diffuse dans notre corps. L'excitation sexuelle, en revanche, provoque une tension physique. Entre le début de l'excitation et l'orgasme, le corps subit plusieurs transformations. Le pouls s'accélère, la pression sanguine augmente, la peau devient plus sensible et rougit même légèrement. Le sang afflue dans la région pelvienne, tous les muscles du corps se tendent, le cœur bat de plus en plus vite, suivi quelquefois de sueurs froides. Le vagin se lubrifie, augmente, s'élargit. L'orgasme met fin à cette tension. Une impression de chaleur envahit le corps, suivie par une sensation de grande détente. Sans orgasme, les muscles se relâchent, le corps se détend, mais beaucoup plus lentement.

Une vie sexuelle bien vécue contribue à régulariser un cycle menstruel fantaisiste et à atténuer le syndrome prémenstruel. Le plaisir sexuel favorise un bon équilibre hormonal et peut rendre les règles moins douloureuses, et soulage notamment les douleurs lombaires. D'après les statistiques, il semblerait aussi qu'il y ait davantage de cancers du sein, de l'utérus et des ovaires chez des femmes vivant en totale chasteté que chez celles ayant une activité sexuelle régulière. En revanche, les femmes qui changent souvent de partenaire, seraient plus sujettes au cancer du col, résultat d'infections génitales plus fréquentes. Quand on manque de tendresse, on a tendance à se rabattre sur la nourriture. A l'inverse, quand on est comblé sexuellement, on établit un meilleur équilibre entre le sexe et la nourriture. Brûler ses calories par le plaisir, c'est possible, mais il faut pour cela beaucoup de passion et du temps. Monter un escalier en courant ou piquer un sprint de dernière minute devrait avoir un effet similaire. A nous de choisir. Pendant l'amour, l'acte sexuel renforce aussi les abdominaux : il fait travailler les muscles du ventre, des cuisses et des fesses. Ce qui ne manque pas de dessiner une jolie silhouette.

Plaire, séduire, être désiré, être aimé, augmente la confiance en soi et renforce l'image que l'on a de soi-même. On se sent mieux dans son corps et mieux dans sa tête. L'image que l'on renvoie aux autres reflète notre joie, l'acte sexuel réussi étant suivi d'une certaine allégresse (grâce aux endorphines produites par notre cerveau). Psychologiquement aussi, être désirable donne des ailes et accroît notre pouvoir de séduction. L'amour est également un bon remède contre l'insomnie. Tout d'abord il fatigue, mais aussi il provoque la libération de substances proches de la morphine, sécrétées par le cerveau. Un état de grande relaxation propice à l'endormissement lui succède.

Quand les mots deviennent des aphrodisiaques !

Au-delà de ses bienfaits sur le corps et sur l'esprit, il y a ceux et celles qui se demandent de quoi sera fait demain. Ils peuvent se rassurer : l'acte sexuel entretient la qualité de la relation dans le couple. Les couples qui s'entendent recherchent une plus grande variété sexuelle : l'expérience et le manque d'inhibition peut faire d'eux des gourmets du sexe. Car, selon l'adage, “ on n'est jamais assez curieux pour s'épanouir sexuellement, jamais assez indiscret pour trouver les clés du plaisir ”. Communiquer commence par le toucher, les caresses. Elles font naître des sensations très agréables et stimulent tous les muscles qui vont se relâcher. Cependant, se parler, communiquer verbalement, constitue pour la majorité des femmes une partie essentielle d'une sexualité riche. En fait, les mots peuvent être le plus puissant des aphrodisiaques. Ils apportent une dimension importante au jeu de la séduction et de l'excitation. Quelques mots bien placés peuvent faire un monde de différence, reconnaissent certaines femmes. Avis à ceux qui ont l'habitude de se refermer comme des huîtres dès qu'ils entrent sous les couvertures.

Les bonnes fréquences de l'amour

Des rapports sexuels fréquents, au moins deux fois par semaine, pour les hommes de 45 à 59 ans, diviseraient par deux le risque de mortalité. Le sexe est bon pour la santé des hommes de 45 à 59 ans. C'est la conclusion d'une étude anglaise, publiée dans le *British Medical Journal* du 20 décembre 1997, qui montre que, à âge égal, le risque de décès est divisé par deux pour ceux ayant des relations sexuelles au moins deux fois par semaine par rapport à ceux se vouant à cette activité moins d'une fois par mois. Faut-il, comme le suggèrent les auteurs, faire des campagnes sanitaires valorisant les bienfaits du sexe dans un but de santé publique ? Ou continuer à ne pas se mêler de cet aspect tellement personnel de l'existence ?

La fréquence des rapports sexuels a-t-elle une influence sur la longévité ? Pour trouver la réponse, les chercheurs du département de médecine de l'université de Bristol (Grande-Bretagne) se sont intéressés à la sexualité et à l'état de santé des hommes de la petite ville de Caerphilly et des villages voisins. Au total, 918 hommes d'âge compris entre 45 et 59 ans ont accepté, entre 1979 et 1983, de répondre à un questionnaire portant notamment sur la fréquence de leurs rapports sexuels et de faire un examen médical. Tout décès dans ce groupe pendant dix ans a été systématiquement déclaré aux promoteurs de l'enquête. La compilation de toutes ces données a permis de différencier trois groupes selon l'activité sexuelle : le premier regroupant les hommes les plus actifs (au moins deux rapports par semaine, 49,8 ans en moyenne), le second regroupant les moins actifs (moins d'un rapport par mois, 54 ans en moyenne) et le troisième regroupant les hommes ayant une activité intermédiaire (âge moyen 51,8 ans). Au cours des dix années de surveillance, 150 décès ont été observés, 67 par accident cardiaque et 83 par causes variées.

Au final, les analyses statistiques appliquées à l'intimité de ces 918 hommes ont permis de découvrir le fait suivant : le risque de mortalité est divisé par deux pour les adeptes de l'activité sexuelle fréquente par rapport à ceux qu'elle intéresse le moins. Il existe même un effet-dose : le risque de mortalité se réduit avec l'augmentation de la fréquence des rapports. Des résultats obtenus après pondération des données en fonction de l'âge et des autres facteurs de risque cardio-vasculaire.

Existe-t-il une relation de cause à effet entre sexualité tonique et baisse de la mortalité ? Cela reste à démontrer. Une des explications est par exemple que les individus fragiles et fatigables ont moins recours aux plaisirs de la chair. Il est aussi possible que le fait d'avoir une sexualité épanouie soit consécutif à un bien-être global, qui serait alors le facteur de longévité... Jusqu'à ce jour, peu de recherches se sont penchées sur ce thème. A quelques exceptions près. En 1982, un travail sur les facteurs favorisant la longévité avait déjà pointé la fréquence de l'activité sexuelle comme facteur de longue vie chez l'homme ; pour la femme, la qualité et le caractère satisfaisant des rapports sexuels plutôt que leur quantité apparaissaient protecteurs contre la mort. Une étude suédoise publiée en 1981 sur des personnes âgées montrait que l'arrêt des rapports sexuels chez les hommes était associé à une augmentation de la mortalité ; chez la femme, l'insatisfaction sexuelle semblait corrélée avec le risque d'infarctus du myocarde...

Les prêtres catholiques et les religieuses, du fait de leurs vœux de chasteté, apportent à ce débat des éléments de discussion intéressants. Une étude rétrospective de 1988 portant sur 10 026 prêtres américains révèle dans cette population une augmentation globale de la mortalité, notamment par atteinte cardiaque et surtout par cirrhose du foie. Un travail de 1996 sur des religieuses s'est terminé par une conclusion totalement inverse, avec un taux de mortalité plus faible que la population générale.

Cette vision de la sexualité salvatrice vis-à-vis de la mort est délibérément moderne. Car de tout temps ou presque, l'abstinence a été considérée comme la meilleure alliée du bien-être et de la bonne santé.

Le sexe après soixante ans

La sexualité peut prendre un nouveau départ. Le sexe ferait donc encore partie du quotidien des seniors ? Passé la soixantaine, l'homme et la femme continueraient donc d'avoir une vie sexuelle ? Si ces questions peuvent paraître incongrues, elles n'en ont pas moins leur raison d'être, car les réponses diffèrent fondamentalement.

Pour les uns, avancer en âge signifierait perdre tout appétit sexuel. Une fois remplies les éventuelles obligations conjugo-parentales, l'homme et la femme pourraient continuer à vivre ensemble, mais sans plus éprouver de désir, ni avoir la moindre vie sexuelle. Le couple de parents deviendrait ainsi asexué.

Pour les autres, le vieillissement n'aurait rien à voir à l'affaire. Êtres sexués ils étaient, êtres sexués ils demeurent. Avec tout ce que cela implique de désirs, d'envies, d'excitations et de pulsions. Percevant le sexe plus comme un jeu qu'un devoir, ces hommes et femmes “ d'âge mûr ” considéreraient même ces années passées comme une de leurs forces, puisqu'elles seraient alors synonymes d'expérience.

Derrière ces affirmations diamétralement opposées, se dissimulent en réalité deux conceptions de la vie. Quoiqu'il en soit, selon le Pr Pierre Costa, andrologue nîmois, 70 % des couples de plus de 65 ans déclarent avoir une vie sexuelle régulière. Dans l'inconscient collectif, les relations sexuelles continuent néanmoins à demeurer l'apanage des jeunes générations. A l'inverse, certains refusant de vieillir entendent prouver aux autres, comme à eux-mêmes, qu'ils sont toujours " dans le coup ", les " galipettes " de tout genre semblant néanmoins limitées aux seniors sexagénaires.

Problèmes masculins

Si l'esprit est une chose, le corps en est une autre. Physiologiquement, avancer en âge ne signifie en aucun cas se rapprocher d'un quelconque stade hermaphrodite. Pour preuve, il suffit de constater que les vidéos X et autres gadgets en vogue dans les sex-shops s'adressent de plus en plus à une " clientèle mûre ". Selon le Pr Pierre Costa, la sexualité évoluerait mais ne s'éteindrait pas. " Passé la quarantaine, l'homme recherche des partenaires plus valorisantes et manifeste un intérêt beaucoup plus direct pour la personne ". Aussi peut-on être tenté de dire que la sexualité masculine se rapproche alors de la sexualité féminine.

Dès lors, et malgré un regard souvent culpabilisateur de notre société, la sexualité des sexagénaires doit être entendue comme une réalité. D'autant que le besoin de faire l'amour ne s'estompe absolument pas avec l'âge. Mais il devient probablement plus sage puisque, dans une enquête réalisée en 1992 sur les comportements sexuels en France, seuls 2 % des hommes dans la tranche d'âge 65-69 ans déclaraient avoir eu des relations avec plus d'une partenaire lors des douze derniers mois. Plus prosaïquement, une étude réalisée en 1994 par A.H. Bennet montrait qu'à 70 ans, un homme sur trois seulement faisait état d'une absence de difficultés érectiles, alors que 15 % souffraient d'une impuissance totale et que 53 % se plaignaient de difficultés érectiles modérées contre seulement 32 % à 45 ans. Ces statistiques pessimistes doivent nous garder d'un certain angélisme et nous rappeler que malgré toutes les bonnes paroles, la sexualité peut être très perturbée, voire impossible, passé un certain âge, en dehors d'une intervention médicale.

Il est donc nécessaire de bien connaître son corps pour être capable d'en apprécier les irrémédiables évolutions. Tout au long de la vie d'un être humain, ses organes se métamorphosent. Et, arrivé au stade visible du vieillissement, l'homme comme la femme doit tenir compte des réalités physiologiques avant de passer à l'acte.

Les hommes ont sexuellement un avantage : ils peuvent, à tout âge, procréer. Pour ne prendre que l'exemple du show-business, les cas récents de papys-papas ne manquent guère. Les testicules continuent à sécréter des hormones mâles et, généralement, à produire des spermatozoïdes.

Bien qu'après soixante ans quelques difficultés peuvent apparaître telles qu'une érection plus lente et une éjaculation retardée, le problème de l'homme est moins physiologique que psychologique. En clair, à condition de toujours désirer sa compagne, un homme de 60 ans en bonne santé peut continuer à avoir des relations sexuelles régulières sachant toutefois qu'à cet âge près de 45 % des hommes se plaignent de difficultés érectiles modérées. Si l'andropause, le corollaire masculin de la ménopause, n'existe pas réellement puisque le taux de testostérone dans le sang ne baisse pas brutalement, les hommes n'en ressentent pas moins une diminution très nette de leur activité sexuelle avec l'âge. Pour une minorité, ce sont des troubles liés, par exemple, au tabagisme ou à l'alcoolisme, qui vont entraîner une baisse de la qualité de l'érection. Pour les autres, la raison de ce ralentissement de la vie sexuelle est directement liée au vieillissement.

Avec l'âge, si la production d'hormones mâles diminue progressivement, il n'y a pas de lien entre le taux de testostérone et l'impuissance après 50 ans. De même, le sperme d'un homme âgé est-il de moindre qualité que celui d'un individu plus jeune ? Pour les hommes atteints réellement par l'andropause, c'est-à-dire d'une baisse pathologique du taux d'hormones mâles, qui selon les médecins sont au nombre d'un sur dix, il existe plusieurs types de traitements à base de testostérone : crèmes, comprimés, injections intramusculaires...

Hormis ces quelques cas, à l'aube de la soixantaine, 90 % des hommes connaissent surtout des problèmes psychologiques. Les causes de cette diminution du besoin de rapports sexuels et la baisse de la libido sont multiples : fatigue, stress, angoisse... Mais toujours liées à un état psychologique fragilisé. Aussi est-il permis de se demander si cette perte d'appétit sexuel ne pourrait pas aller croissant, dans les années à venir, puisque le stress est le mal de notre société.

La baisse importante des capacités sexuelles masculines liée à l'âge est due à la conjonction de multiples phénomènes :

• vieillissement artériel physiologique qui va rendre l'érection plus lente à venir et moins rigide ;

- vieillissement du pénis dont le tissu érectile est de plus en plus fibreux ;
- ralentissement de la transmission des messages sexuels (stimulations tactiles ou visuelles) du cerveau au pénis ;
- effets limitants de pathologies d'autres organes, en particulier du cœur, fréquentes à cet âge.

Quelle qu'en soit la cause, la diminution de l'activité sexuelle n'est, en aucun cas, un problème mineur, bien au contraire, au regard de ses conséquences. La première d'entre elles, sans doute parce qu'elle touche l'ego de tout mâle, concerne l'impossible érection. L'impuissance, même momentanée, est en effet assimilable à une perte de sa masculinité.

Problèmes féminins

La tranche d'âge comprise entre 45 ans et 50 ans correspond chez les femmes à une période de bouleversement hormonal et de fréquent mal-être psychique. Durant ces années, les femmes passent du stade de la pré-ménopause à celui de la ménopause. A chacune de ces trois étapes correspond des caractéristiques propres.

Arrivée dans la tranche d'âge 45-50 ans, dite celle de “ l'ovaire claudiquant ”, les femmes commencent en effet à rencontrer des troubles des règles. Ceux-ci sont dus à la disparition de la progestérone. L'ovulation cessant, le corps jaune finit par disparaître et, par voie de conséquence, la progestérone aussi. De plus, à partir du début de la ménopause, les ovaires sécrètent de moins en moins d'œstrogènes. Moins d'hormones sexuelles étant produites, la libido et le besoin de faire l'amour s'amenuisent nettement. Sécrétée par le corps jaune de l'ovaire, la progestérone a en effet non seulement la propriété de transformer la muqueuse utérine et de favoriser la nidation de l'œuf fécondé, mais aussi celle d'aiguiser le désir.

Lorsque la ménopause est installée, les règles sont définitivement arrêtées et des bouffées de chaleur peuvent apparaître. En moyenne, cette étape est atteinte aux environs de 54 ans, et, à 55 ans, seule une femme sur dix est encore réglée. Plusieurs signes tout aussi gênants correspondent à cette métamorphose. Les seins deviennent plus durs, tendus et gonflés pendant de longues périodes. Une décalcification osseuse, ou ostéoporose, peut s'installer en l'absence de traitement préventif. Mais c'est bien sûr le dessèchement vaginal qui compromet les rapports sexuels. Il induit en effet une phase d'excitation moins rapide et un orgasme plus difficile à atteindre.

La post-ménopause est, quant à elle, souvent marquée par des troubles du caractère - plus grande irritabilité et tendance à la dépression nerveuse - et d'autre part, par des troubles vulvo-vaginaux plus importants. L'atrophie de la muqueuse vulvo-vaginale, qui va s'aggraver au fil des années, peut être à l'origine de certains désagréments : sécheresse vaginale, irritations, brûlures... La muqueuse vaginale ne produisant plus de liquide lubrificateur, la pénétration devient alors difficile. Cette dyspareunie peut même interdire tous rapports sexuels.

Heureusement, ce cortège de troubles peut être presque totalement prévenu par le traitement substitutif de la ménopause. Les troubles sexuels de la ménopause peuvent être prévenus par des plantes, auxquelles trop peu de femmes ont recours en France.

RÉINVENTER SA SEXUALITÉ

A l'écoute de la peau

L'amour est bien plus que la rencontre de nos muqueuses génitales. Nous disposons de 1 800 cm^2 de peau qui comportent 1 500 000 récepteurs. Apprenons donc à dispenser la caresse pour elle-même, à explorer la géographie sensuelle, plateaux et gorges, collines et vallées, les moindres plis et tous les pores... La pulpe des doigts et des lèvres est le messager d'un océan de douceur ; les récepteurs de la peau recèlent des trésors de sensations, provoquées par l'effleurement, la caresse enveloppante. Ils stockent le plaisir et réclament la libération quand ils sont “ pleins ”.

Pour tirer de la caresse tous les bienfaits possibles, soyons infiniment présent. “ Tendons la peau ” comme nous “ tendons l'oreille ” ! La peau reçoit, accueille les messages des doigts ; la main donne, écoute ce qui vient de la surface cutanée. S'abandonner est le maître mot, pour retrouver la primeur de la sensation, la spontanéité des gestes, la créativité. Celle ou celui qui reçoit la caresse peut se concentrer sur son propre ressenti, être à l'écoute de son corps. Elle et il ne doivent pas hésiter à guider le partenaire dans ses recherches. Et, tranquillement, laisser le plaisir se propager. Les caresses procurent un meilleur équilibre nerveux : elles apaisent l'anxiété, relâchent les tensions nerveuses, procurent un bien-être, voire une réelle euphorie.

Un geste tendre et caressant vaut bien plus et bien mieux qu'un comprimé ! Ses effets sont biologiques, il provoque la sécrétion des substances du plaisir, les endorphines, et psychologiques : le toucher affectueux réactualise les béatitudes de l'enfance. Empreint d'un lourd bagage émotionnel, il éveille chaque sens et offre une gamme de sensations très riches, différentes de celles obtenues lors du coït.

L'homme peut ainsi substituer à l'époque de la puissance phallique celle de la tendresse. Si sa compagne, à cause des problèmes physiologiques qui sont propres aux femmes, se montre moins attirée par la pénétration, il ne doit pas en prendre ombrage. Au contraire, il lui appartient de trouver d'autres plaisirs, plus sensuels.

De simples petits détails peuvent ainsi favoriser la vie quotidienne d'un couple et, en particulier, au-delà de soixante ans. Un dialogue permanent, synonyme d'échanges, permettra souvent de faire (re)naître le désir. De même, il est nécessaire que les deux conjoints continuent à se découvrir, sans jamais céder à la lassitude. Après bien des années, la vie en commun peut devenir pesante et il peut donc être utile de se ménager un jardin secret, pour se retrouver avec plus de plaisir ensuite.

Le vieillissement, enfin, n'est en rien antinomique avec le jeu de la séduction. Chaque membre du couple doit continuer à montrer à l'autre le plaisir qu'il éprouve à être à ses côtés en ménageant des soirées intimes ou en faisant preuve de gestes attentionnés.

Depuis l'apparition du Viagra qui a l'avantage de ne pas nécessiter d'injection, le vrai problème des hommes de 60 à 70 ans qui, comme nous l'avons vu, souffrent en fait de difficultés érectiles totales ou partielles dans 55 % à 70 % des cas, sera peut-être de savoir s'ils souhaitent retrouver une activité sexuelle de quadragénaire ou si leur désir s'est en fait émoussé au même rythme que leurs prouesses sexuelles. Ne risque-t-on pas d'aboutir dans certains cas, par souci du respect d'une norme fantasmatique, à une génération de seniors plus performants que désirants et pour qui les relations sexuelles mériteraient bien le nom de devoir conjugal.

Dans ce combat contre les effets de l'âge, l'homme et la femme doivent voir en leurs partenaires un allié à qui ils peuvent s'ouvrir librement. Comme pour tous les couples, la réussite des rapports passe donc par une écoute mutuelle. Les seniors plus encore que les juniors doivent donc aborder, sans faux-fuyants, le moindre problème sexuel, pour éviter que des troubles psychologiques puissent éventuellement avoir des répercussions sur leurs rapports sexuels en aggravant d'inévitables problèmes organiques. Au-delà de tout traitement, l'état d'esprit demeure donc l'une des clefs fondamentales d'une vie sexuelle épanouie.

Le nez et le sexe

Le nez, temple de la respiration et des odeurs, mérite-t-il de passer au rang des organes sexuels ? Cet “ appendice ” fait actuellement l'objet de la plus grande confusion parmi les chercheurs. Certains affirment avoir découvert chez l'homme, à l'instar de l'insecte et du mammifère, l'existence d'une communication phéromonale (des substances chimiques spécifiques) qui utiliserait l'organe voméronasal (un sixième sens) situé à l'avant de la cavité nasale. D'autres, comme le neurophysiologiste Didier Trotier, doutent sérieusement de la fonctionnalité de cet organe.

L'homme n'est pas un papillon, il ne peut, tel le bombyx mâle, ressentir à une dizaine de kilomètres à la ronde la minuscule dose de phéromone émise par sa femelle prête à se reproduire. Ces sécrétions chimiques bien caractérisées chez les insectes, les crustacés, les poissons, les salamandres et les serpents, sont très nombreuses et se répandent à l'extérieur du corps pour agir sur les congénères en déterminant des conduites sexuelles, parentales ou sociales.

“ L'odorat est un sens lié à la sexualité ”, rappelle Annick Le Guérer, anthropologue et philosophe, auteur du livre *Les pouvoirs de l'odeur*, Freud l'a bien montré. Il pensait que pour se socialiser, les humains avaient dû sacrifier une partie de leur odorat. En se redressant, nos ancêtres qui marchaient à quatre pattes ont vu leur nez s'éloigner du sol. Il en a résulté un refoulement organique de l'odorat et de la sexualité qui a favorisé l'essor de la famille, mais a lésé notre aptitude au bonheur en empêchant le plein épanouissement de notre sexualité... Aujourd'hui, les parfums aux phéromones attestent encore de la force de l'imaginaire olfactif, ils renouent avec les parfums aphrodisiaques autrefois élaborés par les alchimistes ".

Le succès des parfums aphrodisiaques remonte à la nuit des temps. Les recettes des alchimistes incluaient dans leurs parfums des substances comme de l'urine et des sécrétions animales et humaines où l'on a décelé ou cru déceler des phéromones. Séduire de façon magique est une idée porteuse. Si les Français résistent mieux que les Américains à des parfums comme Erox, c'est que la parfumerie française est traditionnellement de qualité exceptionnelle. Acheter du parfum à base de phéromones serait un peu comme aller au sex-shop.

Depuis toujours, les parfums ont mené l'humanité par le bout du nez. Dans les temples antiques égyptiens, poudres aromatiques et bois rares, myrrhe, oliban et ambre, brûlent à profusion pour mettre les dieux de belle humeur. Indispensables aux rites religieux, les parfums servent aussi au réconfort du corps. En Grèce, gommes, baumes, résines, huiles font la joie des athlètes et des poètes qui usent et abusent de l'iris, du lys, de la rose et de la sauge pour tonifier l'épiderme et séduire à n'en plus finir. Il faut attendre le XIe siècle pour que l'Occident, découvrant les merveilles odorantes rapportées d'Orient par les Croisés, soit saisi de la même frénésie. Elle ne passera plus de mode.

Du XVIe au XVIIIe siècle, la passion du "sent bon" atteint même un certain paroxysme. Chasser les mauvaises odeurs, pallier l'absence d'hygiène, se protéger du diable, éloigner la peste et autres miasmes, ou charmer une assemblée : on pare les parfum de mille et une vertus. Du coup, les grands noms de l'Histoire s'aspergent sans modération. Parfois jusqu'à leur perte. La légende ne dit-elle pas que Louis XVI et Marie-Antoinette en fuite furent finalement rattrapés à Varennes en raison des effluves on ne peut plus capiteux laissés par la reine dans son sillage ? Catherine de Médicis, elle, porte invariablement des gants odorants. Louis XIV exige un parfum différent chaque jour de la semaine et Napoléon "cocotte" l'eau de Cologne à la lavande.

Pour satisfaire la coquetterie de ces illustres personnages, de périlleuses expéditions sont organisées dans le monde entier en vue de dénicher fleurs, herbes et mousses aux arômes incomparables.

Aujourd'hui encore, même si la chimie permet de fabriquer des molécules odorantes synthétiques, on continue à sillonner la planète pour recueillir les essences naturelles du vétiver de Java, du clou de girofle de Madagascar, de la cannelle de Ceylan et de la rose de Toscane. Et goûter l'ivresse d'un effluve, insaisissable et pourtant si présent, capable, par quelle magie, de susciter le désir et d'emporter l'imagination.

Une volupté dont Baudelaire ne se lassait pas, lui qui écrit dans ses *Petits poèmes en prose* : "Laisse-moi respirer longtemps l'odeur de tes cheveux, y plonger tout mon visage, comme un homme altéré dans l'eau d'une source et les agiter avec ma main comme un mouchoir odorant, pour secouer des souvenirs dans l'air. Mon, me voyage sur le parfum comme l'âme des autres hommes sur la musique."

Le cercle des aphrodisiaques naturels

Maintenir et augmenter la puissance sexuelle est depuis toujours l'un des rêves de l'humanité. Au cours des siècles et des civilisations, l'homme a classé, parmi les produits animaux et végétaux, des centaines de substances aphrodisiaques et concocté de savants philtres d'amour. Certains ont résisté au temps, et n'ont pas fini de nous délivrer leurs secrets.

Le ginseng

Le ginseng, comme " principe de vie " a déjà été utilisé par la médecine chinoise et dans tout l'Extrême-Orient pour ses vertus énergisantes. Au XIIIe siècle, Marco Polo offre le ginseng à l'Europe, mais ce n'est que quelques siècles plus tard que Louis XIV et sa cour deviennent des inconditionnels du ginseng. C'est une plante herbacée à feuilles vertes allongées et à fleurs de couleur rouge. Fragile et délicate, elle est cultivée en Chine et en Corée, et nécessite une culture longue et difficile pendant cinq années au cours desquelles elle acquiert ses substances actives. Ceci explique en partie le coût élevé du ginseng. Mais attention, il y a ginseng et ginseng. Il faut faire la différence entre ceux qui ont obtenu une AMM (autorisation de mise sur le marché), et les autres. Parmi ces derniers, certains sont de contrefaçon et peuvent contenir des produits toxiques pour l'organisme.

Sa racine est constituée d'un mélange complexe de nombreuses substances. Au total plus de 150 composés différents, ginsénosides (des principes actifs spécifiques au ginseng), vitamines, oligo-éléments, protéines, acides aminés. Appelée “ merveille du monde ” par les Chinois, seules quelques plantes peuvent se vanter d'une composition aussi riche et variée. Source d'énergie, le ginseng permet à l'organisme de renforcer ses propres défenses. En exerçant un effet positif sur les capacités physiques et intellectuelles (troubles du sommeil, de l'appétit, de la mémoire, asthénie, épuisement...), il agit aussi directement sur le tonus sexuel.

Contrairement à la rumeur, le ginseng rouge n'est pas supérieur au ginseng blanc. Il existe plusieurs variétés de ginseng mais toutes les racines de ginseng sont naturellement blanches. C'est leur mode de préparation qui les fait virer ou non. Quand on lave, stérilise et sèche les racines au soleil, on préserve toutes les substances actives et le ginseng reste blanc. Il devient rouge-brunâtre quand la méthode douce est remplacée par un chauffage de plusieurs heures, qui caramélise les sucres de la racine et dégrade les principes actifs sensibles à la chaleur. On le trouve en pharmacie sous forme de gélules. Il se prend en deux prises, au moment des repas, généralement sur un mois, aux changements de saison. Mais on peut suivre des cures plus longues ou le prendre à tout moment de l'année, en état de grande fatigue. Dans ce cas, il vaut mieux demander l'avis de son médecin.

Le ginseng est considéré comme une plante adaptogène ou harmonique (1).

Le marapuama

Le regain d'intérêt pour une espèce botanique comme le marapuama (Ptychopetalum olacoides) remonte à la publication en 1987 par l'ORSTOM de la *Pharmacopée traditionnelle de Guyane.*

La supplémentation en marapuama a été étudiée chez 100 sujets masculins de 26 à 69 ans consultant leur médecin pour perte de désir sexuel et/ou impuissance, et présentant également des symptômes d'asthénie fonctionnelle, à l'exclusion de

(1) Voir Jean-Pierre Willem, *Guide des médecines harmoniques*, Robert Jauze Éditeur.

toute autre pathologie, 6 patients ayant abandonné cette étude ambulatoire en cours de route.

À l'issue de l'étude :

• 62 patients sur 94 se sentaient moins fatigués qu'au début de l'étude.

• 62 patients rapportaient une fréquence significativement supérieure des rapports sexuels.

• 32 patients notaient un accroissement de la libido (sur 46 qui s'étaient plaints d'une diminution de désir sexuel).

• 52 patients notaient le rétablissement de la stabilité de leurs érections durant les rapports sexuels.

En conclusion, l'indication idéale du marapuama concerne les patients qui présentent un état asthénique récent n'ayant pas encore contaminé l'état de santé général ou le psychisme, mais néanmoins suffisamment grave pour affecter la fonction sexuelle.

Le marapuama permet alors d'éviter la prescription de médicaments d'ordonnance à des patients en bonne santé pour lesquels il représente, sur la base de ses utilisations traditionnelles, une alternative botanique efficace et dénuée d'effets secondaires.

Les plantes aromatiques

Les plantes aromatiques permettent de vibrer à l'unisson ! Certaines plantes jouissent, depuis la nuit des temps, de solides vertus dynamisantes. D'autres ont une réputation plus discrète.

Nous allons en passer en revue quelques-unes... pour parfumer vos plats ou, pourquoi pas, pour un élixir d'amour en duo.

L'anis : dans l'Antiquité, on connaissait déjà ses propriétés aphrodisiaques. L'anis figurait parmi les " semences chaudes ", avec le fenouil, le cumin et le carvi.

Le basilic : originaire d'Asie, très aromatique, son parfum accompagne agréablement les mets. Son effet, légèrement tonique, aurait une influence sur le sexe.

La mandragore : plante des régions chaudes, on la croyait, jadis, douée de nombreuses vertus et on l'utilisait en sorcellerie. De nombreuses légendes ont circulé sur ce végétal, dont les racines rappellent étrangement la forme d'un phallus. A prendre en infusion, en cas d'asthénie sexuelle.

La menthe : très odorante, elle est connue pour ses propriétés digestives. Stimulante, elle agit sur la sphère sexuelle. Elle accompagne agréablement les plats. On peut aussi la prendre en infusion, en l'associant à de la sarriette ou bien à de la rhubarbe et de la gentiane.

L'oignon : il est bien connu pour réveiller les vieux époux. Au Moyen Âge, un auteur écrivit d'ailleurs à son sujet : “ Et toutes natures d'oignon donnent talent et confortent la nature d'user des femmes ”.

L'ortie : on la connaît surtout pour son application locale. Préparée sous forme de soupe ou en infusion, elle passe pour un reconstituant sexuel masculin.

Le persil : plante aromatique par excellence, elle aurait un pouvoir aphrodisiaque.

Le romarin : cet arbrisseau aromatique est composé de fleurs douées de propriétés stimulantes. Ses effets auraient une influence sur la sphère sexuelle.

La sarriette : utilisée principalement en assaisonnement, on peut la prendre en infusion en cas de défaillance sexuelle. Au Moyen Âge, la culture en était interdite dans les jardins des moines.

Les produits de la mer

Au Moyen-Âge déjà, les fruits de mer étaient utilisés comme remède contre de nombreuses affections, parmi lesquelles le traitement du goitre. De tout temps, les produits de la mer, crustacés et coquillages, ont joui d'une réputation bénéfique sur la santé.

Gorgés d'iode, source très intéressante de vitamines, riches en protéines, en oligo-éléments et en acides aminés, les fruits de mer agissent sur la mémoire et sur le sexe. Les huîtres, les crevettes et les moules bénéficient d'une mention spéciale : énergétiques, elles sont très riches en protéines, phosphore, calcium et en potassium. Les œufs de poisson agissent tout particulièrement sur les cellules nerveuses. Leur haute teneur en ADN (acide désoxyribonucléique) et en phosphore, en fait un aliment particulièrement indiqué pour améliorer les performances physiques, intellectuelles et sexuelles. Sans oublier le caviar, aux effets aphrodisiaques.

Les vitamines et les oligo-éléments

Les vitamines

La vitamine C : elle augmente d'abord la résistance physique et psychique et renforce le psychisme. Mais c'est aussi un anti-oxydant, un stimulant et un euphorisant. En état de dépression, on use davantage de vitamine C, mais l'organisme n'en produisant pas, il faut veiller à ce que l'alimentation en fournisse suffisamment. Pour remédier à cela, il faut manger beaucoup de fruits, avec la peau si possible.

La vitamine E : elle ralentit le processus de vieillissement aussi bien physique que psychique. Elle a une action particulièrement efficace sur la peau (antirides) et les muscles (tonique). De plus, son action renforce et augmente l'activité sexuelle, et soigne l'impuissance et la stérilité. Cette vitamine de jouvence se trouve dans les céréales germées, le persil, la sarriette, tomate, carotte, cresson, et les huiles vierges d'arachide, olive, soja...

Les oligo-éléments

Le Cuivre et le Zinc, que l'on peut d'ailleurs employer dans la formule composée Zinc-Cuivre, passent pour redonner de l'appétit sexuel, notamment chez les hommes surmenés.

Le Cuivre-Or-Argent est utilisé en cas d'anergie, de grande fatigue ou d'état dépressif.

Le Manganèse-Cuivre est indiqué pour les problèmes d'impuissance après excès sexuels.

Le Sélénium, régulateur de l'hypothalamus, lutte contre le vieillissement et agit dans les cas d'impuissance, de stérilité et de frigidité. A prendre généralement en ampoule, le matin et le soir, 15 minutes avant les repas.

– 8 –

LES ACTIVITÉS MENTALES

Nous terminerons par la partie la plus noble de l'approche globale du vieillissement. En effet la chute des facultés mentales reste la hantise de ceux qui atteignent 65-70 ans et plus, avec la mémoire en tête de leurs préoccupations.

L'augmentation sensible de la taille du cortex cérébral des hominidés se situe il y a deux millions d'années. Les premiers hommes étaient originaires de l'Est africain et vivaient sur la berge des lacs de la vallée du Rift, d'où ils tiraient leur nourriture : poissons tropicaux d'eau douce et crustacés riches en acides gras omega 3 ; la taille du cerveau a augmenté en relation directe avec ce type d'alimentation.

Mais l'alimentation de l'homme a évolué, progressivement, vers de plus en plus de graisses animales et végétales et de moins en moins d'omega 3. Le système nerveux est l'organe le plus riche en acides gras à longues chaînes de la série omega 3. Un apport régulier de ce type d'acides gras est indispensable au tissu nerveux tout au long de la vie et, chez le sujet adulte, pour participer au renouvellement des gaines neuronales et au maintien des fonctions cognitives (la mémoire).

Voilà pourquoi il est de plus en plus conseillé d'envisager une supplémentation en huiles de poisson, riches en acides gras polyinsaturés omega 3, à tous les stades de l'existence.

En vieillissant, le potentiel enzymatique s'affaiblit et l'organisme synthétise en quantité moindre les acides gras omega 3 à longue chaîne. Le sujet âgé possède donc un besoin exogène accru de ce type d'acides gras. Si ses besoins ne sont pas couverts, il se produit alors une modification de la composition des membranes du cerveau, se traduisant par l'apparition progressive de signes d'involution cérébrale.

Des expérimentations ont montré, qu'après quelques mois de supplémentation en huile de saumon, on observait une amélioration sensible des facultés cognitives et de mémorisation. Aussi, *pour conserver une bonne capacité cérébrale, est-il conseillé d'enrichir l'alimentation en acides gras de type EPA et DHA, par la prise d'huile de saumon*. Des applications dans la maladie d'Alzheimer sont actuellement à l'étude.

En psychiatrie, on découvre aussi les vertus des huiles de poisson, qui, en améliorant la fluidité membranaire des neurones, ont un effet tranquillisant et anxiolytique. L'anxiété, le stress, les troubles du sommeil devraient pouvoir être améliorés par une diététique favorisant une fluidité membranaire stable, et ainsi permettre d'éviter l'emploi abusif des tranquillisants.

En fournissant au cerveau des nutriments spécifiques, il est possible :

- d'apporter aux neurones les matières premières nécessaires pour maintenir leur intégrité structurale et leur activité électrique,
- d'apporter les précurseurs des messages chimiques (les neurotransmetteurs ou neuromédiateurs) qui permettent aux neurones de communiquer les uns avec les autres,
- d'améliorer la circulation cérébrale et donc l'utilisation de l'oxygène par le cerveau et sa production d'énergie,
- de protéger les cellules du cerveau des dommages multiples qu'elles peuvent subir du fait des toxiques environnementaux ou de ceux ingérés par l'organisme.

Les neuro-nutriments sont indispensables au cerveau pour intégrer perception, mémorisation et apprentissage. En nourrissant votre cerveau, vous améliorerez vos capacités de mémoire.

LE SOMMEIL

Nous consacrons un tiers de notre vie au sommeil et nous sommes un sur quatre à nous plaindre de sa qualité. Loin d'être perdu, le temps passé à dormir est absolument nécessaire pour vivre en bonne santé.

En France, trois millions d'hommes et de femmes prennent un somnifère, si ce n'est deux ou trois, chaque jour. Barbituriques, hypnotiques, antidépresseurs ne sont pas sans danger ; ils entraînent une dépendance et peuvent être responsables d'intoxications graves. Ils ne devraient être utilisés qu'exceptionnellement. Aussi, devant l'abus qu'en font un nombre croissant de personnes, les médecins s'alarment. Il est effectivement tout à fait possible de retrouver un sommeil instinctif et naturel avec des thérapeutiques naturelles ou en réapprenant tout simplement à dormir.

Qu'est-ce que le sommeil ?

Il n'y a pas plus de cinquante ans que la science s'est penchée sur le sommeil. Avant, on s'était contenté de beaucoup observer. Maintenant, grâce à l'électroencéphalographe qui permet d'enregistrer les ondes (les pulsations électriques émises par le cerveau), on connaît le mécanisme et les structures du sommeil. On s'est aperçu que le sommeil était organisé d'une façon très rigoureuse, comprenant 4 ou 5 cycles qui s'enchaînaient de façon régulière toutes les deux heures.

Notre nuit se passe de la manière suivante :

- *Endormissement* pendant lequel on passe de l'état d'éveil actif, de vigile (ondes bêta : 17 à 50 cycles/seconde) à l'état d'éveil passif (rythme alpha : 8 à 12 cycles/seconde) ; il dure de 2 à 30 mn selon les sujets.
- *Sommeil léger*, pendant lequel le corps se détend lentement (ondes téta appelées aussi gamma : 4 à 7 cycles/seconde).
- *Sommeil lent* (ondes sigma : 8 à 15 cycles/seconde) qui va durer une vingtaine de minutes.
- *Sommeil profond* puis très profond (ondes delta : 1 à 3 cycles/seconde)
- *Sommeil paradoxal* (le tracé encéphalographique est identique à celui de veille) où on rêve pendant quinze à vingt minutes.

Ceux qui prennent des barbituriques ne connaissent pas cette phase si précieuse.

On se réveille et le cycle recommence.

Connaître cette organisation est indispensable pour apprendre à mieux gérer son sommeil. La compréhension du “ pourquoi on dort mal ” met déjà sur la voie de la guérison. En effet, l'endormissement est un abandon : psychisme, muscles et fonctions se relâchent. On s'endort au moment précis où l'on devient aveugle, les yeux commencent à glisser d'un côté, de l'autre. L'effet pesanteur n'existe plus, on bascule dans un autre univers. Dormir n'est pas un acte volontaire, c'est le cerveau qui nous endort en changeant son rythme cérébral. Il prend en charge chaque cycle du sommeil et c'est lui qui éveille.

Si l'on a raté volontairement cette période d'endormissement, mieux vaut attendre qu'elle se représente naturellement, au bout de deux heures. Le sommeil léger qui occupe la moitié du temps est le stade encore fragile où un bruit moyen peut réveiller.

Le sommeil profond (un quart du temps) est le stade où nos fonctions vitales sont au plus bas, le dormeur semble figé, parfaitement immobile. C'est le stade le plus réparateur sur le plan physique et, tant qu'il n'est pas atteint, on ne peut considérer que l'on a vraiment dormi. Au bout d'environ 90 mn de sommeil, se produit le changement le plus spectaculaire de la nuit : l'électroencéphalogramme se met à vibrer, les pupilles des yeux se mettent à rouler, la respiration et le rythme cardiaque sont devenus irréguliers, la pression sanguine augmente puis diminue ; on rêve ! Ce stade correspond à des ondes cérébrales rapides ou sommeil paradoxal (REM, rapid eye movement). Une chose est certaine, nous rêvons tous, même si nous n'en sommes pas toujours conscients (on ne se souvient de ses rêves que 5 à 10 mn après la fin du rêve).

Ceux qui prennent des somnifères ne rêvent pas puisqu'ils n'ont pratiquement plus de sommeil paradoxal. Les spécialistes admettent généralement que la qualité de récupération du sommeil semble directement liée à la quantité de sommeil paradoxal et non à la quantité totale de sommeil. A la suite de cette période de rêve, on revient à l'éveil et tout va recommencer, phase par phase.

À chacun son rythme

Si l'on écoutait ce que dit notre corps en tenant compte de nos rythmes propres, on supprimerait d'un seul coup 50 % d'insomniaques. La mélatonine, hormone épiphysaire (la glande pinéale) peut rétablir ce rythme. On y recourt dans l'insomnie provoquée par des déphasages (changement de méridien lors de voyages aériens).

On accorde en général beaucoup trop d'importance à la notion de quantité de sommeil, l'important étant le plus souvent de dormir profondément. Napoléon dormait quatre heures par nuit (soit deux cycles) et Thomas Edison, deux heures. La référence aux huit heures de sommeil comme l'idéal est une idée fausse qu'il faut rectifier. Il y a des petits et des gros dormeurs, l'essentiel est d'avoir un nombre entier de cycles ; à vous d'évaluer vos besoins en la matière.

La qualité du sommeil est un critère très important. Elle est liée à l'enchaînement harmonieux des cycles. Il faut que ces derniers se déroulent dans un ordre, dans une durée et une proportion déterminés. Si un seul de ces facteurs manque, nous aurons un mauvais sommeil, même s'il est suffisant en quantité. On sait en fait qu'on a bien dormi quand on se réveille en forme.

Les troubles du sommeil

Parmi les troubles du sommeil, on trouve d'abord les fausses insomnies ; nombre de personnes consultent parce qu'elles ne sont pas contentes de leur sommeil qu'elle trouvent peu profond, irrégulier et pas assez réparateur. Il y a aussi l'insomnie occasionnelle, provoquée par un mal de dents, une toux, une contrariété. Il se produit alors une accumulation d'adrénaline qui maintient le cerveau en éveil. Le mieux est de s'occuper l'esprit à autre chose en attendant de récupérer le lendemain.

Il faut cependant veiller à ce que cette insomnie ne s'installe pas, ne dégénère pas. Le véritable insomniaque a des insomnies d'endormissement (70 % des cas). On ne peut parler d'insomnie d'endormissement qu'au-delà d'une heure et demie d'attente. Ce retard peut avoir des causes multiples : abus de nourriture, de travail, anxiété, dispute, peur de la solitude...

L'insomnie du petit matin vers trois ou quatre heures n'est pas à prendre à la légère : elle est souvent le signe révélateur d'un état dépressif.

Des remèdes naturels

Toutes les médecines à vision globale apportent leur solution.

L'acupuncture, après avoir identifié la cause, peut restaurer les rythmes biologiques en rétablissant les énergies et le jeu des viscères.

L'homéopathie, qui s'appuie sur un questionnaire très vaste, peut trouver des solutions adaptées à chaque cas.

On ne saurait oublier la phytothérapie. Tout le monde connaît la fameuse tisane de tilleul. Il y en a beaucoup d'autres : aubépine, lotier corniculé, mélilot, passiflore, saule blanc, pavot de Californie, huile essentielle de néroli (extraite de la fleur d'oranger bigaradier).

Quand rien n'y fait, chacun possède sa petite recette. Pour des chercheurs suisses du laboratoire de chronobiologie et du sommeil de Bâle, rien ne vaut une bonne paire de chaussettes. Ce serait même bien plus efficace que les remèdes de grand-mère, les tisanes ou le verre de lait chaud, en passant par des techniques plus à la mode, telles que les bains bouillonnants ou les massages relaxants, jusqu'aux somnifères pour ceux qui ont vainement tout essayé.

Les scientifiques se sont penchés sur les facteurs favorisant l'endormissement et ils ont remarqué qu'il était plus facile de s'endormir quand nos mains et nos pieds ont une température supérieure à la température ambiante. En effet, plus les mains et les pieds ont chaud et plus les vaisseaux qui les parcourent se dilatent. O2, une importante dilatation des vaisseaux favorise l'endormissement. Une attitude allongée aide déjà à la dilatation des vaisseaux. Mais la différence entre la température cutanée et la température ambiante accentue cette dilatation, ce qui favorise la circulation du sang et la perte de calories, vecteurs de chaleur.

L'idéal serait de dormir dans une pièce à une température de 18°C avec le corps totalement recouvert par une couette ou des couvertures, ne laissant à l'air libre que le visage. Une température inférieure entraînerait un refroidissement trop important du corps, contracterait les muscles, provoquerait des frissons et nuirait au sommeil.

Donc, plutôt que d'essayer mille remèdes plus ou moins efficaces, une simple paire de chaussettes ou la vieille bouillotte de grand-mère suffit à vous plonger dans les bras de Morphée.

LA SIESTE

Quelle que soit notre occupation, nous avons besoin d'une pause dans la journée. La nature a conçu notre horloge interne, qui régule le cycle veille-sommeil, en deux temps de sommeil par vingt-quatre heures : un sommeil nocturne de longue durée, l'autre de courte durée qui peut se manifester dans l'après-midi. Les habitants des pays chauds suivent ce rythme naturel. Mais l'organisation sociale des pays de l'Europe ignore la sieste. Pourtant, la sieste n'est pas qu'une habitude culturelle : la chute de la température du corps fait ressentir dans l'après-midi le besoin de dormir. Il est scientifiquement établi que la sieste est un “ besoin latent ”. Des travaux récents, étayés de preuves, nous éclairent sur le processus biologique de ces fameux “ coups de pompe ” ressentis par chacun d'entre nous et plus précisément après le déjeuner.

La sieste a ses mérites. Elle renforce la mémoire, augmente le rendement, élimine l'anxiété. C'est une façon de recharger les batteries. Des travaux montrent que la sieste au début de l'après-midi chez un bon dormeur n'affecte pas le sommeil nocturne mais il n'en va pas de même pour l'insomniaque ou les personnes âgées, qui dorment moins longtemps, car elle crée des difficultés à s'endormir le soir.

Elle dérègle en plus l'équilibre déjà fragile des rythmes de vingt-quatre heures de veille-sommeil. Reste à déterminer la durée idéale du repos. L'avis des spécialistes est partagé. Pratiquée d'une façon régulière dans les pays du Sud, elle peut durer dix minutes ou plus. Les jeunes mères, dont le nouveau-né dort, ne doivent pas hésiter à faire une sieste de trente à soixante minutes. Pour celles qui n'aiment pas se mettre au lit, un bon fauteuil ou une chaise longue suffiront, à condition de s'y installer confortablement. La sieste est aussi conseillée aux travailleurs de nuit.

Dans *L'éloge de la sieste*, Bruno Comby nous décrit le " siesteur professionnel " qui peut pratiquer la sieste n'importe où, dans son bureau, dans les transports en commun, dans sa voiture, et même dans les lieux où on ne pense pas forcément s'assoupir ! La fatigue résulte d'un sommeil fragmenté et il est possible d'arriver au bien-être au moyen de siestes réparatrices.

Ceux qui ont voyagé à travers la planète ont pu voir sommeiller en pleine journée des Africains, des Asiatiques, des Indiens dans les trains, sur un porte-bagages. J'en ai même vu sur un buffle, dans les arbres et même au volant de leur véhicule.

LES TECHNIQUES DE RELAXATION

Au sens large du terme, la relaxation est un ensemble de méthodes ou d'attitudes qui permettent d'obtenir une quiétude et un relâchement tensionnel. Ces techniques vont de la méditation au chi-cong, de la prière à la sophrologie en passant par le bâillement.

Le chi cong

Élaboré il y a sept mille ans par les moines taoïstes, le chi-cong (ou qi-cong), occupe une place essentielle dans la culture chinoise.

Le Qi ou Chi (Ki pour les Japonais), se traduit habituellement par " souffle ". Il représente à la fois l'énergie fondamentale, circulant dans tout l'univers et l'énergie vitale d'un individu, léguée par ses parents. Cette dernière peut se renforcer, s'améliorer, s'équilibrer.

Le chi se trouve dans l'air que nous respirons, dans les arbres qui nous entourent. Il traverse notre corps et lui donne sa vitalité. Ainsi, le chi-cong signifie la maîtrise du souffle, aussi bien par le corps que par l'esprit.

En théorie, aussi longtemps qu'un individu entretient régulièrement et correctement la circulation des souffles dans son corps, il conserve une bonne santé. A l'origine, le chi-cong était pratiqué par les taoïstes. C'était une voie spirituelle d'union avec le tout. Puis il fut transmis par les moines bouddhistes et enfin par les écoles confucianistes. Récemment, divers maîtres (d'arts martiaux ou de chi-cong) ont popularisé sa connaissance et les médecins l'utilisent aussi dans un but thérapeutique. En chemin, il a perdu sa visée première de réalisation spirituelle pour devenir, aujourd'hui, surtout une technique de vitalité et de santé corporelle. S'il existe différentes écoles et plusieurs formes de chi-cong, la forme “ détendue ” correspond à une gymnastique fortifiante, arme efficace pour lutter contre le vieillissement.

Ses effets thérapeutiques s'expriment principalement ainsi.

• Régulation de l'écorce cérébrale, le repos du cerveau, le rétablissement de la fonction cellulaire du cortex cérébral lorsque celui-ci est atteint d'excitation pathologique. C'est pourquoi il est recommandé dans les troubles nerveux.

• Correction des réactions anormales de l'organisme.

• Massage des organes dans la cavité abdominale.

• Contrôle du fonctionnement physiologique du corps.

• Régulation de l'organisme et réorganisation de sa dépense énergétique.

• Résistance du métabolisme aux affections par un renforcement de l'immunologie...

Mode d'emploi

L'idéal est de pratiquer le chi-cong à raison d'une séance d'une demi-heure à une heure par jour dans un endroit calme, sans bruit, pas trop chaud ni trop éclairé. Débranchez votre téléphone et revêtez une tenue légère mais chaude et ample.

Le chi-cong se pratique de préférence au lever du soleil ou à la tombée de la nuit, en tout cas entre les repas. A force de pratique, on est en mesure de trouver le moment “ M ” de sa propre horloge biologique la plus propice aux exercices de chi-cong.

Les Chinois relient chaque organe à une saison pendant laquelle il est plus vulnérable. Des exercices spéciaux sont pratiqués : en automne pour fortifier les poumons, en hiver pour fortifier les reins, au printemps pour fortifier le foie, en été pour fortifier le cœur ; la rate et l'estomac seront stimulés à chaque saison.

La méditation

Méditer c'est se retrouver seul face à soi-même. On peut méditer seul, comme savaient le faire les grands mystiques, ou en groupe.

Pour nettoyer notre mental encrassé, rien de tel qu'une technique de méditation. Mais comment paix et équilibre intérieur peuvent-ils coexister avec les impératifs d'une vie active ? La méditation en groupe peut vous y aider. La méditation n'a de sens que dans la mesure où elle passe dans l'existence et l'anime. Pour ce faire, rien de tel que de s'y immerger au sein d'un groupe. Nous avons choisi deux pratiques : la méditation tantrique et la méditation tibétaine.

La méditation tantrique

En raison même de son absence de règles rigides et de formes figées, la quête tantrique demande une grande force de caractère. Pas de risque, donc, d'être absorbé par le groupe et de s'y perdre. Chacun conserve totalement son individualité. Mieux : il la trouve parce que tout à coup, il s'accepte totalement.

La méditation en groupe permet de voir qu'on peut se montrer tel qu'on est, en toute sécurité. Quand on lâche prise, les émotions remontent.

Les méditations en groupe sont aussi bénéfiques pour la santé. Car la méditation redynamise notre capacité d'autorégulation et d'autoguérison. Une fois la respiration apaisée, l'énergie se régularise dans tout le corps, provoquant des sensations agréables, reconnaissent les adeptes. C'est ce qu'ils appellent retomber dans son corps. Car, dans le tantrisme, les passions ne sont plus considérées comme antagonistes à la vie intérieure. C'est dans leur flamboiement que se dissout l'ego. L'image qui réduit le tantrisme à des techniques sexuelles n'a rien à voir avec lui. “ Le tantrisme est une voie d'amour total qui conduit vers la liberté d'être ”, insistent ceux qui s'adonnent à ce type de méditation.

La méditation tibétaine

La technique - mantra, visualisation, respiration - est un moyen habile pour créer cette détente essentielle. Selon le bouddhisme tibétain, il faut employer 25 % de son attention à la technique et 75 % à la détente de l'esprit. “ La posture du lotus ” fait partie des techniques. Le dalaï-lama évoque la position du bouddha Shakyamouni, statuette de l'art tibétain :

“ Regardez la position ouverte de la main du bouddha. C'est un geste spécifique à la méditation et les jambes croisées représentent la permanence, l'indestructibilité ”. Toutefois, les moins jeunes qui ont des problèmes d'articulation sont tout à fait autorisés à prendre un tabouret ou une chaise ! Par ailleurs, les techniques employées par le méditant peuvent varier au cours de son apprentissage.

Les indications du “ maître ” sont indispensables. Dans le cas de conflits non résolus, des informations peuvent émerger de l'inconscient. Ces méditations donnent lieu en général à des rêves très marquants. La méditation apaise le mental et élimine les émotions perturbatrices, non sans quelques secousses. Comment prolonger cet état méditatif dans la vie ? Il suffit de faire chaque acte en y exprimant le meilleur de soi-même. Ainsi, même lorsque vous tapez à la machine ou faites de la bicyclette, vous nourrissez votre esprit. L'important, c'est la sagesse du présent. Dans le quotidien, les effets de la méditation sont concrets. On se sent plus à l'écoute des autres. Les adeptes reconnaissent qu'ils ont moins peur des conflits... Voilà qui prouve que la méditation quotidienne n'est pas un luxe.

Un changement d'ondes

La méditation ou concentration intime induit chez la personne méditante un changement de niveau de conscience. Autrement dit, un changement d'émission des ondes cérébrales comme dans le sommeil et le rêve. De la fréquence d'ondes bêta (13 à 20 Hz) correspondant à l'état de veille, et à celle du stress, l'individu passe à la fréquence des ondes alpha (8 à 13 Hz) qui correspondent principalement à l'état de quiétude et de relaxation mentale et musculaire.

Un des principaux avantages de cette pratique réside dans l'abaissement rapide du niveau d'anxiété de la personne. Par ailleurs, on peut constater une diminution de sécrétion d'hormones de stress (adrénaline, noradrénaline, cortisol) au bénéfice d'une sécrétion hormonale traduisant le bien-être (endorphines).

LA SOPHROLOGIE

La sophrologie permet de mieux nous adapter à des conditions de vie qui entraînent nombre de modifications hormonales que nous ne pouvons souvent pas modifier.

Notre système hormonal est une machine complexe et subtile. Dès que nous sommes stressés, nous fabriquons de la noradrénaline. Dans le cerveau, cette hormone stimule les centres de l'éveil, améliore la mémorisation immédiate et accentue l'affectivité. Dans le corps, le cœur bat plus vite, la tension artérielle s'élève ainsi que la respiration et le transit intestinal, les graisses brûlent plus vite. D'autres organes, dans le corps, sécrètent aussi de la noradrénaline sous l'effet des informations transmises par le système nerveux autonome. Le stress influence aussi notre sécrétion de cortisol. Celui-ci bloque la sécrétion de noradrénaline. Au niveau du corps, le cortisol accélère l'utilisation des protéines et du sucre dans le sang, et possède une action locale anti-inflammatoire. Au niveau du système immunitaire, c'est tout le système qui est mis en alerte, selon un processus complexe, lorsque nous sommes en face d'un agent stresseur.

Tant que notre système d'adaptation au stress n'est pas dépassé par la fréquence ou la longueur des agressions, tout va bien et le système s'équilibre. Mais que nous subissions un stress important ou que nous soyons soumis à un stress léger mais permanent, et nos capacités d'adaptations finissent par rendre les armes. Et, petit à petit, c'est tout le système qui se dérègle, provoquant des affections très diverses. C'est ainsi que certains finissent par faire de l'hypertension, d'autres accumulent les kilos, d'autres voient leur pilosité se développer... Ainsi, bien des maladies que la médecine officielle traite au niveau du symptôme peuvent être soignées en remontant à la cause, à savoir les modifications hormonales provoquées par nos conditions de vie. Et comme souvent, nous ne pouvons pas modifier complètement notre vie, il ne nous reste qu'à apprendre à mieux nous y adapter. Avec... la sophrologie.

En 1980 apparaît la sophrologie, science inventée par le Pr Caycedo, qui puise son nom du grec “ sos phren...logos ”, la science de l'esprit harmonieux. Le Pr Caycedo, de l'université de Barcelone s'intéresse à la fois à l'hypnose, aux civilisations anciennes et à la santé de ses contemporains. Il sera frappé, en lisant Platon, par le terme de “ sophrosyne ” qui désigne un état mental voisin du sommeil hypnotique. C'est un événement capital car si l'hypnose reste ignorée, la sophrologie, grâce à un regard plus ouvert et scientifique, va permettre aux techniques de recherche sur les états de conscience altérée d'évoluer très vite et d'être admises beaucoup plus largement que par le passé.

La sophrologie considère que le psychisme d'un individu est unique, sans pareil mais qu'il possède également des structures universelles. Son but est d'accéder à ces mécanismes par lesquels on peut mieux comprendre et résoudre ses problèmes.

A priori, la sophrologie n'est donc pas une technique de soin mais un moyen d'accéder à un niveau plus élevé de sa propre conscience et d'une éventuelle connaissance de soi, du monde et de la vie. Si l'hypnose classique impose au patient le fait de guérir, la sophrologie ne donne pas d'ordres. Son objectif est de faire prendre conscience à un individu de la façon dont fonctionne son esprit à un niveau personnel et de lui apprendre à harmoniser ces niveaux. Pour ce faire, on utilise différentes techniques. Une forme d'hypnose très douce, pendant laquelle sont émises des suggestions. Le yoga joue aussi un rôle par la respiration et la relaxation qu'il apporte. Enfin, les suggestions elles-mêmes vont faire franchir au patient les degrés de son mental. La clé du succès réside dans le contrat établi entre le patient et le praticien : le premier a un problème mental ou physique dont il veut se défaire, le second va l'aider dans cette voie et l'assister tout au long d'un traitement dont le but est la guérison, envisagée et souhaitée d'un commun accord.

Le travail consiste à extirper de l'inconscient du malade les problèmes enfouis profondément et souvent depuis longtemps. Il faut les lui faire voir clairement, sous un jour nouveau afin qu'il puisse les résoudre.

LA MUSIQUE

“ Il n'est rien dans l'esprit qui ne soit passé par les sens ” disait Aristote. On pense généralement que l'oreille est un microphone. Or, l'oreille a un psychisme. L'intégration ne se fait que si le sujet a envie d'entendre. Entendre, c'est subir le message qui nous est adressé. Écouter, c'est désirer appréhender ce message. Il s'agit là de deux attitudes bien différentes. Écouter, c'est l'acte de mieux recevoir.

L'oreille possède deux petits muscles dont on parle rarement. Ce sont des muscles d'accommodation dont l'être humain joue pour entrer en communication avec le monde extérieur. Ici, le facteur psychologique est déterminant. Lorsqu'un son parvient à un individu, le tout est de savoir si celui-ci désire l'accueillir ou le rejeter, s'il tend l'oreille ou s'il cherche à la relâcher.

On voit là tout le travail qu'il y aurait à promouvoir dans le cadre de l'Éducation nationale pour arriver à une véritable pédagogie de l'écoute, à la fois psychologique et musicale. Quand on connaît le temps d'écoute de chansons, de musiques ou de fond sonore, dans la vie actuelle d'un adolescent, on comprend l'urgence qu'il y a à se pencher sérieusement sur la question de l'action des sons et des musiques...

Certaines expériences ont montré que lorsqu'on élimine l'audition d'un sujet on arrive à supprimer jusqu'à 60 % de la stimulation corticale. Le cerveau fonctionne comme une batterie : il se charge lorsqu'il reçoit des stimulations sensorielles (comme une batterie de voiture se charge lorsque le moteur tourne). Détail amusant : seuls les violons et les trompettes ont des harmoniques très élevées et sont donc à privilégier pour donner de l'énergie au cortex ! On peut parler de musicothérapie, c'est la musique qui guérit.

Les stimulations par les sons font partie des ressources thérapeutiques, tant pour l'enfant en difficulté que pour l'adulte mal dans sa peau. Il existe diverses méthodes de rééducation de l'oreille par des stimulations sonores. Les plus intéressantes consistent à travailler, grâce à un équaliseur, avec des musiques dont on adapte les bandes passantes à la courbe auditive du sujet (Dr G. Bérard). Les effets cliniques et les hypothèses neurophysiologiques vont dans le sens d'une plus grande présence au monde et aux autres, d'une stimulation corticale et d'une tonification de l'esprit de décision, de plus de stabilité dans les choix, avec une normalisation des grandes fonctions vitales (sommeil, alimentation).

Les musiques elles-mêmes, qui servent de support aux stimulations sonores, agissent sur l'apaisement, la sécurisation, la détente, la relaxation, l'espoir, la joie, la nostalgie, l'affection, la force, le sentiment de puissance, l'émotion esthétique, etc.

Chacun peut, chez lui, s'aider des immenses ressources du champ musical, selon quelques principes simples que je vais résumer.

La vie organique est basée sur des rythmes, que la musique calmera ou stimulera, harmonisera ou mettra en état de tension.

Les musiques à dominante *rythmique* stimulent la vie sensorielle et physiologique, le mode du " faire ", tout en dynamisant le corps (musiques de danse, Prokofiev, Manuel de Falla, Stravinsky, etc.)

Les musiques à dominante *mélodique* stimulent la vie affective et le mode du " ressentir " (les Romantiques : Beethoven, Schubert, Schumann ; Bruckner, Mahler, Brahms...)

Les musiques à dominante *harmonique* stimulent la vie intellectuelle et le mode du " penser " (époque classique : Haendel, Bach, Mozart, Vivaldi, Haydn).

La polyphonie va stimuler les sentiments fraternels et collectifs (chants populaires, chœurs corses, basques, chœurs de Verdi) jusqu'à des sentiments élevés où règnent la lumière, l'amour, la joie (Monteverdi, Palestrina, Haendel, Vivaldi...)

Beaucoup de musiques peuvent servir... à la détente : " Sonate au clair de lune " de Beethoven, " Clair de lune " de Debussy, " Intermezzo " de Brahms, " Rêverie Arabesque " de Schumann, " Aquarium du Carnaval des animaux " de Saint-Saëns, Prélude de " Parsifal " de Wagner.

D'autres peuvent servir à la relaxation. Des œuvres classiques : " Quatre concerti pour guitare " et " Concerti pour flûte " de Vivaldi, " Douze concerti grossi " opus 5 de Corelli, " Variations Goldberg " de Bach. Des œuvres modernes : " Célébration - Haeakala - Ecstasy ", de Deuter, " Li - In person - Oasis " de Kitaro (synthétiseur), les musiques de Hamel, de Vangélis.

On peut se constituer aussi de petits montages au magnétophone en vue, par exemple, de favoriser le sommeil : " Rêverie " de Schumann, " Largo " de Haendel, " Ave Maria " de Schubert, premier et deuxième " Prélude " de Bach, deuxième mouvement du " vingt et unième concerto pour piano " de Mozart.

L'effet de la musique ne coïncide pas avec sa valeur esthétique. On attribue son influence à plusieurs facteurs : la détente et la relaxation, la suggestion, la libération des émotions ou leur éveil (surtout chez des personnes aux sentiments peu développés ou refoulés, ce qui les rend insatisfaites ou renfermées).

LA DANSE

Dans toutes les sociétés, la danse a toujours joué un rôle fondamental : celui de pouvoir exprimer avec le corps ce que les mots ne peuvent dire. Les Pythagoriciens affirmaient " qu'elle chassait les mauvaises humeurs de la tête ". Ses effets thérapeutiques seraient donc connus depuis fort longtemps. Pourtant, la danse-thérapie ne s'est développée que dans la seconde moitié de notre siècle. D'abord aux États-Unis, au Canada et en Argentine puis, plus tardivement, en Europe. Cette dénomination englobe diverses techniques de danse : classique, moderne ou primitive. Elles sont associées au rythme, à la musique ainsi qu'à des méthodes issues des sciences humaines.

L'expression corporelle, le développement du potentiel créatif de chacun et la verbalisation sont au centre du processus engagé ou tout du moins pour obtenir une détente. Il s'agit de travailler sur le principe du mouvement authentique et sur le langage de " l'effort shape ", système analytique de lecture corporelle qui favorise la communication gestuelle. Le mouvement authentique est un mouvement qui part de l'intérieur du corps. Il permet d'exprimer les sensations et les émotions occultées et peut se produire lorsque l'on dépasse le stade de l'inhibition. L'obtention de ce mouvement spontané s'apparente de façon symbolique au schéma de la dynamique de l'orgasme selon W. Reich (pour lui, l'orgasme est le prototype du fonctionnement de l'organisme). Dans un premier temps, le sujet accède à une tension mécanique et, dans un second temps, à une détente mécanique et psychique. Cette technique est appliquée auprès des gens tendus ou stressés pour qu'ils laissent s'exprimer librement leur inconscient et pour qu'ils retrouvent une logique corporelle. La sensation, l'émotion, l'imagination et le plaisir se retrouveraient ainsi unis par la création d'une danse personnelle.

Les personnes qui participent régulièrement aux séances, y compris les personnes d'un certain âge, affirment que la danse leur " redonne un coup de fouet " et qu'elle " apaise leurs angoisses ". D'un point de vue plus global, la danse-thérapie favorise la communication verbale et induit des comportements plus adaptés à la réalité de la vie quotidienne. On attribue ces changements à la découverte d'un plaisir pluridimensionnel, et surtout à l'instauration d'une meilleure harmonie psychique et corporelle. Ainsi, des personnes particulièrement dépressives ont trouvé par l'intermédiaire de la danse une possibilité d'expression correspondant à leurs besoins. Leurs difficultés de communication se sont estompées au profit d'une relation avec autrui beaucoup plus gratifiante.

Sans adopter un statut de danse-thérapeute, toutes les variétés de danse (tango, valse, rumba...) peuvent répondre aux besoins de mieux-être les plus divers. Adultes, adolescents, seniors, nous sommes tous susceptibles d'être fragilisés à un moment de notre vie : par un événement douloureux ou par les suites d'une longue maladie, par un échec professionnel ou simplement par des angoisses indéfinissables. La danse ne peut pas guérir miraculeusement les blessures de l'âme ni modifier magiquement les morphologies. Mais, dans ces deux domaines, elle apporte incontestablement une aide précieuse, ne serait-ce que par le plaisir qu'elle suscite.

Plus qu'un art qui allie une discipline du corps et de l'esprit, la danse est un langage universel, un hymne à la beauté, à l'amour et à la vie. Quant à la danse-thérapie, elle n'aurait plus de sens si l'on en excluait toute sa dimension artistique, humaine et symbolique !

– TROISIÈME PARTIE –

BIEN SE NOURRIR POUR VIVRE BIEN

– 9 –

L'ALIMENTATION ET LA CULTURE

L'alimentation varie dans le temps et dans l'espace selon les cultures, les époques et les sociétés. Elle représente un vaste carrefour culturel. Nous allons donc faire un voyage dans le temps et l'espace, pour y relever les spécificités et essayer de saisir la finalité qui se cache derrière chaque recette.

UN VOYAGE DANS LE TEMPS

Les mouvements de l'Histoire ne peuvent qu'intégrer le concept de l'alimentation et surtout de ses carences pour expliquer certains grands événements.

Rappelons les épidémies de pellagre qui sévissaient dans la plaine du Pô ou la Corn Belt américaine (lire le roman *Les raisins de la colère*). Elles étaient dues à une alimentation à base de maïs, carencée en vitamine PP (nicotinamide). Or le maïs contient de la vitamine PP mais celle-ci est fixée à des complexes végétaux et ne peut être assimilée. Pourtant les Aztèques, qui firent découvrir le maïs aux conquistadores, ne souffraient pas de pellagre. Ils consommaient le maïs sous forme de “ tortillas ”, en mélangeant de la farine de maïs, de l'eau, du sel et de la chaux vive. Par son action libératrice de la nicotinamide, la chaux vive la rendait assimilable. Les envahisseurs espagnols avaient bien rapporté le maïs en Europe mais pas la façon de le consommer. Aujourd'hui encore les Indiens maya intègrent la chaux vive à la farine et au maïs.

Il est inutile de rappeler les ravages du scorbut chez les marins et la découverte de l'action préventive du citron par les Anglais, qui lui doivent peut-être leur puissance maritime.

De toute façon, l'équilibre finit par s'imposer par lui-même. Il y aurait une intelligence cellulaire puis sociale qui cherche à rétablir l'harmonie. Les traditions culinaires de la plupart des civilisations montrent toutes une recherche de la juste proportion entre les différents nutriments. Ainsi, en associant céréales et légumineuses (riz et lentilles en Inde, pâtes et haricots en Italie, blé et pois chiches au Maghreb...), les hommes ont empiriquement rééquilibré la valeur protéique d'une alimentation végétarienne carencée en acides aminés. De la même façon, l'association glucides-protides se retrouve naturellement dans toutes les civilisations : que ce soient le pain et la viande, le riz et le poisson, les galettes de maïs et la viande, le pain et le fromage, etc.

Mais on peut prolonger et approfondir cette réflexion, et se demander si l'état nutritionnel d'un peuple ou d'une civilisation n'est pas capable de déterminer leur développement. S'il n'existe pas, en quelque sorte, une géopolitique de la diététique.

Il est reconnu que les civilisations à tradition végétarienne sont généralement pacifiques, alors que les peuples guerriers sont avant tout carnivores. De tout temps, la viande a été le symbole de la violence, de la force et de la puissance, tandis que le végétarisme était porteur du sens de la paix et du religieux, mais aussi de la faiblesse. Les Mongols ou les Vikings étaient des peuples conquérants, adeptes d'une alimentation carnée tandis que les Indiens du Sud-Est de l'Inde, les aborigènes, avant tout végétariens, étaient réputés pour leur pacifisme. Dans un autre domaine, le caractère inventif et industrieux des Japonais n'est plus à démontrer (ils sont le peuple qui dépose le plus de brevets dans le monde et qui a “ envahi ” la planète avec de très nombreux produits manufacturés). Ce sont aussi de très gros consommateurs de soja et de poissons, sources d'acides gras polyinsaturés à longues chaînes de la série omega 3, qui favorisent l'équilibre du système nerveux. Ce n'est pas une coïncidence, mais bien un effet et sa cause. Pour les mêmes raisons, ils présentent aussi très peu de maladies cardio-vasculaires.

Mais que ces règles ancestrales disparaissent ou soient enfreintes, apparaissent alors des carences, des désordres, que se transmettront les générations suivantes. Les conséquences peuvent devenir considérables. L'Histoire nous le démontre. Le déclin de l'Empire romain a sûrement été influencé par le développement du saturnisme, favorisé par l'usage de récipients et de conduites d'eau en plomb. On sait que le saturnisme se manifeste par des troubles mentaux et une certaine apathie.

On a récemment constaté un changement des habitudes alimentaires des Latins. Traditionnellement basée sur les céréales, le poisson, et l'huile d'olive, l'alimentation est devenue beaucoup plus carnée, plus riche en graisses saturées. En même temps se sont multipliés les troubles cardio-vasculaires. Un phénomène identique a été observé chez des Japonais transplantés aux États-Unis ; sous l'effet de l'alimentation américaine “ fast food ”, ils ont adopté les mêmes pathologies de surcharges que leurs hôtes (obésité, diabète, cholestérol...)

Chaque époque est caractérisée par un modèle de rapport entre la santé et l'alimentation, lié à de nombreux facteurs, comme les progrès technologiques ou la place de l'individu dans la société, à un moment donné. Alimentation-énergie, alimentation-modernité, alimentation-forme, les modèles sont nombreux depuis les années d'avant-guerre. Ces années sont celles de grandes découvertes (l'automobile, l'électricité, l'aviation), qui font entrer le monde occidental dans un monde d'énergie. L'alimentation est aussi énergie : ce qui est bon et sain stimule l'appétit, ce qui est bon est nourrissant, avec valorisation des aliments qui tiennent au corps (viande, féculents, pain), ce qui est bon rend fort et les vitamines prennent de plus en plus d'importance.

Durant les années cinquante soixante, le modèle devient l'alimentation rationnelle. Le souci de la reconstruction d'après-guerre se traduit dans l'alimentation par le sens des proportions, la variété, la conservation. L'alimentation se conçoit de façon plus objective, mathématique, un aliment correspondant à des calories. Les plats mijotés, en sauce, perdent de leur crédit au profit des fruits, des légumes et des laitages. Le souci de qualité devient primordial et la chaîne du froid commence à modifier les habitudes.

Les années soixante soixante-dix sont celles de l'alimentation modernité. Avec le début de la croissance économique, l'apparition des premiers hypermarchés, la diffusion des produits américains, le bon aliment est l'aliment nouveau, rapide et léger. C'est l'ère des produits déshydratés, des produits importés, des plats-minute et d'un idéal féminin qui devient celui de la minceur, conduisant à proscrire tout ce qui est trop pimenté, trop acide, trop cuisiné...

Les années soixante-dix quatre-vingt sont celles de l'alimentation en question, avec une remise en cause des modèles d'alimentation précédents, qui correspond à une contestation de la société de consommation. Le maigre combat le gras, la cuisine nouvelle supplante la cuisine bourgeoise, le naturel l'emporte sur l'industriel. On assiste à la dénonciation de l'usage des colorants, des produits chimiques, des hormones dans le veau et à l'exaltation de la macrobiotique et de la nutrition végétarienne. Deux films résument bien l'état d'esprit de ces années : *La grande bouffe*, qui dénonce les excès alimentaires, et *L'aile ou la cuisse*, qui dénonce la dénaturation industrielle de l'alimentation.

Les années quatre-vingt quatre-vingt-dix sont marquées par le triomphe de l'alimentation forme, qui s'accompagne d'un culte du corps et des apparences. Les médias célèbrent les vertus du jogging et de l'aérobic (c'est la période Jane Fonda, Véronique et Davina). Le corps devient un capital qu'il faut entretenir et les différences entre alimentation et diététique s'estompent, alors que s'imposent les notions d'aliments enrichis, de compléments nutritionnels, de repas de substitution et l'explosion des produits allégés, sans sucre, sans caféine, sans matières grasses, sans cholestérol. L'esthétique est aussi recherchée dans l'aliment qui, pour être bon, doit être agréable à regarder, et la cuisine japonaise, par exemple, a beaucoup de succès. La forme du repas change avec une délégation croissante (recours aux surgelés, aux traiteurs) tandis que s'amorce une déstructuration des repas.

Ces années sont aussi celles de l'alimentation santé. Les discours sont très contradictoires et entraînent chez le consommateur un désir d'équilibre. Les lois, règles absolues, diktats n'ont plus cours mais les tensions sont fortes entre santé et plaisir, nature et science, spirituel et physique, goût et hygiène, tradition et modernité.

La science triomphe quand elle propose non plus des aliments mais des *alicaments*, des aliments qui guérissent, tandis qu'à l'inverse s'effectue un retour du terroir, de l'alimentation d'avant la science. L'évolution de l'alimentation est indissociable de celle de la société et, finalement, les mêmes paradoxes reviennent toujours, avec des configurations différentes selon les époques, qui font privilégier ou non le plaisir, la science, l'esthétique, le naturel.

UN VOYAGE DANS L'ESPACE

L'alimentation varie aussi selon les cultures et les sociétés.

L'Europe à la carte

Les cartes géographiques, ces vues objectives du monde, représentent les frontières entre pays, des frontières qui, en Europe, correspondent le plus souvent aux nations de l'ère moderne. Mais la mappemonde géopolitique dissimule une autre carte, plus variée et authentique : la carte de la gastronomie. Nous savons à peu près où passe la frontière entre les boulettes de pommes de terre et les frites, entre le pain blanc et le pain noir. Il est possible de suivre à travers toute l'Europe la ligne du goulache qui, depuis les marmites irlandaises à l'extrême Ouest, s'ouvre progressivement sur la ceinture du chiche kebab (brochette de mouton grillé) au Sud-Est et sur celle du bigos (genre de choucroute) aux abords de la mer Baltique.

En matière de saveurs, l'Europe centrale est l'un des plus grands carrefours gastronomiques du monde. Son cœur se situait jadis à Vienne, où les influences méditerranéennes (italienne, balkanique et même turque) se mariaient à la lourde cuisine continentale de l'Allemagne et avec les copieuses recettes au chou et pommes de terre des Slaves du Nord, sans oublier les curiosités culinaires alpines et les plats traditionnels juifs. Présente dans les milieux les plus raffinés, la cuisine française servait de catalyseur gastronomique dans la Vienne impériale, d'où elle rayonnait jusque dans les moindres recoins de l'Empire. A Vienne même, les différents courants de la gastronomie s'exprimaient sans véritable cloisonnement. En revanche, les autres territoires de la monarchie étaient traversés par des lignes de démarcation hermétiques et toujours visibles aujourd'hui. Celle qui séparait la cuisine de Hongrie de celle de Bohême-Moravie était sans doute l'une des plus révélatrices.

La cuisine hongroise est à la fois un condensé et une interprétation unique des différentes saveurs ethniques que compte la mosaïque du Sud-Est de l'Europe. Ses recettes corsées, que d'aucuns trouvent presque barbares dans leur forme la moins élaborée, jouissent désormais d'une renommée mondiale. C'est le cas des viandes fumées, par exemple. Ayant adopté les méthodes de fumage pratiquées par les bouchers allemands, les adeptes de ces goûts rustiques créèrent la saucisse hongroise et la csaba (sorte de salami fumé) souvent imitées, jamais égalées.

La cuisine slave traditionnelle, à base de pain, de pâtisseries, de purées, de sauces, d'oignons cuits et de légumes mijotés a été mariée pour la première fois à la cuisine régionale allemande dans le chaudron de Bohême-Moravie, au début du Moyen Âge. Les idées allemandes y étaient apportées par les bâtisseurs et les colonisateurs de l'Empire, venus aussi bien de Poméranie (au Nord) que de Bavière (au Sud). Cette cohabitation a enrichi à la fois la cuisine tchèque et celle des Sudètes, très proches l'une de l'autre. Il suffit de mentionner le porc aux boulettes et la choucroute. Le rôti de porc à demimijoté dans son jus appartient clairement à la tradition culinaire allemande. Quant aux boulettes (à la viande, aux pommes de terre ou à la mie de pain), elles sont typiques de la Bohême-Moravie. De même le chou braisé pourrait, lui aussi, être considéré comme un apport de la culture slave du Nord-Est.

Les boissons alcoolisées constituent l'un des axes de notre recherche sur la gastronomie. Selon toute vraisemblance, l'hydromel, comme des variétés primitives de bière, à base de seigle et de jus de fruits fermentés, serait né dans l'Antiquité païenne chez les Slaves du Nord et de l'Ouest. A l'exception du Sud de la Moravie, le vin n'est apparu en terre tchèque qu'au Xe siècle avec l'arrivée du christianisme (l'un des premiers viticulteurs fut d'ailleurs saint Wenceslas, duc de Bohême). Deux ou trois siècles plus tard, les fondateurs allemands des villes tchèques introduisaient sur le territoire des techniques de brassage plus perfectionnées. La bière tchèque acquit par la suite sa fameuse réputation grâce à la tradition agricole slave, à la fertilité du sol et à la qualité des céréales et du houblon. Dès le XVIIe siècle, elle concurrençait avec succès d'autres alcools aux répercussions sociales beaucoup plus redoutables.

Ainsi les habitudes alimentaires sont un bon reflet des modes de vie et des cultures. Au moment où l'Europe devient une réalité, les spécificités des pays membres demeurent, et c'est tant mieux.

Un tour d'Europe des petits déjeuners

Les différentes façons de concevoir le premier repas de la journée constituent un bon exemple de cette diversité. Offrons-nous un tour d'Europe des “ petits déj' ”, très enrichissant !

Avant d'être un petit déjeuner, le premier repas de la journée était tout simplement un déjeuner, mot venant du latin “ disjunare ” signifiant “ rompre le jeûne ”. Le mot apparaît en français au XIIe siècle et qualifie (dans les monastères) la première collation de la journée. C'est à la fin du XVIIIe siècle que l'expression “ petit déjeuner ” désigne le repas léger pris au réveil.

En réalité, si le terme petit déjeuner est relativement récent, l'habitude de prendre un repas matinal ne l'est pas. “ Au seuil de l'humanité, le premier repas est tout naturellement composé des mêmes types d'aliments que ceux constituant les autres repas ”, explique Maguelonne Toussaint-Samat. “ On consomme souvent des mets froids ou des restes de la veille. Ce repas n'a pas de fonction sociale : il se prend en solitaire, selon les activités de chacun ”.

Le petit déjeuner reste aujourd'hui très influencé par le mode de vie, les coutumes de chaque pays, ainsi que les goûts et les habitudes alimentaires qui imprègnent également la composition des autres repas. Son importance varie notamment avec l'existence ou non d'un vrai repas à midi.

On peut distinguer les Européens qui prennent un petit déjeuner généreux et consistant, “ à la fourchette ” mais déjeuneront peu (ou pas) à midi, parce qu'ils font la journée continue comme aux Pays-Bas ou en Belgique, ou pour des raisons de confort climatique, comme en Grèce ou en Italie, de ceux qui prennent un repas matinal plus frugal parce qu'ils prévoient une coupure à midi avec un déjeuner plus copieux. C'est le cas des Français.

En réalité, plus important que l'apport nutritionnel d'un seul repas, c'est la totalité de la ration alimentaire qu'il faut prendre en compte, de même que l'équilibre entre les trois repas. Quoi qu'il en soit, il apparaît que chaque Européen - indépendamment de son pays d'origine - consomme plus de la moitié de sa ration énergétique journalière avant la mi-journée (en comptant l'apport du petit déjeuner et du repas de midi).

Ainsi, le Français qui prend un petit déjeuner peu copieux (16 % des calories globales) reçoit 40 % de l'apport énergétique total au déjeuner. En revanche, l'Espagnol prend une boisson vers 8 heures, mange vraiment à 10 heures (21 % du total pour les deux collations) et se met à table pour un repas léger à 15 heures.

Outre les variations dans leur importance, les petits déjeuners des Européens diffèrent par leur composition, en fonction, tout naturellement, des us et coutumes propres à chaque pays, eux-mêmes influencés par les productions locales. Commençons par l'Europe du Sud.

Les Grecs mangent de la fêta ou du kasseri (fromages au lait de brebis ou de chèvre), des petits pains au sésame et des olives, arrosés d'une tasse de café pour le “ proïno ”.

La “ colazione ” de l'Italien se compose d'un “ cappucino ” accompagné de petits pains (“ rosseta ”, pain blanc en forme de rosace ou gressins) ou de brioche, avec quelquefois un morceau de tomme de brebis.

L'Espagnol commence la journée par un “ desayuno ” plutôt classique à base de pain ou de pâtisseries, arrosé de café ou de chocolat chaud. Certains préfèrent du pain grillé arrosé d'huile d'olive avec une tomate et une tranche de jambon cru. Les Espagnols consomment peu de margarine et préfèrent le beurre.

D'une façon générale, dans le Sud de l'Europe, on boit d'abord, on mange après.

À climat différent, habitudes différentes. En Europe du Nord, on lutte contre le froid avec un petit déjeuner énergétique dès le matin.

Aux Pays-Bas, on mange beaucoup de tartines (souvent avec de la margarine), accompagnées de fromages et de viandes froides, arrosées de café, de thé et de lait.

Au Danemark, le petit déjeuner est un repas très complet composé de céréales, de pain de seigle accompagné de fromages et de charcuterie. La confiture de cassis ou la gelée de groseille sont appréciées. Les Danois boivent généralement du café au lait.

Leurs voisins suédois préfèrent le poisson fumé associé à la charcuterie (nourriture cancérigène). Leurs petits pains complets sont croustillants et consommés avec du beurre. Ils boivent du café et des jus de fruits.

À l'Est de l'Europe, le rythme de la journée continue incite à prendre un petit déjeuner solide. En Allemagne, le " frühstück " est copieux et varié. De tendance plutôt salée, il s'articule autour du pain – " knäckebrot " (pain complet et croustillant) – qu'accompagnent diverses sortes de charcuteries (comme le jambon de la Forêt Noire) ou de fromages. Il est généralement arrosé de café ou de thé et d'un jus de fruits.

En Belgique, le repas matinal est appelé " déjeuner ". Il est composé de tartines beurrées (pain blanc moulé au froment) avec de la confiture ou de la charcuterie (pâté ardennais). Les Belges boivent du lait aromatisé au café, à la chicorée ou au chocolat.

Leurs voisins luxembourgeois ont des habitudes alimentaires assez similaires. Ils consomment aussi des tartines (pain aux six céréales) avec du beurre et de la confiture (de quetsche) et une boisson lactée.

Enfin, dans les pays anglo-saxons on prend, semble-t-il plus qu'ailleurs, le temps de cuisiner pour le petit déjeuner. Le " breakfast " britannique se compose d'un grand thé au lait, d'une assiette de céréales arrosées de lait froid, de toasts de pain de mie beurrés avec les fameux " eggs and bacon " et d'un verre de jus de fruits. Que d'erreurs dans les compatibilités alimentaires !

En Irlande, le " breakfast " est également copieux avec des tranches de " soda-bread " (pain blanc cuit au four à bois), des tomates grillées, des saucisses, parfois des œufs brouillés, le tout arrosé de thé au lait.

Au terme de ce tour d'horizon, il semble que les Français aient des progrès à faire pour améliorer leur petit déjeuner. Premier point, trop nombreux sont encore ceux qui " sautent " ce repas, parmi les enfants et les adolescents notamment. Deuxièmement, il serait bon d'ajouter à la traditionnelle tasse de café, un morceau de baguette accompagné de confiture, un yaourt et un fruit. Les Français bénéficieraient ainsi d'apports plus diversifiés et plus satisfaisants.

Du neuf dans l'assiette

Même si, comme on l'a dit, chaque pays garde ses spécificités alimentaires, le développement des voyages et des communications permet à chacun de tester les habitudes de ses voisins. Parallèlement sont apparus de nouveaux aliments spécialement conçus pour faciliter le petit déjeuner. Céréales prêtes à l'emploi, café instantané, petit déjeuner chocolaté, biscottes, lait en poudre font aujourd'hui partie de notre environnement alimentaire. Ce qui a changé dans le petit déjeuner, c'est surtout la présentation des aliments retenus, leur qualité, leur commodité. Aujourd'hui, les choix possibles sont devenus nombreux. Cette diversité permet de varier son alimentation et par conséquent d'assurer un bon équilibre alimentaire.

Les habitudes alimentaires des jeunes seniors, à savoir les 50-60 ans, traduisent, au-delà de la dimension nutritionnelle, les mutations sociales, les changements de rythmes de vie, les peurs du moment. En 1999, les Français ont une appétence prononcée pour les micronutriments et placent les légumes au premier rang dans la hiérarchie des aliments essentiels.

La première mutation observée au cours de ces trente dernières années concerne la hiérarchie des aliments essentiels. En 1966, les 50-60 ans placent en premier les féculents ; viennent ensuite les viandes, les légumes et les produits laitiers. En 2000, ce sont les légumes qui apparaissent en tête du classement des aliments essentiels, suivis des viandes, des produits laitiers, des féculents et des poissons. On est passé d'un modèle du " nourrissant " et du rassasiant à une conception nutritionnelle valorisant les sources de micronutriments, de vitamines et de fibres.

La régression des féculents n'a pas d'effet négatif dans la mesure où les besoins énergétiques sont aujourd'hui moindres en raison d'une baisse de l'activité physique. Les différentes enquêtes relatives aux habitudes alimentaires révèlent, en effet, une forte évolution des besoins vers les micronutriments au travers d'une plus grande consommation de légumes, de poissons, de produits laitiers et “ bio ”, avec une plus grande consommation de calcium. Cela confirme, entre autres, l'impact des messages des médias et surtout des laboratoires sur la prévention de l'ostéoporose.

Une deuxième mutation concerne les aliments qu'on n'achète pas. Ainsi, les légumes connaissent une forte régression, qui s'explique par le changement de leur statut symbolique. Le goût est, en 1966 comme en 2000, la première raison de non-achat. Ainsi, “ le bien-manger à la française ” reste une valeur importante incarnée dans toutes les régions par la viande cuisinée en sauce avec une adaptation à la gastronomie régionale. Même si la vache folle est le premier événement pointé comme ayant contribué à modifier les habitudes alimentaires, la viande reste, du Nord au Sud, de l'Ouest à l'Est, une valeur forte du bien-manger.

En 1998, 81 % des femmes et 59 % des hommes âgés de 50 à 60 ans cherchent à équilibrer leur alimentation Cette question n'avait pas été posée en 1966. Dans ce domaine, 56 % considèrent qu'ils sont, pour eux-mêmes, les meilleurs prescripteurs avant le médecin généraliste et le nutritionniste. *Ils pratiquent une diététique fondée sur des règles simples, sur le bon sens, où l'importance du goût est primordiale, ce qui pourrait en partie expliquer le paradoxe français.*

Les Américains à la recherche d'une bonne santé sans effort

Lors d'une enquête comparative France-USA, l'institut Gallup a étudié le comportement des Américains face à la santé. Il ressort d'un sondage effectué sur 3 140 personnes entre le 7 mai et le 12 juin 1998, que les Américains savent ce qu'il faut faire pour rester en bonne santé mais qu'ils ont du mal à s'imposer une discipline alimentaire et physique. Les Américains s'y connaissent en prévention et ils hésitent rarement à faire des tests de dépistage, des examens cliniques et biologiques. En revanche, ils mangent trop et ne font pas suffisamment de sport.

Huit personnes interrogées sur dix ont déclaré qu'elles ont consulté un médecin dans l'année écoulée. Ce sont les adolescents et les personnes âgées qui consultent le plus souvent. 66 % des Américains sont allés chez le dentiste au cours de l'année écoulée. Plus de neuf Américains âgés de 65 ans ou plus sur dix ont fait évaluer leur taux de cholestérol mais la moitié d'entre eux seulement se souvient de ce taux. Cependant, 25 % de ceux qui ont fait ce test ont changé leur régime pour abaisser leur taux de cholestérol au cours des deux années écoulées.

Trois femmes sur quatre, au cours des douze mois écoulés, ont eu une mammographie. Selon l'étude de Gallup, près de la moitié des Américains âgés de plus de 12 ans présentent un poids en excédent et un sur sept est carrément obèse. Les normes de poids appliquées ont été fournies par le National Institute of Health (NIH). Le sondage fait apparaître que six adultes américains sur dix (tranche d'âge 25-64 ans) se livrent à des exercices physiques vigoureux, mais, après 65 ans, la proportion tombe à 33 %. Seulement 56 % de ceux qui ont plusieurs partenaires sexuels ont utilisé un préservatif lors de leur rapport le plus récent. 25 % des Américains fument la cigarette, la pipe ou le cigare, et le plus grand nombre de fumeurs (36 %) se trouve dans la tranche d'âge 18-24 ans. Quatre Américains sur dix boivent de l'alcool en quantité variable. 20 % des personnes interrogées déclarent une maladie ou un problème de santé et les gens les plus malades sont aussi les plus pauvres.

Une enquête comparative d'échantillons de population américaine et française montre des différences étonnantes quant aux représentations et croyances respectives vis-à-vis de l'alimentation. Par rapport aux Français, les Américains déclarent consommer beaucoup plus de produits sains, sans graisse ni sucre. Ils sont beaucoup plus anxieux vis-à-vis de l'alimentation. A la question : “Considérez-vous que vous mangez, dans l'ensemble, sainement ”, les Américains disent en majorité non, les Français oui. Les Américains raisonnent en termes de nutrition et non en termes culinaires. A la question : “ Quel est l'intrus ? ” dans le trio pain, pâtes et sauce, les Américains associent pain et pâtes (ce sont des féculents), alors que les Français associent pâtes et sauce (c'est une préparation culinaire).

Les enquêteurs ont demandé aux sujets testés de choisir entre un bon hôtel doté d'un restaurant médiocre et un hôtel médiocre doté d'un très bon restaurant. Les Américains ont opté sans hésitation pour la première solution, les Français, sans surprise, pour la deuxième...

La seule dimension qui soit comparable dans les deux populations, c'est le caractère nettement plus angoissé des femmes par rapport aux hommes de moins de 45 ans vis-à-vis de la nourriture, avec une tendance à privilégier l'aspect santé par rapport à l'aspect plaisir.

On trouve des constantes assez frappantes dans ces différences de comportements entre Français et Anglo-Saxons vis-à-vis de la nourriture à travers les âges. Par exemple, au XVIIe siècle et bien après, les livres de cuisine anglais étaient quasi exclusivement axés sur l'économie ménagère alors que les manuels français faisaient toujours une part au plaisir et à la fête. La grande cuisine française née au XVIIe siècle, apanage de l'aristocratie, fut reprise après la Révolution par la bourgeoisie et ses grands cuisiniers comme Escoffier. Au XXe siècle, les chefs des grands restaurants ont maintenu la tradition.

Même avant le XVIIe siècle, les récits des voyageurs témoignent qu'en France on mange mieux qu'ailleurs et qu'on y montre plus d'intérêt pour la cuisine. Cette constante se retrouve de nos jours : les plats cuisinés sont meilleurs en France, ils ont plus de goût, et ce n'est pas un hasard si de grands cuisiniers signent certaines gammes.

L'ALIMENTATION ET LA SANTÉ

Nous sommes tous d'accord : une alimentation rationnelle et équilibrée conditionne la santé dans une très large mesure. Par ailleurs, celui qui mange trop se porte mal, celui qui ne mange pas assez ou ne reçoit pas tous les nutriments indispensables à l'organisme est condamné à développer des maladies.

Apprendre ou réapprendre à se nourrir a donc une importance capitale. Il ne s'agit pas d'une discipline facultative. Toutes nos cellules, tous nos tissus, à partir du capital génétique, sont faits avec ce que nous mangeons. Cellules saines et tissus bien édifiés et entretenus résultent d'une diététique parfaite.

MANGER JUSTE

Ce qu'il faut savoir en cas de troubles métaboliques

Le diabète appelle plus une limitation des sucres rapides qu'une baisse générale de l'apport en glucides.

Les régimes désodés doivent être exceptionnels chez les personnes âgées en raison des risques de déshydratation, d'insuffisance rénale ou d'hyponatrémie.

Lors de dyslipidémies, les régimes pauvres en graisses n'ont plus leur place. On déconseille les sauces grasses et les fritures.

Il faut tenir compte, entre autres, des traitements médicamenteux dont l'efficacité peut être altérée par certains aliments en excès (fibres). En revanche, certains effets secondaires (bouche sèche) gênent la mastication et donc l'alimentation.

Comment lutter contre la dénutrition

Les conseils nutritionnels classiques s'appliquent aussi aux personnes âgées. Favoriser les plaisirs de la table, varier les apports et lutter contre les préjugés en donnant des éléments convaincants, sont les premiers principes nutritionnels à retenir en ce qui concerne les personnes âgées. On conseillera donc de fractionner les repas avec un petit déjeuner copieux et de varier les menus. Dans le cadre de la lutte contre la dénutrition, il faut insister sur l'importance de la consommation de produits pratiques et faciles d'emploi, indiqués pour répondre à la difficulté chez certaines personnes âgées à se faire la cuisine. En outre, certains aliments plus gras véhiculent des arômes auxquels il est difficile de résister. Ils constituent, en ce sens, d'excellents “ apéritifs ”. De même, les mets offrant des palettes de saveurs variées redonneront l'appétit perdu, du fait, entre autres, de certains traitements médicamenteux mais aussi de la monotonie alimentaire.

Il faut privilégier des aliments faciles à mâcher, afin d'éliminer ou d'atténuer les problèmes posés par les défauts de denture.

L'alimentation artificielle, surcuite, raffinée à l'excès, carencée en vitamines et en oligo-éléments ne permet pas d'assurer la nutrition. Il en résulte des troubles dystrophiques, des maladies de métabolisme, un état de morbidité larvée qui précèdent les grands troubles fonctionnels ou les effondrements organiques.

Il importe donc de manger juste si l'on veut bien se porter. Comme nous ne pouvons savoir d'instinct ce que réclame notre organisme, il faut se mettre à l'école des spécialistes. N'importe quoi nous rassasie - le café crème ou le sandwich, le bifteck frites ou le bol de riz -, mais ce “ n'importe quoi ” n'assure pas pour autant les besoins nutritionnels. Nous ne disposons pas de code intime pour décrypter automatiquement nos besoins particuliers à partir de la sensation de faim.

L'alimentation industrialisée peut fournir les nutriments, donc couvrir les besoins en calories, mais ces nutriments fabriqués, soumis au raffinage ou à la surcuisson, à l'analyse ou à la synthèse, à différents traitements de protection et de conservation, sont des aliments morts, vidés de tout ce qui n'est pas mesurable et qui caractérise cependant la vie. Un œuf frais, une tranche de vrai pain complet, une tomate mûre, une pomme, une carotte, un citron, sont des composés harmonieux, riches d'éléments vitaux, adaptés à la physiologie humaine, capables de couvrir les besoins caloriques et les besoins plastiques, gorgés de nutriments mais aussi d'impondérables sans lesquels les métabolismes, c'est-à-dire la nutrition, les échanges cellulaires, sont de plus en plus défectueux. C'est en grande partie cela, le retour aux sources : retrouver l'aliment naturel.

De toute évidence, le choix s'impose, il est compatible avec l'art culinaire, avec la joie de se mettre à table et de l'ouvrir à sa famille, à ses amis. Il s'agit de connaître les principes fondamentaux et de prendre l'habitude de les appliquer. Assurément le plaisir de manger doit être respecté puisque chez l'homme la volupté attachée à l'art culinaire est indispensable à la bonne digestion des mets. La table peut et doit rester une source de joie, de communion, un puissant lien affectif, tout en introduisant l'indispensable rationalité en vue de suppléer l'absence de code instinctif et de tourner définitivement le dos aux erreurs qui nous font tant de mal et que nous payons si cher.

Tout en cultivant le plaisir de manger, il apparaît nécessaire d'effectuer, comme l'on dit, un retour aux sources.

Pour une alimentation de qualité

Notre alimentation se dégrade de plus en plus. Les produits frais reculent au profit d'aliments industriels, qui ne nous nourrissent plus vraiment et portent atteinte à notre santé. Les nouveaux modes de cuisson tuent les aliments. Il est temps de repenser totalement l'avenir alimentaire de l'humanité. Il est grand temps de tirer le signal d'alarme. Notre santé est en grand danger. Les substances indispensables à notre intégrité, au bon fonctionnement de nos organes, en un mot à notre santé, disparaissent de notre alimentation. A force d'avoir gavé la terre d'engrais, d'herbicides et autres insecticides, on l'a dénaturée. Les vitamines, les sels minéraux, les oligo-éléments se font de plus en plus rares. De plus, nous absorbons des produits chimiques dangereux, comme les colorants, les conservateurs et les stabilisateurs.

Certains de ces polluants dont la formule chimique est la même que celle de nos hormones ont fait chuter la spermatogenèse de l'homme de 50 % en moins de 30 ans. Les animaux ne sont pas épargnés.

L'utilisation de produits frais ne cesse de reculer au profit de produits industriels. On " concocte " des molécules éprouvettes pour répondre à des besoins artificiellement créés, qui n'ont plus rien à voir avec les exigences nutritionnelles fondamentales. Ces aliments insipides ne sollicitent plus les organes des sens correspondants : le goût, l'odorat et même la vue (forme, couleur). Il n'est pas rare qu'un enfant dise qu'un poisson est un " carré pané " et ignore que le pain se fabrique avec du blé. Si l'on n'y prend garde, l'homme du troisième millénaire sera un être refabriqué par la médecine moléculaire et le génie génétique. Les laboratoires disposeront d'une " humanité cobaye ", source de profits démultipliés et de pouvoirs inacceptables.

L'industrie agroalimentaire prospère en développant des aliments recomposés à base de matières premières issues des recherches transgéniques. Par exemple, une microparticule de bactérie moléculaire de porc sera introduite dans un végétal. Il est ainsi possible de donner naissance à une quantité de nouveaux produits dont on ignore tout de leurs effets sur notre santé. Cette situation alarmante doit nous amener à repenser l'avenir alimentaire de l'humanité.

Aujourd'hui, on ne se préoccupe que de nourrir le corps, alors que le processus digestif fait appel à l'être tout entier : physique, affectif et spirituel. L'esprit de compétition technologique et économique a réduit l'alimentation à une valeur marchande, et même boursière (blé, soja, cacao, café). Il faut rendre à l'alimentation sa qualité nutritionnelle et sa valeur marchande pour l'agriculteur qui vend un produit de qualité.

Qu'est-ce qu'un aliment ?

Le *Larousse* définit ainsi le mot " aliment " : " Ce qui sert de nourriture à un être vivant " et au mot " nourriture " :

“ Toute substance qui sert d'aliment aux êtres vivants ”. Autrement dit, l'aliment “ fait fonction de... ” sans être adapté à un être vivant particulier !

C'est toute la personne qui est impliquée dans le processus de déconstruction de la matière inerte arrivant dans l'intestin pour être reconstruite en matière vivante humaine qui participera à l'édification de l'être tout entier. Dans chaque organisme vivant, végétal, animal ou humain, agissent des forces formatrices qui organisent les structures spécifiques à chacun d'entre eux. Dans les aliments, la désorganisation de ces structures conduit à un nouvel assemblage qui n'accomplira pas les mêmes fonctions que l'assemblage d'origine.

La qualité d'un aliment ne réside donc pas seulement dans sa composition quantitative (protides, lipides, glucides, vitamines), ainsi que l'analyse microbiologique la mesure, mais bien aussi dans son niveau de vitalité.

Dans l'homme interviennent les mêmes forces de construction et d'organisation que dans la plante. L'homme n'est pas une machine calorigène, mais un être pensant. Le choix du type d'alimentation sera fonction de l'être à nourrir. Ainsi, l'aliment ne devra pas seulement remplir l'estomac mais d'abord répondre aux besoins nutritionnels de l'homme. Seule l'agriculture biologique ou biodynamique permet de produire un aliment correct, parce qu'elle permet à la plante ou à l'animal de se structurer en puisant directement à la source naturelle nécessaire à son épanouissement.

Outre les seules mentions “ Cultivé sans engrais de synthèse ” et “ Absence de résidus de pesticides ”, la certification des produits biologiques devrait également mentionner les résultats des tests capables de déceler les forces vivantes portées par l'aliment.

Les aliments à éviter

Les aliments conservés ne devraient être utilisés que dans des circonstances exceptionnelles. On privilégiera alors les conserves par déshydratation naturelle, les stérilisations familiales. La congélation et la surgélation font passer les aliments par un état de durcissement qui les rapproche du règne minéral, les privant d'une partie de leur disponibilité à l'assimilation, même après décongélation.

Il n'est jamais très agréable de dire : “ Bannissez absolument ”. C'est pourtant ce qu'il faut dire des conserves issues de l'agriculture industrielle qui contiennent de nombreux additifs : colorants, agents de sapidité et conservateurs. Même la mention “ Origine naturelle ” ne devrait pas pour autant rassurer le consommateur.

Nos marchés se remplissent progressivement d'aliments irradiés sans que le consommateur en soit informé, l'étiquetage n'étant pas obligatoire. Pour arrêter l'évolution d'un produit frais vers le pourrissement et en prolonger l'apparente fraîcheur, on le soumet à une dose importante d'irradiation par cobalt 60 ou accélérateur de particules. Si cette irradiation est capable de tuer une grande partie des micro-organismes, elle provoque en même temps une déstructuration interne nuisible à la valeur nutritionnelle de l'aliment, devenu un mort-vivant ! Même s'ils ne sont pas devenus radioactifs, les aliments ont subi trop de pertes en nutriments pour être recommandables. En outre, ils sont porteurs de produits de radiolyse (radicaux libres) dont les conséquences sur la santé sont ravageurs. Les produits biologiques sont interdits d'irradiation par le Conseil de l'Europe.

Il faut également rejeter tous les succédanés du sucre (aspartame, saccharine...) et les produits alimentaires qui en contiennent.

La véritable qualité alimentaire dépend aussi des modes de culture, de conservation, de traitement, de préparation et de cuisson.

Le lait

Si, effectivement, le lait est la première nourriture de l'homme et du mammifère, la nature, dans son intelligence suprême, a programmé un aliment qui correspond spécifiquement à la croissance de chaque espèce. Dans les premiers mois de la vie, la nourriture doit être exclusivement du lait. Si nous observons les animaux sauvages, lorsqu'ils consomment du lait, ils ne prennent rien d'autre. Ensuite, ils passent rapidement du lait à l'herbe ou du lait à la viande. Le lait, c'est terminé pour le restant de leur vie !

L'homme doit être exclusivement nourri, pendant 6 à 8 mois, au lait maternel ou au lait “ maternisé ” si la mère ne peut le nourrir. Sans rien apporter en plus ! Éventuellement, avec le lait maternisé on pourra ajouter les sels de Schuessler.

Ensuite, on pourra supprimer pendant des années tout apport de produits laitiers. Bien sûr, il faudra adopter une alimentation correspondant à son âge. C'est la garantie que ces enfants n'auront pas de rhume, d'otite, d'eczéma, de rhinopharyngite, d'asthme et toutes ces maladies infectieuses qu'ils attrapent de plus en plus jeunes et que, devenus adultes, ils ne connaîtront pas les maladies dégénératives. Le grand problème avec le lait, c'est de croire que c'est la source essentielle de calcium.

Les aliments à privilégier

Chacun peut suivre les conseils qui suivent, en tenant compte de ses goûts personnels, de son âge, de son lieu de vie, de son type habituel d'activité et de sa forme physique.

Sont à privilégier en premier les légumes frais, crus ou cuits.

Les fruits frais de saison pourront être consommés sans réserve, au début du repas, loin des repas ou en repas de fruits, surtout le matin et le soir. Les fruits secs sont à consommer en petite quantité et de préférence réhydratés.

Les céréales sont variées et leur présentation se diversifie de plus en plus. Elles représentent un apport en glucides et en protéines. C'est leur affinité particulière avec les forces solaires qui leur permet de développer ces substances. Ces protéines sont donc très différentes des protéines de la viande.

Les légumineuses, y compris le soja dans toutes ses présentations (texturé, tofu, lait, yaourts, entremêts, etc.), sont riches en protéines contenant des acides aminés facilement assimilables.

Les plantes qui font partie de la famille botanique des Labiées sont porteuses de forces de vie proches du règne animal, ce qui peut convenir aux personnes qui désirent “ remplacer ” la viande : la lavande, la mélisse, la menthe, le basilic, l'origan, le romarin, la sauge, la sarriette et le thym.

Dans les sous-produits animaux, les œufs sont souvent condamnés pour leur teneur en cholestérol. Pourtant, le cholestérol neuf du jaune d'œuf, destiné à créer un être nouveau, est constructeur.

Dans les sucres, il ne faut pas confondre les sucres industriels et les végétaux sucrés. Si le sucre blanc est à proscrire absolument, le sucre de canne, surtout s'il est complet, peut se consommer à petite dose. Des enfants ont vu leurs caries dentaires disparaître lorsque le sucre de canne a été substitué au sucre blanc dans leur ration alimentaire. Les confitures au sucre de canne peuvent être consommées en petite quantité.

Le miel est un merveilleux produit, qui réunit en lui les forces végétales des fleurs et les forces de transformation du règne animal réalisées par les abeilles. Il est aussi à consommer avec mesure.

En privilégiant les circuits d'approvisionnement des produits biologiques et les marchés de proximité, nous participons aussi à la lutte contre la montée de la mondialisation des échanges, source de pauvreté, de chômage et d'isolement humain.

L'ÉVALUATION DE L'ÉTAT NUTRITIONNEL

L'évaluation de l'état nutritionnel est indispensable chez le sujet âgé. L'état nutritionnel est un facteur pronostique essentiel et son évaluation est partie intégrante de l'examen clinique. Elle est facilement réalisable à domicile par des méthodes simples et peu coûteuses.

Un bon état nutritionnel est le résultat d'un équilibre entre les apports en énergie et nutriments d'une part et les dépenses énergétiques d'autre part. Cet équilibre se manifeste par le maintien des grands processus métaboliques de l'organisme et une composition corporelle normale et stable. Tout médecin généraliste est capable, à l'examen clinique, d'évaluer grossièrement l'état nutritionnel de son malade âgé en le classant dans l'une des trois catégories suivantes : normal, moyennement altéré ou sévèrement dégradé. Par contre, il est impossible d'apprécier les variations à court terme d'un état nutritionnel sans données quantitatives. L'évaluation de l'état nutritionnel est donc un élément indispensable de l'examen clinique du sujet âgé. Elle permet d'élaborer la stratégie thérapeutique et d'en évaluer les effets.

Variation corporelle et adaptabilité

Au cours du vieillissement de l'organisme, il se produit des variations de masse corporelle, des modifications de l'adaptabilité ainsi qu'une diminution du goût et de l'odorat. La masse grasse augmente entre 25 et 75 ans. Elle passe en moyenne de

20 à 35% chez l'homme et de 30 à 45 % chez la femme. La masse graisseuse a tendance à augmenter au niveau du tronc tandis qu'elle diminue aux membres, ce qui tend vers un certain embompoint. On peut évaluer simplement cette tendance grâce à l'indice de Quételet.

L'indice de quételet

Indice de Quételet = P/T^2.
P est le poids exprimé en Kg.
T est la taille exprimé en m.
L'indice est normalement vers 24 - 25.

Exemple :
Un homme de 1,70 m fait 65 Kg.
$P/T^2 = 65/2,89 = 22,5$. Il est normal.
Un autre de 1,80 m fait 105 Kg.
$P/T^2 = 105/3,24 = 32,4$. Il est obèse.

La masse maigre comprend les protéines, les sels minéreaux et l'eau. Au cours du vieillissement, on constate une diminution importante de la masse musculaire. Parallèlement, la diminution de la mase des organes n'est pas proportionnelle. Il existe donc chez la personne âgée un risque de déséquilibre nutritionnel, surtout en cas d'insuffisance d'apport protéique.

L'adaptabilité à une variation des apports diminue avec l'âge. En effet, chez un sujet jeune, une variation brusque d'apport d'un nutriment est corrigée par l'organisme. Cette capacité d'ajustement diminue avec l'âge et la personne âgée est ainsi très sensible aux variations d'apports nutritionnels.

Évaluation diagnostique

Les outils d'évaluation doivent être simples et peu coûteux, puisqu'ils concernent une population nombreuse. L'ensemble de ces outils doit permettre de répondre aux questions :

- Y a-t-il ou non malnutrition ?
- Quel en est le type ? Exogène par carence d'apport, ou endogène par hypercatabolisme, ou des deux types ?
- Quelle en est l'intensité ?

L'évaluation de l'état nutritionnel revient à évaluer la composition corporelle. On distingue la masse grasse, constituée des réserves adipeuses, et la masse maigre, comprenant les muscles, les viscères, la peau et les os.

Le poids est la mesure la plus simple à réaliser. Avec une balance stable, suffisamment large pour que la personne âgée puisse s'y tenir debout, ou une chaise-balance qui doit être tarée avant chaque pesée. En institution, un système de pesée couplé au lève-malade est indispensable. Il faut répéter la mesure à chaque consultation et s'intéresser aux variations de poids. Une perte de 2 kg en un mois ou de 4 kg en 6 mois doit alerter le praticien.

La mesure de la taille est plus discutable en pratique gériatrique. Avec l'âge, les tassements vertébraux, l'amincissement des disques intervertébraux et l'accentuation de la cyphose dorsale peuvent être responsables d'une diminution considérable de la taille par rapport à celle atteinte à l'âge adulte.

Évaluation pronostique

Les outils utilisés dans le but d'une évaluation pronostique doivent répondre à la question suivante : indépendamment de la cause et du mécanisme de la malnutrition, quelle en est la gravité et quelles en sont les conséquences vitales et fonctionnelles ?

Les marqueurs de l'état nutritionnel sont d'excellents marqueurs du devenir du malade âgé, que la variable étudiée soit la mortalité, la perte d'autonomie, la durée d'hospitalisation ou l'entrée en institution. Toutes les études longitudinales menées à ce jour confirment cette donnée, renforçant encore l'importance de l'état nutritionnel.

Sont considérés comme de bons marqueurs pronostiques les paramètres nutritionnels suivants : l'albuminémie, les paramètres mesurant la masse musculaire et la masse grasse, l'appétit évalué subjectivement et la perte de poids récente.

L'évaluation de l'état nutritionnel s'est simplifiée ces dernières années : des paramètres de réalisation facile et peu coûteuse mais pertinents au point de vue diagnostique et pronostique, en font une étape incontournable. Ils permettent la prise en charge de la personne âgée non seulement à l'hôpital et en institution, mais aussi à domicile.

Outils de mesure du comportement alimentaire

La nutrition est un phénomène complexe et les outils pour évaluer le comportement alimentaire ne cessent de s'affiner. Évaluer l'apport calorique journalier ne suffit plus pour qualifier à sa juste valeur l'apport alimentaire. Depuis quelques années, de nombreux chercheurs travaillent à l'élaboration de nouveaux outils. Ce sont les *scores de qualité alimentaire* qui permettent de prendre en compte les aspects multidimensionnels de l'alimentation.

• L'IQR (Indice de Qualité du Régime) est déterminé en fonction de cinq critères : pourcentage de l'apport énergétique par les corps gras, les lipides saturés, les glucides, le sucrose et la quantité de cholestérol ingérés chaque jour.

• Le SVA (Score de Variété Alimentaire) correspond au nombre d'aliments différents consommés sur une période donnée (dont le total possible est de 73).

• Le SDD (Score de Diversité Alimentaire) se définit par le nombre de groupes d'aliments consommés par jour au nombre de cinq : laitages, viandes ou poissons, céréales, fruits et légumes.

Ces outils ont permis d'éclairer le fameux “ french paradox ”, puisque les Français, malgré une alimentation riche en graisses, ont une mortalité cardio-vasculaire plutôt basse et souffrent peu d'obésité.

Si on utilise l'IQR pour qualifier le comportement alimentaire des Français, on obtient un très mauvais score entre 0 et 1. Par contre, ils obtiennent les scores maximaux pour la diversité alimentaire (SDD) et de bons scores dans le SVA. Le secret de la forme est donc dans la diversité et nulle part ailleurs.

Sans oublier la prise de vin rouge au repas du soir.

Tableau des boissons

Alimentation équilibrée et plaisir de la table sont des facteurs nutritionnels nécessaires au vieillissement réussi.

Les besoins énergétiques

Pas moins de 1 500 kcal (pour couvrir les besoins en micronutriments), en général 1 800 kcal chez la femme et

2 000 kcal chez l'homme, à adapter à une activité physique recommandée pour lutter contre la diminution de la masse musculaire.

Les besoins en protéines

1 g/kg/jour, en privilégiant les protéines d'origine animale (70 % de la ration protéique) sous forme de viande, poisson, œufs et produits laitiers, car elles ont une meilleure valeur biologique que les protéines végétales. Les protéines animales contiennent tous les acides aminés indispensables nécessaires au renouvellement cellulaire chez la personne âgée.

Les besoins en sucres

De 55 à 60 % de l'apport énergétique total (AET), soit deux à trois fois l'apport énergétique protéique. Essentiellement des glucides complexes à faible pouvoir hyperglycémiant (pas plus de 15 % de l'AET sous forme de sucres simples dont le saccharose).

Les besoins en lipides

De 30 à 35 % de l'AET, soit environ 70 g/jour. Varier les huiles d'assaisonnement pour apporter les différents acides gras (saturés, insaturés) dans la ration, sans restriction quant au cholestérol (tendance spontanée à la baisse avec l'âge). Cela permet de couvrir les besoins en vitamines liposolubles (A, D, E, K) et en acides gras essentiels.

Les besoins en vitamines, minéraux et oligo-éléments

Les carences avérées sont rares lorsque la personne âgée a une alimentation assez riche et variée. Rappelons le rôle des substances anti-oxydantes (vitamines E et C, bêtacarotène et sélénium) dans la lutte contre le vieillissement cellulaire, celui des vitamines du groupe B dans la stimulation des défenses immunitaires et le maintien des fonctions cognitives, celui du fer dans la prévention de l'anémie.

Le calcium mérite une place à part : 1 200 mg/jour (comme chez l'adolescent en période de croissance) sont nécessaires pour prévenir la déminéralisation, l'ostéoporose et ses complications (fracture du poignet, du col du fémur, tassements vertébraux). Nous avons déjà cité les plantes qui recelaient du calcium ou de la silice (Prêle, Galéopsis, Renouée des oiseaux, les feuilles de Baobab...)

Si les apports alimentaires sont insuffisants, une supplémentation médicamenteuse est nécessaire en calcium et vitamine D.

Les besoins en fibres

De 25 à 30 g/jour pour régulariser un transit intestinal, souvent ralenti par le manque d'activité physique.

Les besoins en eau

Environ 2,5 l/jour, dont 1,5 l sont apportés par l'eau, les jus de fruits, les tisanes, le thé ou le café et d'autant plus indispensables pour éviter la déshydratation et les troubles du transit que la sensation de soif et l'eau corporelle diminuent chez le sujet âgé.

UNE RATION QUOTIDIENNE ÉQUILIBRÉE.

Voici ce que devrait comprendre une ration quotidienne de 2 000 kcal bien équilibrée :

- 500 ml de lait demi-écrémé (avec les risques d'intolérance),
- 1 yaourt nature,
- 30 g de fromage à 45 % (de chèvre),
- 100 g de viande ou équivalent,
- 175 g de pain,
- 200 g de féculents,
- 300 g de légumes verts,
- 200 g de fruits,
- 30 g de beurre,
- 20 g d'huile,
- 40 g de sucre (de canne) et produits sucrés.

Cette ration doit être répartie en trois repas plus un goûter.

Les apports protéiques

Ration journalière conseillée : 1 g/kg de poids corporel. Pour composer cette ration : 8 à 10 g de protéines sont apportés par :
- 50 g de viande ou de poisson,
- ou 1 œuf,
- ou 1/4 de litre de lait (avec les inconvénients),
- ou 90 g de fromage blanc,
- ou 45 g de camembert,
- ou 35 g d'emmental,
- ou 2 yaourts.

Si les apports protéiques sont insuffisants, penser à enrichir certains plats avec du lait écrémé en poudre, du gruyère râpé, du jaune d'œuf cuit ou des poudres de protéines industrielles (vendues en pharmacie).

Les apports calciques

Apports journaliers conseillés : 1 200 mg/j.

Une règle simple : un produit laitier à chaque repas, goûter compris (300 mg/repas).

300 mg de calcium sont apportés par :
- 1/4 de litre de lait (avec les inconvénients),
- ou 2 yaourts,
- ou 300 g de fromage blanc,
- ou 80 g de camembert,
- ou 30 g d'emmental.

Pour apporter 300 mg de calcium, il faudrait 4 kg de viande, 1 kg d'orange, 1 chou vert de 850 g ou 5 baguettes !

Si les apports calciques sont insuffisants, penser à enrichir certains plats avec du lait en poudre ou de l'emmental râpé.

Facteurs influençant l'absorption du calcium

Les acides oxaliques de certains légumes diminuent l'absorption du calcium. Ils ont par ailleurs un effet irritant sur le rein. Les espèces en cause se rencontrent principalement chez les chénopodiacées (betterave, épinard), les polygonacées (oseille, rhubarbe) et les liliacées (asperges).

Les fibres alimentaires entraînent dans les fèces une partie du calcium alimentaire.

Les apports importants en protéines augmentent les besoins de calcium.

Le lactose augmente la biodisponibilité du calcium.

Les aliments de base

Voici la liste des aliments de base.

Le jus de carotte

Désintoxiquant et très reminéralisant, il est également excellent pour préparer la peau à l'exposition solaire. On l'obtient avec une centrifugeuse, mais on peut aussi se le procurer en magasin diététique. Autres jus recommandés pour l'amaigrissement, à ajouter à celui de carotte : concombre, betterave, épinard.

Les crudités

Riches en fibres et en vitamines, elles rééquilibrent les fonctions intestinales, grâce notamment à leur forte teneur en cellulose, et combattent la graisse. Assaisonner avec de l'huile d'olive, pour ses acides gras essentiels, et du jus de citron.

Les fruits

Comme les légumes, ils sont riches en fibres, en minéraux et en vitamines et à ce titre, ils donnent la “ pêche ”. Leurs sucres apportent l'énergie nécessaire à l'effort musculaire et intellectuel, notamment le matin.

A consommer tels quels ou en jus.

Les graines germées

Très nutritives, elles apportent des protéines et plus de vitamines et de nutriments essentiels que les céréales ou légumineuses non germées. Les plus connues sont celles de soja et de blé.

A acheter en magasins de diététique.

L'eau

Indispensable pour bien éliminer. Il n'est cependant pas nécessaire de se forcer à en boire énormément dans la mesure où les fruits et les légumes crus en contiennent beaucoup. L'estomac ne peut pas diffuser plus de 0,8 litre par heure. Il est donc conseillé de boire un verre par heure comme le conseille la médecine âyurvédique.

Les compléments alimentaires

Pour ne pas subir de carence vitaminique, ne pas hésiter à saupoudrer les salades de levure de bière (vitamine B) et de germe de blé (vitamines E et B).

En vente dans les rayons diététiques des supermarchés ou en magasins de diététique.

Flavonoïdes et microconstituants végétaux

Les végétaux comprennent de nombreux constituants qui ne sont pas considérés comme des vitamines au sens strict du terme, mais qui pourtant exercent des effets protecteurs intéressants. Les plus abondants de ces composés appartiennent à la famille des polyphénols, que l'on peut diviser en plusieurs classes : anthocyanes, flavonoïdes et tanins. Parmi ces polyphénols, les flavonoïdes méritent une attention particulière à cause de leurs nombreuses propriétés biologiques. Ils sont présents en quantité importante dans les légumes à feuilles (choux, épinards, poireaux, laitue, persil), dans les oignons et les fruits (cassis, cerises, prunes, pommes) et dans les boissons (jus de fruit, vin, thé, cidre).

Certains de ces flavonoïdes sont susceptibles de neutraliser les radicaux libres, de favoriser l'élimination de substances toxiques ou d'exercer des effets de protection vis-à-vis de métabolites toxiques. De plus, certains d'entre eux peuvent jouer un rôle anti-inflammatoire, de protection vasculaire et, comme la vitamine E, auraient un effet favorable au niveau de la coagulation sanguine. Les polyphénols du vin jouent un rôle dans la protection vasculaire, surtout lorsque l'alimentation est relativement pauvre en fruits et légumes. Le rôle des polyphénols dans la prévention du cancer est encore mal connu ; ils présentent des effets potentiels anticancéreux nets, en particulier au niveau du côlon et du sein (dans ce dernier cas, on a évoqué le rôle des isoflavones du soja). L'apport de flavonoïdes alimentaires est très variable, il est fonction des habitudes nutritionnelles (de 100 mg à 500 mg par jour).

Il existe bien d'autres microconstituants végétaux susceptibles d'exercer des effets antioxydants ou divers effets protecteurs. Chaque famille de fruits et légumes peut apporter des molécules intéressantes : le chou, l'ail, l'oignon sont riches en composés soufrés qui peuvent avoir des propriétés anticancéreuses et des effets protecteurs intéressants au niveau cardio-vasculaire. Bien d'autres fruits et légumes, mais aussi les épices, sont susceptibles d'avoir des effets bénéfiques pour l'organisme. Nous y reviendrons.

Il ne faut pas oublier toutefois qu'il peut aussi exister des substances parfois mal tolérées, voire toxiques, dans tout produit alimentaire.

Une action en synergie

L'intérêt de la consommation de végétaux provient du fait qu'ils apportent un ensemble d'éléments pour une restitution d'énergie relativement modeste, à quelques exceptions près. Ceci permet à l'organisme de disposer en abondance de certains minéraux tels que le potassium et le magnésium. De même, la consommation de fruits et légumes contribue de manière très significative à l'apport d'oligo-éléments et des vitamines. Il faut citer aussi le rôle indispensable des végétaux pour l'apport de fibres alimentaires qui jouent un rôle bénéfique non seulement au niveau digestif mais aussi métabolique.

Le rôle synergique des fibres et des micronutriments a particulièrement été exploré à propos des maladies cardio-vasculaires. En effet, les fibres sont indispensables pour faciliter l'élimination du cholestérol par voie fécale, alors que les micronutriments protègent plus directement les lipides de l'attaque par les radicaux libres. Or le dépôt de cholestérol sur la paroi des vaisseaux est provoqué par la formation de lipoprotéines oxydées. La vitamine E (alpha tocophérol) joue un rôle majeur dans la protection des lipoprotéines vis-à-vis de ces processus de peroxydation. De plus, lorsque le radical tocophérol est lui-même oxydé, sa régénération dépend de la présence d'antioxydants hydrosolubles (vitamine C, glutathion).

Les synergies possibles entre micronutriments sont sans doute très complexes et ne concernent pas que leurs effets antioxydants. Il faut souligner aussi qu'un certain nombre d'antioxydants peuvent être également apportés par des produits animaux (lait, œuf, foie) mais, à l'exception de la vitamine A, les produits d'origine animale ne sont pas une source majeure de micronutriments protecteurs. Par contre, ils permettent d'équilibrer l'apport protéique, ce qui est aussi un point important pour la protection cellulaire (synthèse du glutathion).

La découverte du rôle des antioxydants et de l'action de diverses substances protectrices que l'on trouve dans les diverses familles végétales permet de comprendre pourquoi il est indispensable de consommer en quantité suffisante des fruits et des légumes, pour diminuer l'incidence d'un grand nombre de pathologies ou limiter leur gravité. La consommation de ces éléments protecteurs apportés par les fruits et légumes est particulièrement utile lorsque l'individu est très exposé aux attaques provoquées par les radicaux libres, par exemple chez les fumeurs ou les diabétiques. Enfin, diverses approches ont cherché à supplémenter directement l'organisme par l'apport de cocktails d'antioxydants ou d'oligo-éléments, afin de corriger les subcarences de l'alimentation.

Bien qu'on n'ait pas suffisamment de recul dans ce domaine, il semble bien que cette voie ne permettra pas de pallier l'insuffisance de la consommation de fruits et légumes, à moins d'incorporer dans les préparations alimentaires des extraits végétaux complexes.

MANGER CRU POUR MANGER SAIN ET SÛR

Notre civilisation a perdu l'habitude de manger cru. En particulier en France, où le raffinement de la cuisine vise au contraire à modifier les saveurs basiques en les accompagnant de sauces et de condiments. Au fil des siècles, nos palais ont été conditionnés à ne plus apprécier que des goûts sursaturés de sucre ou de sel. Aussi, à l'exception des sushis japonais dont l'exotisme peut parfois nous séduire, nous ne consommons presque jamais d'aliments bruts. Et c'est dommage car le “ cru ” s'avère un excellent moyen de ne pas gaver notre organisme de toxines indésirables.

Les aliments crus permettent non seulement de revitaliser mais aussi de chasser les toxines accumulées dans l'organisme. Ils peuvent constituer sans danger 80 % du menu. Les protéines sont apportées par les céréales germées. À enrichir avec du pain complet et éventuellement des œufs et du poisson.

L'influence de la consommation régulière de crudités ne tarde pas à faire sentir ses effets sur la santé : le foie travaille moins, les cellules métabolisent mieux les nutriments et nous éprouvons à long terme un bien-être profond. En mangeant un maximum d'aliments crus, on évite les sauces, les fritures, les graisses animales, souvent responsables des prises de poids.

Autre avantage à manger cru : le temps passé à cuisiner est réduit, ce qui diminue les tentations de goûter ce que l'on prépare. En revanche, comme dans tout régime, il faut respecter le rythme alimentaire et ne pas grignoter entre les repas (surplus de travail hépatique).

Les aliments crus permettent non seulement de maigrir, mais aussi de retrouver la forme en rechargeant son organisme en vitamines et minéraux, sources de vitalité et de beauté. Quand il a sa dose de nutriments essentiels, l'organisme réclame moins de calories compensatrices. Les crises de boulimie intempestive diminuent et on a de moins en moins envie de manger n'importe quoi.

Une fois que l'on a perdu ses kilos superflus, il convient de revenir en douceur à une alimentation plus équilibrée, en adoptant des modes de cuisson diététiques pour les viandes et les poissons. Ainsi, pour rester en forme sans trop de formes, on a tout intérêt à conserver un bon pourcentage d'aliments crus dans ses menus tout au long de l'année.

– 11 –

LA FACE CACHÉE DES ALIMENTS

Avec les oligo-éléments, on aborde la face cachée de l'alimentation. Paradoxalement, l'alimentation moderne, abondante et variée, produit parfois des carences difficilement détectables car celles-ci ne concernent qu'une partie des nutriments essentiels au bon fonctionnement de l'organisme : les oligo-éléments. Si les vitamines et les minéraux majeurs sont désormais bien connus, peu d'entre nous savent ce que sont véritablement les oligo-éléments et le rôle qu'ils jouent dans le corps humain. C'est un voyage dans l'infiniment petit.

LES OLIGO-ÉLÉMENTS

Souvent confondus avec les minéraux majeurs tels que le calcium ou le magnésium, les oligo-éléments ne se définissent pas par leurs propriétés physiques ou chimiques mais par la faiblesse de leur concentration dans le corps humain. Ils sont présents en quantité infinitésimale dans l'organisme, à tel point qu'il faut recourir aux unités de mesure de l'ordre du microgramme (un million de fois plus léger que le gramme) pour évaluer leur densité. En dépit de leur extrême discrétion, les oligo-éléments jouent un rôle fondamental dans la chimie organique. Ils permettent d'assurer des fonctions aussi importantes que le métabolisme énergétique (assimilation des glucides, protides et lipides), la croissance et la multiplication cellulaires, le fonctionnement des défenses immunitaires, etc.

Les oligo-éléments essentiels

Tous les oligo-éléments sont nécessaires au fonctionnement de l'organisme. Cependant les chercheurs ont défini comme " oligo-éléments essentiels " ceux dont toute carence à plus ou moins long terme provoque des troubles importants. Ce sont l'iode, le fer, le zinc, le cuivre, le sélénium, le chrome et le fluor. Mais aussi le manganèse, le silicium, le vanadium, le nickel, l'étain et le cobalt, pour lesquels le risque de carence n'a pas encore été prouvé. Dans les pays industrialisés, les carences en oligo-éléments sont pratiquement inexistantes. En revanche, des apports excessifs, souvent engendrés par des supplémentations anarchiques et intempestives, peuvent provoquer des troubles physiologiques pouvant aller jusqu'à l'intoxication. La chimie organique étant un processus complexe, tous les éléments sont interdépendants. Ainsi un excès de fer peut provoquer un déficit en zinc et réciproquement.

L'iode est un élément essentiel de composition des hormones de la glande thyroïde qui stimule la croissance de l'ensemble des cellules de l'organisme. En cas de déficit important, on observe une augmentation du volume de la thyroïde au niveau du cou et la formation d'un goitre. Chez le nouveau-né, la carence sévère en iode induit un retard de développement mental et physique.

On trouve l'iode dans les produits de la mer, les œufs, le lait, la viande, les céréales.

Le fer assure la synthèse de l'hémoglobine et le transport de l'oxygène dans le sang. Un déficit en fer entraîne une intense fatigue, une baisse des performances physiques et intellectuelles due à une moindre absorption de l'oxygène par l'organisme, une sensibilité accrue aux infections du fait de l'affaiblissement des défenses immunitaires, et surtout un risque important d'anémie.

On le trouve dans la viande et les poissons, sous sa forme héminique (absorption optimale) et dans les céréales et légumes secs (absorption variable). Son assimilation est facilitée par la vitamine C. En cas de carence ferrugineuse, il est donc conseillé d'augmenter sa consommation de fruits et de légumes frais.

Le cuivre facilite l'absorption intestinale du fer, joue un rôle dans la synthèse de l'élastine et du collagène et est nécessaire à la pigmentation de la peau. Par ailleurs, il est indispensable à l'assimilation et à la synthèse lipidiques. Les déficits en cuivre ont pour conséquence d'élever le taux de cholestérol dans le sang et donc d'augmenter le risque de maladies cardio-vasculaires.

Les germes de blé, le foie, les noisettes, le chocolat et les fruits de mer sont riches en cuivre.

Le zinc est un élément indispensable au métabolisme des lipides, glucides, protéines. Il facilite l'action de deux cents enzymes qui agissent sur la croissance et la mise en place des défenses immunitaires. Une carence en zinc entraîne retard de croissance, troubles de l'immunité, problème de cicatrisation et risque d'hypertension artérielle. Pour les femmes enceintes, une carence en zinc peut gêner le bon déroulement de la grossesse.

On le trouve dans la viande, les fruits de mer, les céréales et les légumes secs.

Le chrome permet le métabolisme des glucides et des lipides. Une déficience sévère en chrome peut déclencher une intolérance aux glucides (diabète et maladies cardio-vasculaires).

On le trouve dans les épices (poivre noir), la levure, le foie, le jaune d'œuf et les céréales.

Le sélénium protège les cellules contre les radicaux libres (c'est un antioxydant). Il permet donc de prévenir le vieillissement prématuré, fréquent en cas de déficit. On le trouve dans les poissons, les produits de la mer, les œufs et les céréales.

Le fluor est un élément essentiel qui entre dans la composition de la masse osseuse. Il prévient les caries et l'ostéoporose.

On le trouve dans de nombreuses eaux minérales... et dans la plupart des dentifrices !

Le phosphore, sous la forme de phosphate, est indispensable à toutes les réactions chimiques impliquées dans la dégradation du combustible énergétique.

On le trouve dans les laitages, les œufs, le poisson, la viande et les fruits secs.

Le manganèse est présent dans tous les tissus où l'activité des mitochondries (des grains isolés jouant un rôle très important dans l'activité cellulaire) est la plus grande. Il active de nombreuses enzymes impliquées dans la synthèse du tissu conjonctif, la régulation du glucose, la protection des cellules contre les radicaux libres et dans les activités neurohormonales. On connaît ses propriétés hypoglycémiantes et son action dans la biosynthèse des protéines et des muco-polysaccharides.

On le trouve dans l'aubépine, le pissenlit, la petite pervenche et les myrtilles.

Le cobalt fait partie intrinsèque de la vitamine B12 dont il occupe le centre de la molécule. Il pourrait aussi stimuler l'activité de la glande thyroïde et l'hématopoïèse (formation des globules rouges ou hématies du sang).

On le trouve dans les fruits de mer et le foie.

Les personnes exposées au risque de carence

Bien que les carences graves en oligo-éléments soient rares dans les pays développés, certains groupes de personnes sont plus exposés que d'autres en fonction de leur âge, de leur sexe et de leur type d'activité à des déficits importants. Les personnes âgées vivant seules ou semi-valides peuvent connaître des déficiences car elles ont tendance à moins manger. A la perte d'appétit s'ajoute souvent chez elles la croyance qu'en raison de leur âge et de leur “ inactivité ”, elles ont moins de besoins alimentaires que les actifs, ce qui est totalement faux. D'autant plus qu'avec l'âge, on note une moins bonne absorption digestive des éléments essentiels et notamment du zinc. Enfin les adeptes des régimes minceur doivent particulièrement veiller à leur équilibre en micronutriments. Tout régime qui aboutit à une diminution des apports alimentaires en quantité ou en qualité peut entraîner des carences en oligo-éléments. Les régimes amaigrissants qui proscrivent les féculents ont pour effet de réduire très fortement les apports en fer, cuivre, zinc et manganèse. Les teneurs en vitamines des produits de substitution au repas sont réglementées mais pas pour ce qui concerne les oligo-éléments et il y a donc risque de déficience.

Comme pour les vitamines et les minéraux majeurs, l'équilibre en oligo-éléments ne peut être réalisé que par le biais d'une alimentation variée (aucun type d'aliments ne doit être écarté de façon prolongée), riche en produits non raffinés. Or, la vie moderne implique souvent le recours à des préparations cuisinées industrielles très énergétiques mais pauvres en micronutriments. Plutôt que de se ruer sur les suppléments en oligo-éléments qui, mal utilisés, peuvent aller jusqu'à produire des intoxications aiguës ou des déficits paradoxaux, mieux vaut veiller à consommer des céréales complètes, des légumes et des fruits frais ainsi que des protéines sous forme brute : viande, œufs, laitages, poisson... le plus souvent possible. Et pensez aux eaux minérales, une façon simple de se pourvoir en micronutriments essentiels (eau Hydroxydase).

Deux oligo-éléments essentiels

Le magnésium

Le magnésium, aliment de la cellule nerveuse, anti-infectieux, antidépressif et anticancer, a disparu des aliments à cause de l'agriculture intensive et du raffinage des céréales. Lié au calcium dont il assure la fixation, il est l'un des aliments principaux de la cellule nerveuse, donc de l'équilibre nerveux. On constate sa carence dans tous les troubles du système nerveux : agitation, nervosisme, angoisse, anxiété, insomnie, dépressions... Il sera donc l'un des nutriments essentiels des cures visant à rééquilibrer ce système.

Les femmes sont plus sujettes à la carence magnésienne en raison de leur métabolisme hormonal. Elles représentent 80 % des sujets carencés pour ce minéral, soit 13 % environ de la population des pays occidentaux, et très certainement plus si on ne s'en tient pas au seul minimum vital. On constate, pour elles, une carence lors des hormonothérapies, pilule ou œstrogènes à la ménopause. Leurs besoins sont donc significativement augmentés.

Pour le métabolisme osseux, et minéral en général, on a surévalué l'importance du calcium en regard de celle des autres minéraux et du magnésium en particulier. Des expériences ont démontré que la carie dentaire est largement améliorée par l'ingestion de magnésium en complémentation. D'ailleurs l'analyse de dents cariées indique que leur taux de calcium varie très peu par rapport à celui d'une dent saine, alors que celui de magnésium s'est totalement effondré ! C'est pourquoi les populations américaines, qui boivent beaucoup de lait, et donc ne devraient pas manquer de calcium, sont aussi celles parmi lesquelles on relève le plus fort taux de caries dentaires !

Il semble que la carence en magnésium modifie et perturbe le métabolisme calcique. Il se produit, dans ce cas, des dépôts anarchiques de calcium dans des tissus qui n'en ont pas besoin, tels les artères, reins, certains viscères, qui perdent ainsi leur fonctionnalité.

L'organisme ne dispose que d'environ 30 g de magnésium, dont les deux tiers dans le système osseux. Il est cependant primordial, pour divers métabolismes, que son taux soit constant, ce que les apports alimentaires devraient réaliser.

Outre les carences provenant d'un apport insuffisant, bien des habitudes de vie favorisent la fuite de magnésium et d'autres minéraux et oligo-éléments. L'alcool, et surtout son abus, est la première cause de carence profonde en magnésium, car il provoque une perte d'eau dans les cellules, qui entraîne avec elle le magnésium et d'autres minéraux. Les divers symptômes ressentis le lendemain d'une “ soirée arrosée ” (tremblements, vertiges, accélération du rythme cardiaque, fatigue...) viennent de là.

Commencer une cure de chlorure de magnésium avant et pendant l'hiver s'avère judicieux, car c'est très certainement le meilleur des anti-infectieux et immunostimulants !

La cure de magnésium

Les besoins quotidiens en magnésium vont de 350 à 480 mg/jour, pour les femmes enceintes ou allaitantes.

L'amande et les autres fruits secs azotés, le soja en grains, les céréales complètes biologiques, les graines germées, les légumes verts de culture biologique, le haricot blanc, les pois cassés, l'oignon en sont riches. Le cacao en contient plus que tous les autres aliments, mais il s'agit de la poudre pure, que l'on voit peu sur les tables...

Le marché des légumes " bio " offre, entre autres choix, trois variétés riches en magnésium, goûteuses et économiques.

• La scarole, sorte de laitue aux côtes et feuilles épaisses, se consomme de préférence crue. Ses fibres tendres la rendent consommable par tous, y compris les colitiques.

• Le poireau, surnommé " l'asperge du pauvre " par Anatole France, reste un des légumes clés de la saison froide pour ses potages et ses potées, tout au moins jusqu'à ce que le gel empêche sa récolte.

• Quant au pâtisson, de la famille des courges comme le potiron, il est non seulement vertueux mais superbe sur la table...

Cependant, en raison des carences alimentaires et des pollutions, il paraît souhaitable, hors symptômes particuliers indiquant une urgence, d'envisager des cures périodiques de prévention basées sur un chiffre plus élevé, c'est-à-dire 600 à 800 mg/jour, par complémentation alimentaire. Sous cette forme, il n'y a aucun danger, surtout si l'on apporte, dans le même temps, les autres minéraux indispensables, calcium et phosphore, et les vitamines nécessaires, B6 surtout.

On trouve en diététique de nombreux compléments alimentaires enrichis en magnésium. Sous sa forme " marine ", il semble bénéficier d'une assimilation très correcte. Étant donné les synergies d'action du magnésium, un complexe comportant de la vitamine B6 (de 50 à 100 mg), ou l'ensemble des vitamines du groupe B, et du zinc (de 15 à 45 mg) semble très indiqué. Pour la vitamine B6, aux doses utiles dans ce type d'approche, il est impossible de recourir à une vitamine naturelle. Les observations faites jusqu'à aujourd'hui semblent indiquer une bonne activité organique des diverses formes synthétiques de cette vitamine. Comme l'ont montré les travaux du Pr Delbet et du Dr Neveu, le chlorure de magnésium, présent dans certaines spécialités pharmaceutiques, " libère " les ions magnésium au niveau de l'intestin.

Il n'existe aucune toxicité avec le magnésium alimentaire. Prudence, en revanche, avec les sels magnésiens que l'on peut prendre en cure (chlorures ou autres) qui peuvent provoquer des diarrhées. Ces sels, à l'exception notable du chlorure de magnésium, le seul à présenter une efficacité remarquable, ne sont d'ailleurs que très peu assimilés par l'organisme.

La durée utile d'une cure de prévention est classique, comme celle de toute cure permettant un rééquilibre stable et durable, à savoir deux mois et demi à trois mois.

Le sélénium

Le sélénium, oligo-élément ou élément trace existant dans l'organisme à des concentrations très faibles (de l'ordre du microgramme par litre), possède plusieurs fonctions importantes. Il fait actuellement l'objet d'études en nombre croissant. Seul, il agit au niveau immunologique, mais il est aussi un élément essentiel pour le fonctionnement du glutathion peroxydase. Associé à la vitamine E, il participe au maintien de l'intégrité cellulaire.

Il exerce de nombreuses actions. Sur l'immunité non spécifique, notamment en stimulant le chimiotactisme (l'attraction) des polynucléaires vers les agents infectieux. Sur l'immunité humorale, il augmente le taux d'immunoglobulines. Le sélénium participe par ailleurs à la neutralisation des radicaux libres. Le glutathion peroxydase a un rôle réparateur. Le sélénium a une place importante dans le système enzymatique. Cet élément exerce également une action détoxifiante vis-à-vis des métaux lourds : il forme avec le cadmium et le mercure des combinaisons non absorbées par la suite. On peut enfin citer une action sur la carcinogenèse. Expérimentalement, en traitement préventif, on observe une résistance plus importante à la formation des tumeurs.

On a reconnu l'existence de carence en sélénium dans certains pays, notamment en Chine, où deux maladies sont identifiées et liées à la pauvreté du sol en cet élément : la maladie de Keshan (cardiomyopathie avec nécrose myocardique) et la maladie de Kashin Beck (nécrose des articulations).

En France, la part du sélénium dans l'alimentation de chacun étant difficile à évaluer, les apports conseillés sont de 50 à 200 microgrammes par jour (adultes), selon les régions.

LES ALIMENTS MÉDICAMENTS

Connaissant le caractère hédoniste de la gastronomie française, les industriels soulignent d'abord la dimension plaisir. Toutes les études de sociologie et de marketing concordent : en matière d'alimentation, ce sont les tendances liées à la dimension de plaisir qui arrivent en tête en France (comme dans les autres pays méditerranéens d'ailleurs), à l'inverse de ce qui se passe dans les pays anglo-saxons ou au Japon. Par ailleurs, le Français cartésien ne confond pas marché et pharmacie. Mais s'il fait la part des choses, il n'est pas opposé à une “ fonctionnalité ” supplémentaire du produit alimentaire, à condition que ce dernier reste bon.

Le yaourt au bifidus a connu depuis 1987 un succès qui ne se dément pas grâce à ses avantages organoleptiques : il est plus gras et plus onctueux que les autres yaourts, donc plutôt meilleur. Idem pour l'huile d'olive. Son succès est dû à son goût et à son image méditerranéenne conviviale ; ses qualités en matière de prévention cardio-vasculaire n'arrivent qu'en deuxième position.

“ L'alicament ” dans tous ses états

Dans les sociétés industrialisées, l'association entre nourriture et santé a été renforcée par l'accroissement du niveau général d'éducation et d'information des consommateurs. La frontière entre aliment et médicament tend à s'estomper, et l'on voit se développer ces produits hybrides, baptisés “ cosmeto-food ” ou “ functional food ” aux États-Unis.

Certes, la France arrive très loin derrière les États-Unis et le Japon, mais on y trouve désormais du lait enrichi en fer, calcium et magnésium, voire en fibres ou en protéines, des yaourts aux extraits de plantes pour préparer le sommeil, des œufs enrichis aux omega 3 ; une spécialité laitière contenant des vitamines, de la biotine, des minéraux et de la vitamine C, et même des bonbons gélifiés à teneur garantie en vitamines et sels minéraux ! Verra-t-on, comme au Japon, des boissons antivieillissement au ginseng, gelée royale et diverses vitamines, ou des “ boissons cosmétiques ” vitaminées, destinées à améliorer l'état de la couche cornée ? Ou, comme aux États-Unis, des jus de fruits au ginkgo biloba pour éclaircir les idées ou des boissons aux vitamines pour brûler les graisses ?

Les " alicaments " n'ont pas d'AMM (autorisation de mise sur le marché pharmaceutique) et leurs messages publicitaires ne doivent pas comporter de mentions trop précises sur leurs atouts éventuels en matière de santé. Ils sont cantonnés à la prévention, même si, en matière de troubles fonctionnels du transit, par exemple, l'image s'ingénie à suggérer une amélioration de l'état des constipés. Les fabricants de fibres sous forme de céréales complètes communiquent sur un double aspect : la prévention de la constipation et celle du cancer du côlon. De nombreuses instances administratives veillent au strict respect des règles de communication. Elles peuvent également retirer du marché les produits enrichis en vitamines et sels minéraux s'ils ne respectent pas les doses en vitamines autorisées pour la vente en grandes surfaces.

Quant aux médecins nutritionnistes, ils estiment que les " alicaments " ne sont d'aucune utilité en l'absence de carence et de problèmes de transit intestinal, et préfèrent recommander une alimentation diversifiée.

Se faire plaisir

En premier lieu, les personnes âgées doivent se faire plaisir, tout en connaissant les limites de certains mets. Au plan de l'appétit et de l'apport hydrique, les capacités d'adaptation diminuent avec l'âge. Au plan du goût, les seuils de perception s'élèvent, alors que la diminution des capacités de discrimination rend difficile le repérage des sensations gustatives. Ces altérations sont liées à la réduction du nombre de papilles et à une diminution des synapses. L'élévation des seuils de perception pour le salé et le sucré se retrouve également, à un moindre degré, pour les saveurs amère et acide. La diminution de l'odorat, très forte après 80 ans, vient encore aggraver ces difficultés.

Les comportements alimentaires des sujets âgés sont en fait très variés. Certains recherchent (ou craignent) le salé, d'autres le sucré, le goût des produits laitiers ou celui de la viande.

Face à la fragilité nutritionnelle du sujet âgé, il faut s'employer à stimuler le goût en variant les saveurs, en relevant les plats, en prenant en compte les goûts individuels et en tentant de revenir aux saveurs anciennes dont les sujets ont gardé la mémoire. Le vieillissement s'accompagne en effet d'une perte d'acquisition des goûts récents. Les sujets âgés aiment les soupes, les légumes et les plats mijotés. De plus, ils apprécient l'aspect festif attaché autrefois aux repas du dimanche : les jours de repas de fête au goût relevé, accompagnés d'un peu de vin, il n'y a pas de restes.

Il faut éviter les pratiques anorexigènes : plats sans saveur ni odeur, régimes stricts, aliments proscrits. Chez nous, le régime hyposodé admet 4 g de sel par jour et on ne cuit pas les légumes sans sel. Le sucre en fin de repas ne doit pas être interdit. La seule règle valable, même à l'égard des sujets déments, consiste à dire : “ Faites-vous plaisir ”.

Le danger des diverses pathologies est souvent moins préoccupant que les effets des traitements. Certains médicaments sont de redoutables coupe-faim, d'autres assèchent la bouche, certains anti-parkinsoniens modifient le goût. C'est pourquoi les médicaments devraient toujours être pris en fin de repas, même si leur absorption s'en trouve un peu diminuée.

Veiller à compenser la malnutrition

La malnutrition protéino-énergétique de la personne âgée est un problème de santé publique quand on sait que la prévalence de cette malnutrition est de 4 % chez les sujets âgés de moins de 80 ans vivant à domicile et de 50 % chez les personnes âgées hospitalisées. Le vieillissement s'accompagne physiologiquement d'une réduction des réserves énergétiques et d'une perte des capacités adaptatives.

Il a été montré que la survenue d'événements pathologiques aigus (physiques ou psychiques) s'accompagne souvent d'un amaigrissement chez le sujet âgé et que la perte de poids n'est pas compensée par la suite. Cette perte pondérale se fait principalement aux dépens de la masse maigre, c'est-à-dire des muscles, et la réduction de l'activité physique aggrave encore cette perte de muscle, comme tout ce qui entraîne une baisse de l'appétit. Le dépistage et la prise en charge de cette malnutrition (effective ou en train de se constituer) doivent être aussi précoces que possible. Pour l'évaluer, le médecin dispose aujourd'hui d'un outil validé et standardisé : le MNA (Mini Nutritional Assessment). Cet examen permet non seulement une évaluation objective de l'état nutritionnel du patient mais également la détection précoce de certains troubles, concourant ainsi à une prise en charge personnalisée en temps utile.

En pratique, la grande règle de l'alimentation de la personne âgée devrait être de tout mettre en œuvre pour que le repas reste un grand moment de plaisir. Les besoins nutritionnels ne diminuent pas avec l'âge et les besoins énergétiques sont de 30 kcal/kg/j. Les apports protéiques doivent être de 1 g/kg (et plus en cas de pathologie). Quand la personne mange peu, il peut être intéressant d'enrichir certains plats avec des épices, du gruyère râpé ou du jaune d'œuf cuit. Il faut également insister sur l'importance du goûter, qui permet de mieux répartir la ration alimentaire dans la journée.

Des apports en calcium importants sont également indispensables (1 200 mg/j) ; ces apports (alimentaires en priorité) sont à répartir dans la journée. Les besoins en eau sont les mêmes que chez le sujet adulte, mais la vigilance doit être plus grande car le sujet âgé peut se déshydrater beaucoup plus rapidement. Les besoins sont de 2,5 l par jour, soit 1 l à 1,5 l d'apport en boisson. Enfin, les régimes restrictifs n'ont pratiquement jamais aucun intérêt chez la personne âgée et peuvent même être tout à fait nocifs.

Des études récentes ont également montré que la prudence était de rigueur pour la prise en charge de l'hypercholestérolémie chez le sujet âgé.

De toute évidence, l'alimentation reste bien souvent un des derniers plaisirs possibles pour ceux que l'âge a contraints à réduire leurs activités. Elle doit donc rester un plaisir, plaisir du goût, de la variété, plaisir de l'odorat et de la vue. L'alimentation du sujet âgé doit être comparable en quantité, en qualité et en variété (mais un peu plus sucrée et un plus salée) à celle que nous, adultes, nous aimons voir sur notre table. Même s'il est parfois nécessaire de la mixer, il est préférable de le faire après avoir montré le plat au sujet qui n'en aura que plus d'appétit. Ces conseils ne sont, hélas, pas toujours respectés dans les services de gériatrie et dans les maisons de retraite.

Il faut tenir compte de l'importance de l'horaire des repas. Les repas rythment la journée de la personne âgée, et, à ce titre, le respect des horaires est important, mais il faut absolument éviter les situations de jeûne et on conseille un écart de trois heures entre les repas (ne pas oublier le goûter, important à cet âge). Le principal problème en institution est que le repas du soir est en général servi trop tôt.

Un dernier point : la constipation chez la personne âgée. Penser en premier lieu à l'hydratation du corps, souvent insuffisante ; des apports en fibres végétales et céréalières non fermentescibles sont également nécessaires, et, dans ce cadre, le pain est un aliment important et apprécié à ne pas oublier.

QUELQUES IDÉES FAUSSES SUR L'ALIMENTATION DES PERSONNES ÂGÉES

Le gain spectaculaire d'espérance de vie de ces dernières décennies est lié en partie au progrès de la médecine mais en grande partie aussi aux meilleures conditions socio-économiques et alimentaires.

Maintenant que les personnes âgées constituent une fraction importante de la population, en quoi l'alimentation peut-elle les aider et surtout quel type d'alimentation peut leur convenir ? Il faut ici faire justice de quelques idées fausses.

Première idée fausse : à partir d'un certain âge on peut supprimer la viande !

Contrairement aux besoins énergétiques qui peuvent diminuer parallèlement à la baisse de l'activité physique, les besoins en protéines, eux, ne doivent pas diminuer. Une baisse de l'apport protéique peut rendre les personnes âgées plus fragiles sur le plan des infections, alors que le besoin en protéines reste équivalent, voir supérieur dans certains cas. En effet, la carence d'apport va entraîner une diminution du capital protéique musculaire accentuant encore la fonte de la masse maigre.

Cette fragilité musculaire augmente le risque de chutes et donc de fractures.

Deuxième idée fausse : les matières grasses sont mauvaises pour la santé !

Les graisses sont les constituants de notre corps, elles nous sont donc indispensables. Notre cerveau est composé pour moitié de matières grasses. Elles constituent notre principale réserve énergétique.

Les graisses apportent des acides gras non synthétisés par l'organisme ainsi que les vitamines A, K, E. Il faut éviter de réduire leur consommation au cours du vieillissement car l'apport en acides gras essentiels reste nécessaire, même à un âge avancé.

Les matières grasses ont des propriétés nutritionnelles différentes selon que l'on s'adresse au règne animal ou végétal. Mais, en général, elles sont complémentaires. Il faut manger des graisses animales, telles celles contenues dans la viande, les œufs, le poisson et également des graisses végétales comme les huiles de tournesol, de colza ou d'olive.

De plus, les matières grasses rendent les aliments onctueux et sont d'excellents supports d'arômes.

Troisième idée fausse : le cholestérol est mauvais !

Le cholestérol est indispensable, non seulement, à la construction de nos cellules, mais aussi à la fabrication de nombreuses hormones. La majeure partie du cholestérol est fabriquée par l'organisme à partir des matières grasses absorbées. En effet, l'alimentation n'apporte que 300 à 700 mg de cholestérol par jour alors que le foie en synthétise entre 700 et 1 250 mg par jour.

Si l'hypercholestérolémie augmente le risque cardio-vasculaire et coronarien, la baisse du cholestérol avec l'âge devient un facteur de morbidité.

Quatrième idée fausse : passé un certain âge, on a moins besoin de manger qu'avant !

“ Je me dépense moins, donc je mange moins ”. La diminution de l'activité physique affecte en réalité peu les besoins énergétiques puisque ceux-ci sont en majorité (70 %) destinés à l'entretien de base des fonctions vitales. Néanmoins, il est nécessaire de conserver une activité physique pour maintenir un meilleur état de santé et conserver l'appétit ainsi que l'envie de manger qui font souvent défaut aux personnes âgées.

Les personnes âgées ont donc besoin de “ manger pour bouger ”. Près de 40 % des personnes âgées ont un apport calorique de moins de 1 500 kcal passés 75 ans, alors que leur besoin est au minimum de 1 600 kcal/j, sous peine de ne pas couvrir les besoins en micronutriments.

La dénutrition est un risque chez les personnes âgées. Les causes en sont multiples. Ces personnes sont souvent isolées et répugnent parfois à se faire la cuisine. A côté de l'isolement, il y a l'insuffisance des revenus, les croyances et préjugés en rapport avec l'âge, le handicap physique qui réduit l'autonomie pour les courses et les tâches ménagères, l'inappétence due aux médicaments, les défauts de denture, etc.

Il faut donc combattre la dénutrition protéinocalorique et couvrir les besoins en reminéralisants pour éviter les fractures.

– 12 –

BIEN MANGER AU QUOTIDIEN

Dans ce chapitre, nous traiterons nos aliments de base ainsi que les modes de cuisson.

NOS ALIMENTS QUOTIDIENS

Chaque jour nous consommons des aliments indispensables pour un bon équilibre nutritionnel. Nous allons étudier successivement leur composition, leurs effets nutritionnels et la cadence de leur prise : la viande, le poisson, les légumineuses, les céréales (riz, seigle, orge, millet, blé...), la pomme de terre, le pain, la tomate, les fibres, le sel, les épices.

La viande

La viande représente une source de plaisir et de craintes. Accompagnant les changements de mode de vie, les comportements alimentaires évoluent, probablement moins radicalement qu'on l'a quelquefois prétendu, mais d'une façon certaine. Parmi les nouvelles tendances, on observe une certaine désaffection pour la viande rouge et une prédilection pour les aliments transformés. Toutefois, en ce qui concerne la viande de boucherie, il est clair que celle-ci a perdu depuis une vingtaine d'années l'attrait qu'elle avait après-guerre. Cela en dépit de qualités nutritionnelles reconnues, que rappelle le Pr Daniel Tomé : richesse en protéines, en fer héminique, en zinc, en cuivre et en vitamine B12. Elle suscite des interrogations. On se demande si notre relation, fondamentalement ambiguë avec l'aliment, et particulièrement avec la viande, n'est pas activée par les crises récentes qu'a connu le secteur (la vache folle) ; ce n'est pas la seule explication. La période contemporaine brise avec un ordre ancien et marque le passage d'une société agraire, avec ses animaux d'élevage, à une société urbaine, où l'animal familier est une référence affective. Nous voulons de moins en moins voir l'animal derrière la viande.

Ceci a conduit les sociologues à décrire deux types de consommateurs de viande : ceux au comportement “ zoophage ”, pas gênés par l'idée de l'existence de l'animal derrière l'aliment, et ceux au comportement “ sarcophage ”, qui ne peuvent manger que des produits carnés transformés. Cette dernière catégorie de consommateurs progresse d'autant plus que le souci de commodité favorise l'achat de produits transformés tout prêts. Ceux qui ne veulent pas prendre de viande peuvent prendre des succédanés végétaux.

La viande végétale

Il existe sur le marché bio de la viande végétale présentée sous des formes variées

Le tofu, produit hérité de la civilisation asiatique, est un aliment traditionnel à base de soja.

Les saucisses végétales ou tofinelles ressemblent à s'y méprendre aux saucisses de viande. Il s'agit de roulades fraîches de tofu ayant une texture proche de celle des quenelles. Légères et fondantes, elles se consomment chaudes ou froides, en plat principal accompagnées d'un légume, d'une céréale ou d'une salade. Elles existent sous différents goûts, mais aussi nature.

Les escalopes végétales sont faites à base de céréales (seitan, blé complet, avoine, riz complet) ainsi que de tofu. Elles peuvent être relevées avec de l'oignon, des herbes ou autres épices.

Les médaillons réunissent de manière équilibrée tofu, céréales et légumes. Ils constituent la base d'un repas complet et peuvent être aromatisés aux champignons, fines herbes, etc.

Les galettes de tofu sont précuisinées avec différents légumes, épices et aromates.

Les galettes de légumineuses : les légumineuses, mises au rebut de nos jours, sont pourtant source de protéines dans toutes les civilisations. Les falafels sont une purée de pois chiches aromatisée aux fines herbes permettant d'élaborer des beignets pour accompagner légumes et couscous.

Les delhis sont une recette provenant de l'Inde, à base de lentilles au curry.

Les santa nueva sont des haricots rouges cuisinés avec des tomates et des oignons, base de l'alimentation d'Amérique du Sud.

Le pâté végétal, composé de levure alimentaire, fécule, épices, est délicieux à tartiner.

Le poisson

La consommation de poisson gras, deux ou trois fois par semaine, assure une bonne protection cardio-vasculaire. A condition de le manger cru ou demi-cuit, car la cuisson détruit les acides gras.

Depuis une quarantaine d'années, le rôle des acides gras omega 3 à longues chaînes dans la prévention des maladies cardio-vasculaires s'est régulièrement précisé. L'histoire débute en 1960 lorsque deux chercheurs, Bang et Dyerberg, constatent que la protection contre la maladie coronarienne des Esquimaux du Groenland disparaît quand ils sont transplantés au Danemark.

Le régime alimentaire des Esquimaux, riche en poissons gras (400 g/j), explique en partie ces observations. Les poissons gras sont en effet une source riche en acides gras omega 3. Récemment, l'intérêt des acides gras omega 3 a été démontré dans l'amélioration de la fréquence cardiaque chez des patients ayant survécu à un infarctus du myocarde.

Les natifs du Groenland ont des taux de triglycérides et de cholestérol bas, un taux plaquettaire élevé d'acides gras omega 3 et un allongement du temps de saignement. Cette caractéristique disparaît après l'installation hors de leur pays. Ces disparités ont été confirmées dans une autre étude menée entre 1950 et 1974 sur une population de 1 800 Esquimaux. Pendant cette période, 3 cas d'hospitalisation pour infarctus du myocarde auraient été enregistrés chez les Esquimaux contre 40 dans une population équivalente de Danois.

Les trois actions des omega 3

Les acides gras exercent trois actions majeures au niveau du métabolisme et de sa régulation. Ils sont une source d'énergie. Ils participent à la structure des membranes cellulaires par l'intermédiaire des acides eicosapentaénoïque (EPA) et docosahexaénoïque (DHA). Ils ont également un rôle de messager en contribuant à la synthèse de substances, car impliquées dans les phénomènes inflammatoires, la régulation du flux sanguin, le contrôle du transport des ions, la modulation de la transmission synaptique, le terme d'une grossesse, etc. Par ailleurs, il est démontré, d'une part, que les eicosanoïdes ont une action fluidifiante sur le sang et, d'autre part, que des quantités faibles d'EPA (0,23 g/j) et de DHA (0,12 g/j) permettent de diminuer significativement les triglycérides du sang.

Notre alimentation devrait donc contenir des apports convenables en acides gras omega 3. Les apports en omega 3 sont calculés selon le ratio omega 6/omega 3, qui est actuellement en France de l'ordre de 15. Or, selon les recommandations de la British Nutrition Foundation (qui ne sont pas issues d'un consensus international), ce ratio devrait être théoriquement de l'ordre de 5. En d'autres termes, l'apport en omega 3 des populations occidentales est trop faible. Il pourrait être atteint en consommant deux ou trois fois par semaine du poisson gras (saumon, sardine, maquereau...), ou par l'intermédiaire de suppléments nutritionnels ou d'aliments enrichis en acides gras omega 3 (œufs enrichis en omega 3 et omega 6 disponibles en France).

Notons cependant que la cuisson du poisson détruit les acides gras. Par conséquent, pour préserver toutes leurs qualités nutritionnelles, les poissons doivent être, de préférence, consommés crus ou cuits unilatéralement.

Le thon

Le thon est souvent supposé à tort être un poisson gras et très énergétique. Sa composition dépend en réalité de son origine. Outre ses qualités gustatives et nutritionnelles, le thon a également des propriétés rassasiantes et satiétogènes ; autrement dit, il apaise efficacement et durablement la sensation de faim.

Le thon procure une sensation plus importante de plénitude gastrique (rassasiement) que le colin d'Alaska ou le poulet et il calme plus durablement la sensation de faim jusqu'au repas suivant (satiété) que le bœuf.

Il existe cinq variétés de thon habituellement consommées : le thon " rouge ", le " germon ", le " listao ", le " patudo " et " l'albacore ". Les thons des deux premières catégories sont consommés frais, ceux des trois dernières vivant dans les eaux tropicales sont surtout utilisés en conserve. Contrairement à une idée reçue, le thon est un poisson maigre, renfermant entre 2 et 8 % de lipides. Toutefois, la teneur en lipides de ces différentes espèces dépend de la température des eaux où séjournent les poissons et de leur mode de vie. Plus l'eau est froide, plus le poisson est gras, les espèces tropicales étant les plus maigres. Par ailleurs, ces poissons migrateurs, tout en muscles, sont particulièrement riches en protéines (près de 30 g pour 100 g alors qu'un steak de 100 g n'en contient que 18 ou 20 g). Autre caractéristique des thonidés, ce sont les seuls poissons à " sang chaud ", c'est-à-dire capables d'augmenter leur température corporelle de 10° C par rapport à celle de leur environnement.

Les thons albacore, listao et patudo vivent dans les eaux tropicales et tempérées de l'Atlantique, du Pacifique et de l'océan Indien. Poissons pélagiques, grands migrateurs, on les trouve dans la couche supérieure des océans, en général plus chaude, et jusqu'à 300 m de profondeur. Le thon tropical est congelé entier sur les bateaux dès sa capture. Il est débarqué dans les ports proches des lieux de pêche, Abidjan et Dakar pour l'Atlantique, les Seychelles et Madagascar pour l'océan Indien. Une partie de ce poisson est directement mise en conserve dans les usines locales. Une autre partie est transportée en frigorifiques vers les conserveries bretonnes, italiennes, thaïlandaises et américaines.

Le thon albacore au naturel, comparé à trois autres sources de protéines, est davantage apprécié que le bœuf pour son goût et sa texture (au court-bouillon).

En définitive, le thon bénéficie de l'intérêt que portent actuellement les Français au poisson, qui a une bonne image " santé ".

Les légumineuses

Rentrent dans la catégorie des légumes secs ou légumineuses : pois, haricots blancs ou rouges, lentilles, pois chiches, fèves, quinoa, tapioca et soja.

Très riches en protéines et en fibres, bonne source d'oligo-éléments et de vitamines, les légumineuses ont des vertus sur la santé et des avantages nutritionnels encore trop souvent méconnus et qui méritent d'être redécouverts.

Haricots, pois cassés, pois chiches, fèves, lentilles sont les aliments quotidiens des hommes du monde entier. Les peuples du continent américain, de l'Afrique, des Indes, du pourtour du Bassin méditerranéen en faisaient une consommation presque journalière et ils constituent encore une alimentation de choix pour certains d'entre eux.

En revanche, en France comme dans les autres pays industrialisés, la consommation de légumes secs (appellation trompeuse car, en fait, il s'agit de graines de légumineuses) diminue depuis des décennies. Les Français en mangent dix fois moins qu'il y a un siècle, cinq fois moins qu'il y a cinquante ans et, aujourd'hui, leur consommation moyenne se situe aux alentours d'un kg par personne et par an, soit moins de 5 g par personne et par jour, avec une fréquence moyenne de consommation d'une fois tous les dix à quinze jours.

Nourriture jugée très populaire, les légumes secs, longtemps appelés la “ viande du pauvre ”, renferment une quantité importante de protéines, d'oligo-éléments, de fibres et de vitamines, et sont riches en glucides complexes (amidon).

Une source de protéines

Des études réalisées par les nutritionnistes dans les pays où ils constituent la base de l'alimentation, il ressort que la teneur en protéines des légumes secs est comprise entre 20 et 30 %, mis à part le lupin (cultivé pour le fourrage !) et le soja, où elle peut atteindre 35 à 45 %. A titre de comparaison, la viande contient de 16 à 25 % de protéines et le poisson de 14 à 25 %.

Cependant, à la différence des protéines animales qui contiennent tous les acides aminés indispensables dans les proportions proches des besoins de l'organisme, les protéines des légumineuses sont pauvres en acides aminés soufrés : cystine et méthionine. Dans une alimentation habituelle de type occidental, cela ne pose aucun problème. En revanche, si l'apport en protéines animales est inférieur à 50 % de l'apport protéique global, il devient nécessaire de consommer en même temps des protéines complémentaires. L'idéal est alors d'associer dans un même repas des céréales, riches en acides aminés soufrés mais pauvres en lysine et des légumes secs, largement pourvus en lysine.

Ainsi, en termes d'apport protéique, trois quarts de tasse de légumineuses et deux tasses de riz équivalent à 190 g de bifteck, si elles sont mangées séparément, et à 270 g, si elles sont mangées ensemble. La combinaison judicieuse de protéines végétales permet donc de réduire considérablement la quantité de protéines animales tout en conservant un apport protéique globalement équilibré.

En outre, les protéines des légumes secs ont l'avantage de ne pas être associées à de grandes quantités de lipides : la teneur en lipides varie de 0,6 à 1,5 %. Les légumineuses les plus riches en lipides sont le pois chiche (5 %), le soja (17 à 18 %), le lupin (17 %) et l'arachide (45 %). Les lipides qu'ils contiennent sont riches en acides gras insaturés et dépourvus de cholestérol.

Les légumineuses sont très riches en fibres. Elles en contiennent au moins autant que le pain et, pour certaines d'entre elles, deux à trois fois plus que les céréales complètes. À titre d'exemple, 50 g de pois chiches apportent 13 g de fibres, soit près de la moitié des besoins journaliers d'un adulte.

Bonne source de minéraux, elles sont plus riches en potassium, en calcium et en fer que la plupart des végétaux (en particulier les céréales) et elles contiennent des quantités assez élevées d'oligo-éléments (cuivre, manganèse, zinc, iode).

Elles sont également une source de niacine (vitamine PP) et de vitamines du groupe B (thiamine, riboflavine...) qui, peu sensibles à la chaleur, ne sont pratiquement pas détruites par la cuisson.

En revanche, les légumineuses ne renferment que de faibles quantités de rétinoïdes et de vitamine E ; non germées, elles sont dépourvues de vitamine C, alors que, germées, elles en contiennent des quantités importantes.

Des propriétés inconnues

Des études récentes suggèrent que les légumes secs ont un effet hypocholestérolémiant. Cet effet, mis en évidence chez l'animal avec les pois, les lentilles, les haricots et le soja, est dû à la richesse en fibres de ces légumineuses et à l'action de différents composants tels que les phytates et les phytostérols. Leurs propriétés antioxydantes sont reconnues et utilisées pour la préparation de certains aliments comme les potages dont elles facilitent la conservation.

Une autre caractéristique des légumes secs, liée à leur composition, est leur index glycémique bas, c'est-à-dire leur effet réducteur de l'hyperglycémie postprandiale (après le repas) et de l'hyperinsulinémie. Cette propriété peut présenter un intérêt pour les diabétiques, en dépit de leur taux de glucides relativement élevé.

Enfin, la consommation de légumineuses pourrait contribuer à la prévention de certains cancers digestifs. Cet effet s'explique par leur richesse en fibres qui accélèrent le transit intestinal, diminuant ainsi le temps de contact entre substances cancérogènes et muqueuse intestinale, mais également par la présence de composés phénoliques, qui inhibent la transformation de nitrates en nitrosamines cancérigènes, et d'inhibiteurs des protéases.

Les flatulences et les gaz intestinaux sont un inconvénient bien connu des légumineuses et en particulier des haricots. Cet effet peut être atténué par le changement de l'eau de cuisson, l'addition de bicarbonate de soude ou de sarriette au cours de la cuisson. Le trempage des graines entières ou moulues et la germination sont des procédés nettement plus efficaces, mais rarement utilisés en Occident.

Les problèmes de digestion et d'assimilation (le soja et, à un moindre degré, les autres légumineuses) sont liés à la présence d'antiprotéases et d'autres substances antinutritionnelles qui diminuent la digestibilité des protéines. Mais la plupart sont détruites par une simple cuisson à l'eau ou par la germination, tandis qu'une mastication suffisante augmente la digestibilité.

Les légumineuses doivent donc toujours être consommées cuites et bien cuites. Seules certaines légumineuses germées (lentilles, haricots mung), les petits pois, les fèves fraîches récoltées avant maturité peuvent être mangés crus, en quantité modérée.

Désormais faciles à préparer grâce à une industrie qui a su éliminer les corvées liées au nettoyage et au tri et présenter des produits impeccables répondant à des normes de qualité rigoureuses, les légumes secs ont l'avantage de se prêter à toutes les alliances culinaires. La grande variété de formes, de couleurs et de goûts permet de varier les présentations et de les utiliser pour une nouvelle cuisine équilibrée et riche en saveurs, sous forme de potages, purées, terrines, mousses et salades, en hiver comme en été.

Quelques conseils pour bien cuire les légumineuses.

- Avant la cuisson, faire tremper les légumes secs, de préférence dans de l'eau tiède (les lentilles et les légumineuses décortiquées se passent de trempage). Jeter l'eau de trempage.
- Cuire les légumes secs à l'eau froide ou tiède non salée, en ajoutant les aromates en début de cuisson.
- Les porter très lentement à ébullition (surtout les haricots et les pois chiches).
- Saler en fin de cuisson.
- Ne pas jeter l'eau de cuisson car elle peut parfumer une soupe.

En pratique, n'acheter que des légumes secs de choix. Puisque 50 à 60 g par personne suffisent, il ne faut pas privilégier un bas prix au détriment de la qualité. Les stocker dans un endroit sec, bien ventilé, à l'abri de la lumière et sans chaleur excessive.

Les céréales

Le terme de céréale provient du nom de Cérès, déesse latine de la moisson. Sont ainsi appelées les graines servant depuis des milliers d'années à la nourriture de l'homme et des animaux et dont la plupart appartiennent à la famille des graminées ou à celle de l'herbe de nos prés. Les céréales à elles seules fournissent un tiers de l'alimentation humaine.

Toutes les espèces de céréales, à l'exception du maïs qui nous vient de l'Amérique du Sud, proviennent de l'Ancien Monde et tout spécialement d'Asie, berceau des plus anciennes civilisations. En Égypte, on retrouve l'orge et le blé dans les tombeaux datant de quatre mille ans avant J.-C.

L'orge et le millet, tout comme le riz, étaient connus des Chinois trois mille ans avant J.-C.

Il est bien connu que les crudivores ont toujours froid car ils ne peuvent pas consommer de céréales (qui ne peuvent être consommées que cuites) puisqu'ils sont contre le principe de la cuisson.

Certaines céréales " chauffent " plus que d'autres. L'avoine, bien connue pour son pouvoir réchauffant, est particulièrement conseillée en hiver, surtout pour les individus à tempérament phosphorique (maigres à petite vitalité).

D'autres céréales sont dites " rafraîchissantes ". Ce sont celles qui sont utilisées dans les pays chauds : riz, millet.

Il est à remarquer que les céréales réchauffantes sont à gluten : blé, épeautre (blé ancien), seigle, orge, avoine. Elles sont plus difficiles à digérer et peuvent être irritantes pour l'intestin.

Certains enfants sont atteints dès le premier âge d'une allergie au gluten (maladie du gluten), manifestée par une diarrhée opiniâtre pouvant entraîner la mort. Ces enfants doivent suivre un régime absolu sans gluten.

Les principales céréales

Le riz

Le riz est par excellence la céréale des pays chauds et humides. Dans plusieurs des régions où on le cultive, il forme la base de l'alimentation. Il fournit une graine très riche en amidon (80 %), pauvre en lipides (2 %) et en matières azotées (7,5 %). Il est dépourvu de gluten, ce qui le rend impropre à la fabrication du pain. Il est en cela inférieur au blé et au seigle. En Asie, il existe cependant un riz dit gluant, riche en matières azotées et grasses, recherché pour la confection de gâteaux.

Dans le tiers monde la moisson se fait encore à la faucille. Les gerbes sont séchées au soleil, puis égrenées par le piétinement des buffles ou à l'aide de fléaux. On obtient ainsi le paddy, c'est-à-dire le grain muni de ses glumelles, dont il faut le débarrasser pour obtenir le riz cargo, qui est notre riz complet. Si on enlève encore le tégument, on obtient le riz blanc du commerce.

Une autre variété importante est le riz des montagnes. Moins exigeant, il ne lui faut pas la présence constante d'une couche d'eau baignant son pied. Il prospère dans les régions pluvieuses et on le sème dans des terres fraîchement défrichées.

Le riz est très neutre et équilibré. Il convient aux personnes sédentaires et dont l'organisme est intoxiqué. C'est la première céréale du monde avec une très grande variété de préparations. À noter que le riz complet ne colle pas.

Le seigle

Le seigle supporte des climats plus rigoureux que le frometet demande une quantité de chaleur moindre pour mûrir. C'est par excellence la céréale des pays subpolaires et des hautes altitudes. À égalité de climat, le seigle est toujours mûr avant le froment mais il rend environ deux fois moins (vingt hectolitres à l'hectare représentent une bonne récolte). C'est la céréale des conquérants et en particulier des Vikings. Il est réputé pour améliorer la circulation du sang (varices, stases capillaires...) Très consommé en Russie jusqu'à la fin du XIXe siècle, le seigle était cultivé mélangé au blé ; cela s'appelait le méteil. Le pain de seigle est à peu près la seule façon de le consommer.

Les Russes fabriquent du kvass, boisson fermentée à base de pain de seigle.

L'orge

L'orge est une céréale à développement et maturation particulièrement rapides, dont l'aire géographique utile est la plus considérable. Il lui faut peu de chaleur solaire pour mûrir. C'est une plante qui résiste bien à la chaleur et à la sécheresse.

L'orge sert à la fabrication de la bière. Lorsqu'elle a subi un début de fermentation, elle sert à la fabrication du malt.

On appelle orge perlé la graine débarrassée des écailles florales et du tégument, et orge mondé la graine plus complète seulement débarrassée des écailles. L'orge perlé est l'équivalent du riz blanc.

Elle n'a pas d'intérêt nutritif. Elle peut être préparée en bouillies, soupes, galettes, en flocons pour le muesli, et mélangée en farine dans le pain.

Le millet

Nous ne connaissons guère chez nous que le millet à l'épi massif d'Italie méridionale, dont nous employons les graines comme nourriture pour les oiseaux. Beaucoup plus important est le millet dit panic, dont le nom indique déjà qu'il servait jadis à la confection du pain. Tel est encore le cas en Arabie, Moldavie, Roumanie, Italie. Sa culture, qui remonte à l'âge du fer, est aujourd'hui presque abandonnée en Allemagne. Les panics sont très répandus dans les régions chaudes des deux mondes et sont plus rares dans les régions tempérées. Le millet panic est originaire des Indes où il est cultivé en grande quantité dans diverses régions. On le rencontre en Afrique du Nord. En Europe, il est principalement cultivé en Europe centrale et méridionale.

Il appartient à la même famille que le mil africain. Il est riche en magnésium, en silice, en fer, en manganèse, en vitamines A et B. Facile à digérer, il n'est pas encrassant pour l'organisme.

Le blé

Lorsque l'on est en mauvaise santé, il est souhaitable d'éviter cette céréale peu énergétique. Facteur aggravant, les blés actuellement commercialisés sont hybrides. Les graineteries agricoles hybrident des variétés de blé afin que les cultivateurs ne puissent pas se servir de la récolte pour leur prochain semis. Énergétiquement, ce genre de céréale stérile a beaucoup moins de valeur que les céréales germables. Il est en outre étonnant que la France produise en majorité du blé non panifiable utilisé pour les aliments du bétail et que, de ce fait, nous soyons obligés d'importer du blé pour faire notre pain.

Autre aspect à considérer, le blé peut être vendu sous forme de boulghour. Ce sont des grains écrasés, ce qui permet une cuisson plus aisée. L'inconvénient réside dans le fait qu'un grain intégral est vivant - il peut germer - alors que le boulghour est mort. Au niveau énergétique, dès que le grain est écrasé, il entame un processus de fermentation et d'oxydation. Il en va de même pour la farine, qui doit être moulue quelques jours avant son utilisation. Une farine moulue depuis un mois est toxique.

Pour préparer le couscous, les femmes arabes confectionnent à la main la semoule le jour même. Cette semoule est énergétiquement très supérieure à celle que l'on achète.

On peut appliquer le même raisonnement aux pâtes, ce qui veut dire que seules les pâtes fraîches sont recommandables, surtout si elles sont complètes.

L'épeautre

C'est l'ancêtre du blé. Il y a le grand épeautre et le petit épeautre, plus rare et plus cher. Il peut se manger en grains comme le riz. Sa valeur nutritive est bien meilleure que celle du blé.

Le quinoa

Il est nouveau sur le marché et provient d'Amérique du Sud. Sa saveur est particulière. C'est une céréale rafraîchissante. La culture du quinoa a été relancée récemment pour remplacer celle de la coca par les paysans péruviens. Son prix élevé s'explique par le fait que l'on doit payer cher les paysans pour les dissuader de retourner à la culture de la coca, très rentable pour eux.

Le sésame

Cette céréale n'est pas utilisée couramment. Elle peut entrer en mélange dans la composition du pain.

Elle sert à fabriquer le gomasio (macrobiotique).

Deux conseils

Évitez les céréales raffinées

C'est avec le riz blanc que l'on a condamné au scorbut et à la mort des millions d'Asiatiques, de marins, de soldats. La raison en est que dans la couche périphérique du grain se trouve pratiquement l'essentiel des vitamines B1, B2, B3 (PP), B5, B6, B9, H et E, ainsi que les principaux oligo-éléments nécessaires à nos métabolismes fondamentaux. Il ne reste en somme qu'une réserve d'amidon (carburant du grain) qui est un sucre lent. Non seulement l'écorce contient des protéines, des vitamines, des acides aminés et des oligo-éléments, mais elle sert aussi d'agent de grattage de l'intestin, favorisant le péristaltisme, prémunissant de ce fait de la constipation mais aussi du diabète.

Certes, le riz blanc se digère facilement, mais il a un pouvoir nutritif moindre. Nos grands-parents disaient qu'il n'était pas nourrissant. En ce qui concerne le blé, il existe plusieurs taux d'affinage de la farine. Cela s'appelle le blutage. Le pain intégral est très difficile à réaliser et à digérer ; c'est le cas des farines T 150. La valeur la plus retenue et la plus raisonnable est la T 80 qui présente une bonne levée de la pâte et une bonne digestibilité.

Associez céréales et légumineuses

Rappelons que les légumineuses sont les légumes secs : pois chiches, haricots en grains, petits pois, lentilles, soja en grain. Il faut savoir que depuis cinq mille ans l'association céréales - légumineuses a été la base de l'alimentation de l'homme.

Notre diététique qui n'a que cinquante ans est souvent obsolète et contradictoire, parce que trop souvent élaborée par le raisonnement plus que par l'observation. C'est ce qui a fait que de nombreux végétariens se sont fragilisés et carencés par ignorance. Ils n'ont pas respecté cette tradition millénaire en usage chez tous les peuples de la terre : l'association céréales - légumineuses. En effet, il manque dans les céréales certains acides aminés nécessaires à la construction de nos protéines. Ces acides aminés se trouvent en complémentarité dans les légumineuses. Lorsqu'un seul acide aminé manque, l'organisme ne peut rien faire du reste et le rejette. C'est du gâchis.

Si nous faisons un petit tour d'horizon des principaux plats traditionnels connus dans le monde, nous trouvons les associations suivantes :

- riz plus soja en Extrême-Orient,
- mil plus niélés en Afrique tropicale,
- blé (semoule) plus pois chiches en Afrique du Nord,
- Maïs plus haricots rouges aux Amériques,
- Blé, seigle, orge, avoine, sarrasin, millet plus haricots, pois, lentilles, pois chiches en Europe.

La pomme de terre

La pomme de terre est le légume le plus consommé en France : de 40 à 45 kg par habitant et par an de pommes de terre " fraîches " auxquels il faut ajouter 25 kg par habitant et par an sous forme de produits transformés. L'intérêt des Français pour la pomme de terre est justifié car elle possède une grande valeur nutritionnelle.

La pomme de terre est une des meilleures sources de glucides complexes tout en gardant une valeur calorique modérée, car elle contient beaucoup d'eau : seulement 22 g de matière sèche pour 100 g. Elle contient 2 g de protéines, 1,5 g de fibres alimentaires et très peu de lipides (environ 0,1 g) représentés à 75 % par les acides linoléique et linolénique, des acides gras essentiels. Elle contient également de la vitamine C et B6, du fer (peu, 0,8 mg aux 100 g mais bien assimilé grâce à la présence de vitamine C), du potassium (410 mg aux 100 g) et du magnésium (27 mg aux 100 g).

Les glucides de la pomme de terre, 18 à 20 g pour 100 g, sont essentiellement constitués d'amidon, glucide complexe lentement transformé en glucose qui fournit une énergie progressivement utilisable par l'organisme. L'index glycémique de la pomme de terre, qui correspond à la capacité d'un aliment à élever la glycémie par rapport au glucose, varie selon le mode de préparation : il est de 85 % pour les purées mais n'est que de 54 % pour les pommes de terre cuites à l'eau dans leur peau, ce qui est comparable à l'index glycémique des pâtes.

Les protéines de la pomme de terre ont une excellente valeur biologique, proche de celle des protéines de l'œuf pour les acides aminés essentiels : lysine, thréonine, tryptophane, valine, isoleucine, leucine et phénylalanine. Les Français savent qu'ils ne mangent pas assez de féculents ; malgré cela, ils ne reconnaissent pas toujours les mérites de la pomme de terre. Elle est volontiers accusée de faire grossir alors que sa valeur calorique n'est pas élevée (85 calories/100 g).

En fait, mis à part les affections intestinales aiguës qui nécessitent un régime sans résidus (pas de fibres) et les états d'insuffisance rénale (pas de potassium), il n'existe pas de contre-indications médicales à la consommation de pomme de terre, tout au plus des conseils de cuisson pour les diabétiques. Elle est même recommandée chez l'adolescent, les personnes âgées et les sportifs.

Le mode de préparation modifie la valeur nutritionnelle : il faut éviter d'éplucher et de couper les pommes de terre avant la cuisson à l'eau car l'épluchage et la découpe entraînent une diminution des vitamines (thermolabiles) et des minéraux (hydrosolubles).

La friture augmente la valeur calorique de la pomme de terre en rajoutant près de 20 % de lipides, ce qui multiplie par plus de 3 sa valeur calorique aux 100 g, qui passe de 85 calories pour les pommes de terre cuites à l'eau à 280 calories pour les frites. Il faut également veiller à la qualité de l'huile de friture.

Le pain

La consommation de pain a nettement diminué depuis le début du siècle et cette évolution est regrettable car le pain est un véritable aliment santé. Il mérite de retrouver une place de choix dans l'alimentation des Français, mais en privilégiant les variétés fabriquées avec des farines bises à la baguette de pain blanc, dont la valeur nutritionnelle est bien moindre.

Quel est l'intérêt nutritionnel du pain ? À ce sujet, l'état des connaissances a beaucoup évolué. On connaît maintenant l'importance des glucides chez l'homme et on ne les supprime plus aux diabétiques. On a aussi largement montré que la plupart des produits végétaux (pour autant que l'on préserve leur qualité et leur complexité) exercent des effets santé remarquables.

Alors qu'un discours très positif fondé sur de nombreuses enquêtes épidémiologiques a pu être tenu pour valoriser l'effet santé des fruits, des légumes, du vin, de l'huile d'olive, en revanche, le rôle du pain dans le maintien de la santé n'est pas pris en compte. Pour comprendre l'intérêt nutritionnel du pain, il faut rappeler que l'homme a un besoin particulièrement élevé en glucides (ils représentent 55 % des besoins énergétiques totaux) ; le cerveau à lui seul consomme 120 g de glucose par jour et l'organisme entier 300 g (pour une dépense moyenne de 2 400 kcal). La meilleure source de glucose est assurée par l'amidon plutôt que par les glucides solubles. Pour satisfaire les besoins glucidiques, il faut consommer en moyenne 400 g de matière sèche d'aliments glucidiques complexes sous forme de produits céréaliers, de légumes secs, de divers féculents (voire de fruits et de légumes).

Pain blanc ou pain bis

Pour être consommables, la plupart des céréales demandent à être traitées par des procédés appropriés : par exemple, les pâtes ou le couscous pour le blé dur, le pain pour le blé tendre. Dans les pays tempérés comme la France où le blé tendre pousse facilement, le pain constitue le produit le mieux adapté à la consommation humaine. D'ailleurs, grâce à des efforts soutenus de recherche dans le domaine agronomique, on dispose actuellement de variétés à forte valeur boulangère, dont le gluten permet un levage très efficace de la pâte durant l'étape de fermentation.

La qualité des ferments utilisés (levure, bactéries lactiques) est également parfaitement maîtrisée, ce qui permettrait d'aboutir à du pain de bonne qualité. En fait, comme pour beaucoup d'autres aliments, l'intérêt nutritionnel du pain est d'assurer un apport de glucides lents (accompagnés d'une teneur suffisante de protéines), de fibres alimentaires, de minéraux et de vitamines, et la farine complète de blé en est justement très riche. Cependant, le pain est consommé majoritairement en France sous forme de pain blanc, donc avec une farine fortement raffinée qui contient de trois à cinq fois moins de fibres alimentaires, de minéraux et de vitamines qu'une farine complète.

L'origine du goût pour le pain blanc remonte principalement au lendemain de la Seconde Guerre mondiale, puisqu'il n'était pas facile à l'époque de se procurer ce type de produit, symbole d'abondance et de pureté. La recherche du blanc a même été poussée jusqu'à l'utilisation de farine de fèves ou d'autres agents antioxydants pour détruire les caroténoïdes naturellement présents dans l'amande de blé.

Contrairement à certains pays, la France était, jusqu'aux années quatre-vingt, celui d'un seul type de pain, celui de la baguette ou d'autres présentations à base de farine blanche. Outre sa pauvreté en fibres et en minéraux, ce produit s'est révélé avoir un index glycémique élevé, ce qui signifie qu'il est très rapidement digéré. Cela est à mettre en relation avec l'obtention d'une mie trop aérée, qui facilite les attaques par les amylases salivaires et pancréatiques.

Il est donc clair que la valorisation nutritionnelle du pain passe par la généralisation de l'utilisation de farines bises (de couleur grise due au son), beaucoup plus riches en fibres alimentaires. Certains sujets semblent présenter des intolérances aux fibres de son ; c'est pourquoi il est plus judicieux d'utiliser des farines bises délestées des parties les plus fibreuses plutôt que des pains au son. Du point de vue économique, une farine bise a un rendement à la meunerie légèrement supérieur à celui d'une farine blanche et pourrait ainsi avoir un prix de revient inférieur. Rien ne s'oppose donc à la valorisation du pain par l'obtention d'un aliment de meilleure qualité. Cet objectif passe également par l'obtention de céréales de qualité, produites par des techniques agricoles les plus propres possibles ; il est à la portée de tous, puisque le prix du blé compte très peu dans le prix final du produit.

En fait, il semble important d'inverser la tendance de la consommation pour aller vers des pains bis, mais aussi vers d'autres spécialités (pain au seigle, aux multicéréales...) afin de redonner à ce produit une place de choix dans la gastronomie. De même qu'il est normal de se soucier du type de vin en fonction des divers plats, de même certains types de pain se marient mieux avec des aliments particuliers (par exemple, du pain bis, complet ou de seigle avec de la charcuterie).

Tout aussi importante que la gastronomie, la problématique de la santé doit entrer en ligne de compte dans le choix du pain. Dans la mesure du possible, il vaudrait mieux préférer les pains plus denses aux pains trop aérés. A ce propos, les pains multicéréales doivent être normalement plus denses que les pains confectionnés avec du blé, puisque les autres céréales se panifient beaucoup moins. D'ailleurs, pour pallier cet inconvénient, divers additifs du type lécithine de soja sont souvent ajoutés. La diversification des céréales dans le pain se justifie pour bénéficier en particulier de la teneur en fibres solubles des autres farines, du type seigle, avoine ou orge. Ces fibres solubles sont beaucoup plus efficaces que celles du son de blé pour favoriser l'élimination digestive du cholestérol.

Le pain mérite de retrouver rapidement la place qu'il n'aurait jamais dû perdre. Cela passe par la recherche d'une plus grande qualité, d'une utilisation beaucoup plus systématique des farines bises, du respect de l'étape de fermentation. De plus, l'homme ne mange pas que des aliments : à travers le pain, il partage aussi un symbole. Il est bon que la convivialité autour du pain soit également fondée sur la qualité intrinsèque du produit. Le XXIe siècle sera sans doute aussi celui des valeurs retrouvées.

La tomate

Les bienfaits des caroténoïdes - pigments naturels que l'on trouve dans les fruits et les légumes - sont aujourd'hui largement attestés par de nombreux travaux scientifiques. Ainsi, à côté du bêta-carotène, le plus connu du public, d'autres caroténoïdes se révèlent être des alliés nutritionnels exceptionnels pour la santé. C'est le cas du lycopène.

L'épidémiologie nous a révélé ces dernières années l'action protectrice du lycopène de tomate contre les dommages oxydatifs dus au stress. Ainsi, plusieurs enquêtes rapportent que les grands consommateurs de tomates et de ses dérivés sont bien protégés contre les processus dégénératifs et malins. De nombreuses études effectuées in vitro, in vivo et actuellement chez l'homme, ont confirmé le bien-fondé de l'action protectrice du lycopène.

L'antiradicalaire à multiples facettes

Le lycopène, connu depuis les travaux de Harsten (1873), Escher (1910) et Parker (1946), suscite aujourd'hui un grand intérêt grâce à ses effets antiradicalaires, antimutagènes et antitumorigènes.

La combinaison de travaux expérimentaux et d'études épidémiologiques a fourni la preuve évidente que le lycopène joue un rôle important dans la lutte contre les radicaux libres et dans la réduction du risque de cancers et de maladies cardio-vasculaires.

Antioxydant, le lycopène neutralise les radicaux libres. Multiprotecteur, le lycopène protège l'ADN, les membranes des vaisseaux et les molécules précieuses de notre organisme des dommages oxydatifs.

Pendant la mutation du fruit, le rôle du lycopène est de capter les rayons ultraviolets et de les transférer sous forme d'énergie aux chloroplastes (siège de la photosynthèse). Ce mécanisme permet de protéger la plante de la photo-oxydation. Le même phénomène de protection se reproduit quand le lycopène est consommé par l'homme.

Alors que les autres caroténoïdes proviennent de sources alimentaires diverses, les sources du lycopène sont la papaye et surtout la tomate mûre (Lycopersicum esculentum). Ceci sous-entend que son apport est limité, saisonnier, dépendant des habitudes culinaires et de la répartition géographique.

Le lycopène est absorbé dans l'organisme par la voie classique empruntée par les caroténoïdes. La présence de lipides accroît son absorption (tomates farcies). Alors qu'il est conseillé de consommer les fruits et les légumes crus, ce n'est pas le cas pour la tomate. En effet, bien qu'ils soient riches en lycopène, un jus de tomate ou une tomate crue n'en apportent que très peu de biodisponible. C'est la tomate cuite en présence de lipides qui libère le plus de lycopène directement assimilable.

Le lycopène est le pigment qui donne à la tomate sa couleur rouge.

L'oléorésine de tomate contenant du lycopène sert de colorant alimentaire naturel et surtout de source de caroténoïdes antioxydants et protecteurs. Outre le lycopène, l'oléorésine de tomate est riche en tocophérol (vitamine E), bêta-carotène et en phytogènes. Ce pigment naturel est un excellent antioxydant. Il bloque l'attaque des radicaux libres, “ voleurs de notre jeunesse et de notre santé ”.

La consommation de lycopène a été associée à une diminution du risque de cancer de la prostate, de l'endomètre (utérus), du sein, de l'appareil digestif et des poumons.

Cette multitude d'actions s'explique par le fait qu'une fois absorbé, le lycopène subit une distribution tissulaire telle qu'on le retrouve dans le foie, les poumons, les reins, la peau, la prostate, les testicules et les ovaires.

Des indications multiples

Les travaux de W. Giovanucci, de l'école de médecine de Harvard, ont mis en évidence le rôle du lycopène dans la protection de la prostate. Le lycopène réduirait de 40 % le risque d'avoir un cancer de cette nature chez les hommes consommant au moins dix fois par semaine des plats contenant de la tomate.

En plus du radical oxygène singulet, le lycopène est actif contre le radical dioxyde d'azote que l'on inhale dans l'air pollué, la fumée de cigarettes... Chez les fumeurs, le taux de lycopène sérique est diminué de 30 %. Certaines études ont démontré que le lycopène protège contre le cancer des poumons et d'autres ont apporté la preuve que le lycopène inhibe la croissance des cellules cancéreuses du poumon.

Six fois plus pigmentant et au moins trois fois meilleur antiradicalaire que le bêta-carotène, le lycopène trouve tout simplement sa place comme nutriment actif dans la protection solaire. Il agit préventivement contre les effets des ultraviolets, active le bronzage, l'harmonise et le prolonge. Des études menées sur des volontaires sains ont révélé, après supplémentation, que le lycopène protège contre les effets délétères des radicaux libres et prévient la lucite estivale photo-induite, responsables du vieillissement cutané.

De nombreuses études épidémiologiques ont rapporté que la consommation de tomates et de ses dérivés était associée à une diminution du risque de cancer du tractus digestif. Le nitrosamines sont connues pour être des molécules responsables des cancers du tube digestif. Une récente étude a démontré que le lycopène inhibe la transformation des nitrates en nitrites et la formation de nitrosamines.

En plus de sa protection des lipides membranaires et des LDL (mauvais cholestérol) contre la peroxydase, le lycopène abaisse le taux du LDL cholestérol protégeant ainsi contre le développement ou la progression de l'athéromatose.

Une étude européenne a également montré que les grands consommateurs de lycopène avaient deux fois moins de risque d'infarctus.

Les fibres

Les fibres insolubles des céréales complètes, ainsi que le soja, sont intéressantes à introduire dans l'alimentation habituelle. De nombreuses études montrent qu'elles semblent prévenir les cancers du côlon et du sein.

Observant dans les années 1970 la faible incidence en Afrique des cancers du côlon et du rectum, Burkitt l'attribuait à l'alimentation africaine : peu d'aliments d'origine animale, beaucoup de céréales. Ce type d'alimentation favorise une augmentation du volume des selles en fournissant à la flore colique un substrat favorable à sa prolifération en retenant l'eau dans la lumière colique, selon la qualité des fibres. Des études épidémiologiques ont alors été lancées. Elles ont mis en évidence un effet protecteur des fibres, mais aussi un effet négatif de la forte consommation de viandes et de lipides, et un effet protecteur de l'exercice physique. De fait, tous ces éléments sont liés, ainsi que le montre l'étude des mécanismes proposés.

Des actions spécifiques

Le mécanisme d'action des fibres sur la carcinogenèse dépend vraisemblablement de plusieurs processus. L'augmentation du volume des selles due à la prolifération de la flore et à la rétention d'eau entraîne une accélération du transit intestinal et une dilution du contenu. Ce double phénomène diminue le risque qu'un composé cancérigène entre en contact avec la cellule cible intestinale. Mais le mécanisme essentiel fait intervenir une interaction entre fibres, bactéries intestinales et acides biliaires. Les fibres insolubles, ou peu solubles, ne sont pas dégradées au niveau de l'intestin grêle et servent de substrat à certains types de bactéries. Leur dégradation produit une acidification intestinale peu favorable à l'action des enzymes nécessaires à la conversion des acides biliaires primaires en acides biliaires secondaires (suspectés d'avoir des propriétés cancérigènes).

L'effet protecteur des fibres alimentaires s'exerce également par l'intermédiaire de leurs produits de dégradation sous l'action des bactéries intestinales, les acides gras volatils. Parmi ceux-ci, le butyrate joue un rôle majeur comme agent de différenciation, d'apoptose (suicide de la cellule), et agit sur les mécanismes intracellulaires de régulation des oncogènes (facteurs de cancer).

L'apport calorique excédentaire constituant dans de nombreuses études un facteur de risque de cancer colique, tout ce qui tend à diminuer la densité énergétique de l'apport alimentaire aura un effet bénéfique. En pratique, un régime riche en fibres est souvent moins riche en lipides (qui favorise la synthèse des acides biliaires secondaires). Par ailleurs, les fibres tendent à normaliser les altérations du syndrome d'insulinorésistance.

Il faut enfin ajouter aux effets propres des fibres l'effet de composés protecteurs contre divers cancers : les phytates chélatent (neutralisent) le fer et suppriment ainsi la production de radicaux libres. Rappelons que les minéraux dits " chélatés " sont combinés (attachés) à une substance organique (transporteur) pour les rendre plus faciles à absorber. Ce type de préparation copie le processus utilisé par l'organisme pour absorber les minéraux. Dans certains cas, comme celui du fer, la forme inorganique, non chélatée, du minéral peut non seulement ne pas être absorbée mais aussi causer des troubles intestinaux. Bien que les minéraux chélatés soient plus coûteux, ils sont d'une bien meilleure biodisponibilité. Quant aux flavonoïdes, et en particulier les isoflavonoïdes, ils semblent jouer un rôle important dans la prévention du cancer du sein.

Le sel

Le sel est indispensable dans l'alimentation et le supprimer complètement est quasi impossible. L'équilibre alimentaire passe par le juste goût du sel ; l'acte de saler reflète la maîtrise d'un individu sur ses besoins. Trop salée, ou trop peu, la nourriture devient immangeable. Saler est donc un acte qui passe par l'éducation, c'est l'art de la juste mesure.

L'utilisation du sel est vieille comme l'homme, qui découvre dix mille ans avant notre ère la conservation de la viande par le sel. Cette utilisation se retrouve dans la civilisation égyptienne, sans nul doute pour sa capacité à inhiber le développement de micro-organismes des aliments. L'homme a en fait un goût inné pour le sel ainsi que pour le sucre. Le fait d'y avoir goûté le ramène sans cesse vers lui. Des études ont montré un goût très prononcé pour le sel chez des sujets dont la mère avait souffert de déshydratation pendant la grossesse. Un mécanisme hormonal tendrait à stimuler la recherche du salé dès que la quantité corporelle diminue.

L'appétit est stimulé par le sel et notre alimentation nous en apporte en moyenne 5 à 7 grammes par jour, davantage (8 à 10 g) en ville, à cause de la consommation de conserves et de plats cuisinés. Le fromage est également un grand pourvoyeur de sel.

En matière de recommandations vis-à-vis de certains patients, il est classique de conseiller un régime peu sodé aux hypertendus, malgré les résultats contradictoires d'études sur ce sujet. Il n'est pas certain qu'une faible consommation diminue le risque d'accidents vasculaires et la baisse de la mortalité. Seuls 30 % des sujets présentent une sensibilité au chlorure de sodium et la baisse des apports fait alors bien baisser la pression artérielle. Il faut donc tester cette éventuelle sensibilité avant de prescrire un régime hyposodé. En revanche, les insuffisants cardiaques doivent bénéficier d'une restriction sodée parfois drastique. 3 grammes par jour correspondent à un régime sans sel strict et il est très difficile de baisser encore plus. Il ne faut pas oublier aussi qu'un sujet âgé à qui l'on supprime le sel perd son appétit, donc du poids, et cela peut être dangereux. En dehors de ces situations, il importe de trouver une certaine modération, car c'est l'excès qui est néfaste, dans un sens comme dans l'autre.

Un des autres intérêts du sel de table, c'est qu'il peut être supplémenté en iode et aussi en fluor. La carence en iode est bien connue (crétinisme, goitre) ; le fluor, quant à lui, sert à la prévention des caries dentaires. Cette supplémentation est due à des décisions gouvernementales, la première datant de 1952, la seconde de 1985. L'apport physiologique journalier en iode doit être de 150 microgrammes par jour, celui du fluor varie avec l'âge, de l'ordre de 1 mg/jour, si l'alimentation est suffisamment diversifiée.

Après, tout est affaire de goût : la France possède de nombreux producteurs de sel, qui utilisent parfois des techniques de récolte différentes, et chacun s'ingénie à promouvoir au mieux sa production. Comme le sel est un aliment et non un condiment, nous ne saurions nous en passer car il est essentiel à l'organisme. Et, pour certains gourmets, saler est un art qui ne saurait souffrir d'approximation, même si chacun voudrait en discuter et y mettre son grain... de sel.

Les épices

Les saveurs orientales, les fumets indiens ou les délicieux arômes d'Asie auraient-ils, en plus de leur magie gustative, des vertus thérapeutiques ? Oui, répondent J. Billing et P. W. Sherman, deux chercheurs américains qui viennent de mener une étude sur les épices utilisées à travers le monde, du girofle indonésien aux herbes méditerranéennes en passant par les piments d'Amérique centrale.

Le nombre de plantes aromatiques ajoutées à l'alimentation augmente en partant du Nord vers le Sud, autrement dit des pays froids aux pays chauds, où la conservation des denrées pose davantage de problèmes. On pourrait penser que les cuisiniers utilisent des ingrédients du terroir dans le seul but d'ajouter du goût aux plats, mais il n'existe pas de relation entre la production locale et la consommation et l'on sait par ailleurs que les épices aident à la conservation de la nourriture. Mais nos deux biologistes se sont surtout intéressés aux propriétés antimicrobiennes de ces produits. L'origan et le poivre de la Jamaïque empêchent le développement d'une trentaine de bactéries testées.

Safran était le nom d'un bel adolescent de l'antiquité grecque. Le dieu Hermès le tua par erreur et, là où le sang du jeune homme se répandit, une belle plante rouge s'épanouit. Aujourd'hui le safran, cette poudre rouge tirée d'une fleur de la famille des crocus, est l'épice la plus chère du monde et sert encore parfois de monnaie d'échange. Les autres épices sont devenues des produits d'usage courant, que l'on retrouve sur les étagères de toutes les cuisines.

Aussi précieuses que l'or, aussi rares que la soie, les épices ont été un des moteurs de l'histoire. Pour s'approprier ces inestimables essences, des hommes comme Marco Polo ou Christophe Colomb ont ouvert de nouvelles routes et exploré des terres vierges, des Indes aux Amériques et jusqu'en Chine. Des empires financiers se sont bâtis sur le commerce de ces substances parfumées, occasionnant des luttes homériques entre pays concurrents. “ Le plus grand voleur d'épices de tous les temps ”, Pierre Poivre, le bien nommé, tenta pendant près d'un quart de siècle, dans la seconde moitié du XVIIIe siècle, de dérober des plants de giroflier et de muscadier aux Hollandais, qui en avaient le monopole. Le botaniste français réussit finalement à en subtiliser deux plants et à les faire prospérer dans son jardin des pamplemousses de l'île de France (île Maurice).

Après ce voyage dans le temps, on peut savourer les odeurs et les couleurs, brun, rouge et or, des différents aromates présentés dans de grands sacs. On entre dans le cercle des épices. Cardamome, gingembre ou zédoaire. Et bien sûr, le poivre, le piment, la vanille. En poudre, en gousse ou sous forme d'essences, toutes ces substances font l'objet d'usages parfois magiques. Sans parler des vertus aphrodisiaques du gingembre et de la cardamome.

Les plats épicés font transpirer et rafraîchissent... Mais les scientifiques de l'université Cornell à Ithaca (État de New York), ajoutent que le goût pour les épices s'est développé proportionnellement aux bénéfices qu'en tirent les utilisateurs pour leur santé.

La cuisine aux épices antibactériennes aurait favorisé la survie de ses adeptes et de leurs descendants dans les pays chauds, où les aliments sont facilement altérés par les microbes.

Exemple de co-évolution, la diversification de cette médication a forgé les récepteurs correspondants dans le palais et, réciproquement, l'excitation de ces récepteurs a développé un goût salvateur pour l'espèce.

Pour étayer cette thèse, Paul Sherman et Jennifer Billing ont compilé 4 578 recettes de plats traditionnels épicés venant de trente-six pays où le climat, la variété des épices et leurs vertus antibactériennes ont été comparées.

Les conservateurs les plus efficaces sont l'ail, l'oignon, le piment de la Jamaïque et l'origan. Puis viennent le thym, la cannelle, l'estragon et le cumin, chacun éliminant 80% des bactéries. Un classement à ne pas prendre au pied de la lettre, puisque les épices associées (curry indien, poudre du Chili, etc.) agissent en synergie.

Maintenant, il vous est possible de jouer aux apprentis sorciers culinaires.

LES MODES DE CUISSON

Le principe général de la cuisson des aliments est connu : il s'agit de les exposer à l'action de la chaleur pendant un temps plus ou moins long, selon les moyens utilisés et le résultat recherché. La cuisson provoque de nombreuses modifications des aliments. Certaines sont bien visibles et correspondent à l'attente de la ménagère (goût et texture), d'autres restent invisibles comme les modifications de la valeur nutritionnelle des aliments, c'est-à-dire de leur teneur en vitamines et minéraux.

Les pertes en vitamines et minéraux sont liées à deux mécanismes. Tout d'abord, une partie de ces micronutriments se diffuse dans l'eau de cuisson. Plus la quantité d'eau mise en œuvre est importante, plus la diffusion augmente. Par ailleurs, une partie des vitamines est directement détruite par la chaleur. L'importance de cette destruction est fonction de la température et du temps de cuisson. La destruction vitaminique obéit à une loi biologique fondamentale : elle est plus faible lorsque l'aliment est cuit à une température très élevée pendant peu de temps que lorsqu'il est cuit longtemps à une température peu élevée.

Un aliment présente le maximum de vitalité, d'énergie et de principes nutritifs lorsque nous le consommons dans son intégralité, c'est-à-dire cru, frais cueilli ou ramassé, ayant subi le moins de transformations et de manipulations possibles. C'est pourquoi nous favoriserons et ferons toujours une large part aux crudités, fruits frais et graines germées qui sont des aliments vivants par excellence ou biogéniques (régénérateurs de vie), terme créé par le Dr Bordeaux-Szekely, en opposition aux aliments biocidiques (aliments trafiqués qui, au lieu d'engendrer la vie, la détruisent). Pour diverses raisons (culturelles, gustatives, diététiques...) nous sommes cependant amenés à cuire certains de nos aliments... Sensibles à la chaleur, leur équilibre énergétique et nutritif peut être totalement transformé et dénaturé.

Si la cuisson est indispensable pour rendre certains aliments assimilables (pomme de terre, châtaigne, légumineuses, céréales), il faut bien savoir qu'elle provoque de nombreuses réactions chimiques qui transforment nos nutriments en profondeur et tuent la majorité des qualités de l'aliment. Plus on élève la température, plus on dénature les aliments.

Rappelons que l'organisme, suite à l'ingestion d'aliments, a un comportement différent selon qu'il s'agit d'aliments cuits ou d'aliments crus. Les aliments cuits (en particulier les conserves) déclenchent une réaction de défense de l'organisme appelée leucocytose digestive, qui se manifeste par la libération d'un surplus de globules blancs. Cette réaction ne se produit pas lorsqu'il s'agit d'aliments crus. Ainsi le mode de cuisson n'est pas secondaire comme beaucoup seraient tentés de le croire, mais au contraire primordial. Nous devons donc le choisir afin qu'il préserve au mieux ces fragiles équilibres tout en conservant à la fois l'aspect extérieur, les saveurs et les principes nutritifs des aliments.

Les modes de cuissons à préférer

Il existe de nombreuses manières de cuire les aliments qui permettent de préparer des plats à la fois sains et savoureux. Elles possèdent chacune des caractéristiques intéressantes, que ce soit le four, l'ébullition, la vapeur ou le mijotage. Il n'en est pas de même avec l'autocuiseur et le four à micro-ondes.

La cuisson présente d'incontestables avantages. Les aliments riches en cellulose comme les poireaux, blettes et carottes sont attendris. La cuisson élimine œufs et larves indésirables pouvant se révéler pathogènes et elle permet la consommation de certains légumes comme la pomme de terre.

Une cuisson à haute température permet, dans le cas de légumes traités, l'éclatement des cellules externes gorgées de poisons (dans ce cas, n'utilisez pas l'eau de cuisson) et la préparation de nombreuses recettes pour la saison froide et le plaisir des papilles.

Mais attention, un légume est toujours plus ou moins altéré dans sa composition par la cuisson.

- Dès 45°, les enzymes sont détruites.
- Dès 60°, la vitamine C est détruite mais peut être en partie préservée lorsque les légumes sont cuits avec leur peau.
- À partir de 90°, pertes minérales et disparition des vitamines A, D, E, K, coagulation des hydrates de carbone des légumes.
- À partir de 120°, les vitamines du groupe B sont détruites.
- Au-dessus de 120°, les graisses se décomposent. Des éléments toxiques commencent à apparaître (acroléine). La chlorophylle est rapidement détruite par la chaleur. Les protéines sont dénaturées par la cuisson.

En effet la chaleur modifie l'état colloïdal des protéines (viandes, produits laitiers) qui deviennent alors difficilement assimilables par les organes digestifs et de plus sont source de toxémie.

Conseils pour préserver les légumes au cours de la cuisson

- Choisissez une cuisson à basse température.
- Faites cuire dans très peu d'eau, à l'étouffée ou à la vapeur.
- Ajoutez, si possible, quelques gouttes de citron pour préserver la vitamine C.

• Faites cuire les légumes dans la mesure du possible avec leur peau.

• Ne salez pas en début de cuisson, seulement au moment de servir.

• Une fois les légumes cuits, consommez-les rapidement.

Les meilleurs modes de cuisson

À l'étouffée

La cuisson à l'étouffée se fait avec très peu d'eau ou de graisse dans une cocotte en fonte, ou sans eau ni graisse dans une cocotte en acier inoxydable à joint d'eau. C'est une cuisson lente dont la température est comprise entre 70 et 80°. Les vitamines (sauf la vitamine C) ainsi que les minéraux sont préservés dans une large mesure, de même que l'intégrité de la saveur des aliments.

Comment procéder ?

• Coupez les légumes en dés, rondelles ou lanières.

• Versez au fond de la cocotte une cuillère à soupe d'huile de première pression à froid.

• Déposez les légumes les plus juteux en premier (oignon, potiron, feuilles de blettes, tomates...), les moins juteux au-dessus et saupoudrez d'aromates et de fines herbes.

• Fermez le couvercle (creux pour les cocottes en fonte que vous remplissez d'eau froide pour permettre une meilleure cuisson).

• Faites cuire 1 à 2 h à feu très doux.

• En fin de cuisson, ajoutez selon les goûts du sel non raffiné et un peu d'huile crue.

La cuisson dans une cocotte en terre (sans eau ni graisse) au four présente les mêmes caractéristiques que la cuisson à l'étouffée et permet des plats très savoureux et digestes.

À la vapeur

La cuisson à la vapeur se pratique avec un faitout à deux étages identiques au couscoussier, appelé cuit-vapeur. La partie du bas reçoit l'eau destinée à la cuisson et dans la partie supérieure, constituée d'une grille, sont déposés les légumes.

Les pertes minérales et vitaminiques sont très réduites. De plus comme la cuisson se fait totalement sans eau ni matière grasse, on obtient des aliments très digestes et sains. De plus, ils gardent leur forme, leur saveur, leur couleur et leur texture.

Pour ne rien perdre, à condition que vos légumes soient biologiques, utilisez l'eau de cuisson pour cuire une céréale, une légumineuse ou une soupe.

Encore un avantage : si vos légumes sont traités, les poisons tombent dans la partie inférieure.

Un conseil : n'ajoutez pas de sel lors de la cuisson de vos légumes car il a la propriété d'en augmenter la température.

Autres modes de cuisson

La cuisson à l'eau

Les pertes sont quatre à cinq fois supérieures à la cuisson à l'étouffée ou à la vapeur. La température frôle les 90°. Enzymes, vitamines A, C et D sont détruites. Quant aux pertes minérales occasionnées par cette cuisson, elles sont importantes : 35 % pour le fer, 50 % pour le phosphore, etc. De plus elle rend indigeste certains aliments, en particulier le chou, chou-fleur, poivron...

Ne jetez pas l'eau de cuisson de vos légumes biologiques ; elle vous servira à cuire céréales, pâtes...

Le blanchiment des légumes

C'est une cuisson qui n'a pas les inconvénients de la cuisson à l'eau car elle est très brève. Simplement trempés (quelques secondes à 2-3 minutes dans l'eau bouillante), les légumes sont ensuite égouttés rapidement.

Ainsi, l'intérieur des légumes reste cru et les substances minérales et vitaminiques sont bien conservées. L'eau de cuisson peut, là aussi, être réutilisée.

La cuisson au wok

L'utilisation du wok ne présente pas les mêmes désavantages que la friture.

D'abord, on n'utilise que très peu de matière grasse (2 à 3 cuillères à café), ensuite les aliments sont saisis rapidement en surface, le cœur de l'aliment reste pratiquement cru et conserve ses qualités.

Sur feu vif, légumes, tofu, viande et poisson coupés finement sont jetés dans l'huile bouillante. Remuez constamment avec une spatule en bois pendant toute la durée de la cuisson qui doit être très brève (4 à 5 minutes). Les légumes restent croquants.

La cuisson à la poêle

Dans une poêle traditionnelle en fonte ou en émail, où il est nécessaire de mettre une certaine quantité d'huile, elle présente à peu de chose près les mêmes inconvénients que la friture et est donc à proscrire ou du moins à n'utiliser que très rarement. Par contre, dans une poêle en acier inoxydable (de bonne qualité), la cuisson peut se faire sans matière grasse et même si la température est élevée, certaines qualités des aliments sont préservées.

La cuisson au four

Elle donne des gratins savoureux, délicieusement mijotés et permet des cuissons sans matière grasse. Malheureusement, les températures sont généralement élevées et les cuissons longues. Les plats ont ainsi perdu une bonne partie de leurs éléments vitaux.

À favoriser, la cuisson au four en papillote (bannir le papier d'aluminium) et dans des cocottes en terre.

Pour cuisiner, portez votre choix sur des ustensiles qui stockent la chaleur, la diffusent uniformément et la maintiennent longtemps après le retrait du feu. La terre, la fonte et l'acier inoxydable répondent le mieux à ces critères. Évitez par contre les ustensiles en aluminium, fer, cuivre ou recouvert de téflon ou d'émail de mauvaise qualité qui se détache au moindre choc, polluant nos aliments.

Un conseil : consommez très rapidement les aliments cuits car leur fermentation est très rapide.

Les modes de cuisson à éviter

L'autocuiseur

Si le temps de cuisson est diminué c'est hélas grâce à une température et une pression élevées dans le récipient. Les légumes ainsi cuits sont totalement morts.

Les fritures

Peu de corps gras résistent à des températures atteignant 170°. Au seuil de leur température critique, il se produit un thermocraquage. L'huile se dégrade avec apparition de composés toxiques comme l'acroléine. A partir de 90°, les vitamines liposolubles A, D, E et K sont détruites. Si vous avez recours à ce mode de cuisson, choisissez une huile dont la température critique est la plus haute : huile d'arachide (220°), huile d'olive (210°), huile de palme (230°), huile de coprah (220°). Pour toutes les autres (tournesol compris), le seuil critique varie entre 140° et 170°.

A éviter également, les grillades au barbecue génératrices d'éléments cancérigènes que sont les benzopyrènes.

La cuisson au four à micro-ondes

Très simples d'utilisation et réduisant considérablement les temps de cuisson (ce qui explique leur popularité croissante), les fours à micro-ondes présentent deux aspects négatifs importants.

• Une nuisance interne : l'aliment réchauffé ou cuit est totalement mort sur le plan énergétique et totalement perturbé sur le plan nutritif.

• Une nuisance externe : les personnes possédant un tel appareil sont soumises quotidiennement à son champ électromagnétique. Celui-ci s'exerce dans un rayon de cinq mètres.

Il peut en résulter de multiples troubles : irritabilité, fatigue, troubles du sommeil, troubles cardio-vasculaires avec multiplication anarchique des globules blancs.

Cancers : la cuisson des viandes en question

En matière de cancer, la manière dont on cuit pourrait être, dans certains cas, plus importante que ce que l'on cuit, selon des études présentées lors d'une réunion de l'American Cancer Society.

Frire, rôtir, cuire au barbecue viande, poulet ou poisson peut donner naissance à des substances cancérogènes, alors que les mêmes aliments cuits dans une poêle en acier inoxydable ou à l'étouffée seraient sans danger. C'est surtout la cuisson prolongée à haute température qui produirait des substances cancérogènes, parmi lesquelles des amines aromatiques hétérocycliques qui se forment lors de la cuisson des aliments d'origine animale par réaction des aminoacides avec la créatinine. Ces substances n'apparaissent qu'en quantité minime lorsque les aliments sont bouillis ou cuits au four à micro-ondes.

Le Dr Richard Adamson, directeur de la division étiologie du cancer de l'Institut national du cancer américain, qui a conduit cette étude, donne quelques conseils culinaires pour réduire le risque de cancer : consommer le bœuf “ à point ” plutôt que “ bien cuit ” ; chaque fois que possible, faire bouillir les viandes plutôt que de les rôtir ou les faire frire.

– 13 –

LA BOISSON

La meilleure boisson pour la santé est l'eau. Les boissons comme le thé ou le café, en raison de leur action diurétique, sont, en fait, des agents déshydratants. Les boissons sucrées, telles que les divers sodas, sont aussi des facteurs de déshydratation du fait de l'appel d'eau engendré par la présence des sucres.

Le bon vin réjouit le cœur de l'homme et le protège contre l'infarctus. Boire du vin est entré dans les mœurs des Méditerranéens, notamment des Français, premiers consommateurs et cela leur convient bien si l'on considère qu'ils sont en meilleure santé que ceux qui n'en boivent pas. C'est ce phénomène que les Américains ont appelé le “ french paradox ”.

Le lait ne convient pas aux humains adultes. Il est réservé aux enfants en bas âge et aux petits des mammifères.

L'EAU

Toute vie animale ou végétale dépend de l'eau. Les poissons sont demeurés dans la mer, où est apparue la vie. Les oiseaux, les mammifères ont évolué et vivent en fonction de l'eau disponible pour leur existence. La végétation s'est adaptée aux disponibilités hydriques des divers climats.

L'homme a toujours recherché pour son habitat la proximité des sources, le bord des rivières ou la mer. Dans le monde moderne, la quête de l'eau demeure. L'homme est devenu autonome, hors du milieu marin primitif, en enfermant une masse d'eau biologique active, qu'il doit sans cesse renouveler.

L'eau et le métabolisme humain

Le corps humain est constitué d'eau pour les deux tiers (60 % du poids du corps).

Cette eau est répartie en deux secteurs :

- les liquides intracellulaires (40 % du poids corporel),
- les liquides extracellulaires qui comprennent :
  - les liquides interstitiels (16 % dont la lymphe),
  - le volume circulant (4 %), représenté par l'eau du plas ma sanguin.

L'autonomie du corps humain dépend de son équilibre hydrique intérieur, équilibre assuré grâce à un apport quotidien d'eau exogène qui compense les pertes quotidiennes par :

- l'urine,
- l'évaporation cutanée,
- l'évaporation pulmonaire,
- les fèces.

Le rôle dynamique de l'eau potable dans la santé n'est pas toujours bien compris par l'homme sain, bien portant, qui se préoccupe peu de son bilan hydrique. L'eau joue un rôle primordial dans le maintien de l'homéostasie, équilibre intérieur impossible à assurer sans la compensation des pertes par un apport équivalent d'eau.

Bien que le corps ne contienne que cinq litres de sang, la circulation provoque des débits sanguins considérables dans les organes :

- cerveau : 1 440 litres/24 heures,
- foie : 2 160 litres/24 heures,
- reins : 2 160 litres/24 heures.

Ces débits soulignent l'importance du cycle de l'eau dans l'organisme.

Les facteurs neurohormonaux jouent aussi un rôle important. L'équilibre et les débits circulatoires de l'organisme sont sous la dépendance de contrôles complexes, volumétriques, barométriques et biochimiques :

- carotidiens,
- hypophysothalamiques, avec la sécrétion de l'hormone antidiurétique (ADH), agent osmo-régulateur, qui règle l'excrétion rénale,
- rénaux,
- cortico-surrénaux, essentiellement par la sécrétion de l'al-

dostérone, hormone qui régule les volumes circulatoires par l'excrétion rénale du sodium et du potassium.

Cette régulation est rendue complexe par le fait que les liquides de l'organisme sont des solutés d'électrolytes.

Le sodium est l'électrolyte prédominant des liquides extracellulaires et des volumes circulants (sang et lymphe). Les liquides extracellulaires contiennent environ 46 g de sodium (soit 2 000 à 2 200 mEq) et seulement 2,4 g de potassium - 2 % du potassium du corps - (soit 50 mEq).

Le potassium est l'électrolyte essentiel des cellules et des liquides intracellulaires. En opposition, les liquides intracellulaires contiennent environ 98 g de potassium (soit 2 500 mEq) et seulement 9,6 g de sodium environ (soit 420 mEq).

Au niveau des cellules, les échanges ioniques sodium - potassium sont réglés par la perméabilité de la membrane cellulaire au contact des liquides interstitiels. Ainsi, toute variation de volume ou de composition des liquides entraîne une rééquilibration de la répartition des électrolytes ou des compartiments liquidiens.

La répartition des liquides intra et extracellulaires chez le nourrisson, l'adulte et le vieillard, explique les différences de comportement physiologique ou pathologique :

- l'instabilité et la fragilité du nourrisson devant une quelconque déshydratation,
- la capacité de défense et d'adaptation de l'homme adulte,
- la vulnérabilité du vieillard chez lequel est souvent méconnue une déshydratation globale avec réduction des liquides intracellulaires et parfois augmentation relative des volumes extracellulaires.

La réabsorption ou l'excrétion du sodium et, par suite, celle de l'eau et du potassium, sont régularisées par les systèmes aldostérone et hormone antidiurétique (ADH), par les échanges entre l'ion sodium et les ions potassium, hydrogène et ammoniac, et par les conditions d'osmolarité. Mais les reins sauvegardent aussi la stabilité biologique du milieu intérieur par le maintien de l'équilibre acido-basique et l'élimination des déchets métaboliques.

Pour que l'émonctoire rénal sécrète 1 ml d'urine par minute, les glomérules rénaux filtrent 120 ml d'eau par minute, soit 120 fois plus.

Les 2 500 000 néphrons des deux reins possèdent une capacité énorme de filtration produisant un volume quotidien de 150 à 200 litres de filtrat glomérulaire (urine glomérulaire ou primitive), dont 99 % sont résorbés par les tubes des néphrons pour donner 1 litre d'urine définitive par 24 heures.

Ces chiffres donnent une idée du travail d'élimination rénale.

L'importance de la ration hydrique

Chez l'homme sain

L'homme sain ignore trop souvent que la ration hydrique quotidienne varie surtout suivant les conditions de vie. Chaleur, humidité, climatisation, poussière, travail, activité physique, fatigue... requièrent une augmentation adéquate des apports liquidiens, du fait de la sudation et des pertes respiratoires ou rénales.

La thermorégulation de l'organisme face au milieu ambiant dépend en effet des pertes d'eau au niveau des téguments et des poumons, le risque maximal étant celui du climat désertique chaud, où l'apport simultané d'eau et de sel est vital.

L'importance de l'adaptation de la ration hydrique quotidienne aux besoins physiologiques variables de l'homme est soulignée par le devenir de l'eau ingérée. Les mesures de l'eau totale du corps et des mouvements de l'eau ingérée par deux isotopes de l'eau, l'eau lourde et l'eau tritiée, montrent que l'eau ingérée se diffuse uniformément dans tous les compartiments liquidiens du corps en deux ou trois heures. Le renouvellement total d'une eau ingérée s'effectue en une huitaine de jours. Ainsi, la diurèse précoce, souvent provoquée par l'ingestion d'eau, n'est pas l'eau ingérée, mais une eau excrétée provenant de l'ensemble de l'eau du corps par le jeu des mécanismes volorégulateurs, barorégulateurs, osmorégulateurs. Ceux-ci peuvent même provoquer une diurèse débutant avant la fin de l'absorption intestinale, si le volume d'eau ingérée est suffisamment important.

Chez l'homme malade

L'homme malade ou déficient a d'autant plus besoin d'une eau pure et agréable qu'il peut être gravement déshydraté.

Dans toutes les diarrhées aiguës, la compensation des pertes d'eau et de sodium doit être assurée par priorité, comme dans le choléra, véritable catastrophe biologique. La quantité d'eau de boisson ou le volume d'apport hydrique thérapeutique par perfusion intraveineuse commandent le volume de la diurèse. Tout apport insuffisant réduit la diurèse.

Par suite, l'apport quotidien hydrique et les possibilités d'excrétion rénale jouent un rôle essentiel dans la prescription des médicaments. Une réduction de l'apport hydrique sans réduction homologue de la dose médicamenteuse, augmente la concentration sanguine par réduction de la diurèse, mais accroît en même temps la concentration intratubulaire et interstitielle rénale du médicament, par réabsorption compensatrice d'eau.

Ainsi, des microcristaux d'oxalate de calcium risquent de précipiter dans les tubules rénaux. De tels cristaux peuvent être constitués par les sulfamides ou la banale aspirine.

Au cours des traitements anticoagulants, l'équilibre thérapeutique dépend d'une concentration sanguine de niveau constant. Toute chute de diurèse non compensée par un apport hydrique, ou non accompagnée d'une réduction de la dose médicamenteuse, expose au risque hémorragique.

Dans la prévention ou le traitement d'affections

L'apport quotidien hydrique joue un rôle important dans la prévention ou le traitement de nombreuses maladies.

Les lithiases rénales sont facilitées par une concentration urinaire élevée, trop souvent liée à l'insuffisance de boisson. Survient alors la cristallisation de nombreux corps éliminés tels que, à titre d'exemple, les cristaux d'oxalate de calcium, de phosphate tricalcique, d'acide urique, de cystine.

Les lithiases rénales sont parfois monstrueuses. Certains calculs coralliformes moulant la totalité des calices et bassinets des deux reins, peuvent les détruire totalement.

Plus fréquemment ou au début, il ne s'agit que de petits calculs, hélas souvent bloqués dans le bassinet ou l'uretère, ou bien de sables urinaires, cause fréquente de coliques néphrétiques.

Une ration hydrique quotidienne trop réduite favorise aussi la formation de calculs intravésicaux, cause de cystites, d'infections, de rétention urinaire.

Parallèlement, il faut modifier le pH urinaire. Neuf fois sur dix, on prendra un acidifiant (acide phosphorique) et un alcalinisant dans les lithiases uriques (eau de Vichy plus jus de poireau).

Une quantité de boisson toujours supérieure à 2 litres d'eau par jour constitue la meilleure prévention des lithiases par l'obtention d'une urine faiblement concentrée.

On obtient des résultats positifs par l'arrêt de la fabrication de calculs rénaux avec trois plantes (le radis noir, la garance et le bouleau) et l'analgésie (diminution de la douleur) grâce à l'aubier de tilleul sauvage qui est un antispasmodique exceptionnel.

La goutte, maladie si banale à notre époque, entraîne en particulier des déformations des mains et des pieds parfois monstrueuses. La lithiase rénale survient dans 20 % des cas et démontre la nécessité d'assurer l'élimination d'une quantité suffisante d'acide urique, par une polyurie obtenue par au moins 2 litres d'eau de boisson, et cela en complément de toute autre thérapeutique. Ainsi sera évitée l'apparition d'une sclérose rénale goutteuse, complication majeure de cette maladie.

Dans l'épuration métabolique

Outre le maintien de l'équilibre hydro-électrolytique de l'organisme, le rein, organe régulateur et excréteur, assure la fonction essentielle d'épuration des déchets azotés du métabolisme des protéines. L'urée éliminée représente 90 % des déchets azotés.

L'urée sanguine est filtrée en totalité par le glomérule mais son sort est lié à celui de l'eau. Une partie de cette urée (30 %) est réabsorbée passivement par le tubule rénal. L'excrétion de l'urée dépend du volume de la diurèse. Cette excrétion est indépendante du taux sanguin pour une diurèse égale ou supérieure à 2 ml par minute. Le débit d'épuration (clearance) est alors constant.

Schématiquement, une polyurie prolonge la présence d'eau dans la lumière tubulaire et augmente la quantité d'urée excrétée ; au contraire, une oligurie la diminue. Dès lors, il est évident que chez l'athéroscléreux une ration hydrique supérieure à un litre, associée à un régime hyposodé, constitue la meilleure garantie d'une élimination uréique convenable, en provoquant une diurèse hydrique suffisante.

A noter que les artères épaissies et scléreuses peuvent entraîner une atrophie des tubules rénaux : la néphrosclérose diminue la capacité fonctionnelle des tubules rénaux et peut réduire le nombre des glomérules et des néphrons actifs.

De même, chez de nombreux hypertendus, voire chez des individus dépourvus d'insuffisance rénale, particulièrement chez des femmes et des vieillards, un taux élevé d'urée correspond souvent à une ration hydrique inférieure au litre. Il en résulte une oligurie et une épuration uréique insuffisante. Le rétablissement d'une saine habitude suffit à ramener le taux d'urée à la normale, en supprimant cette fausse insuffisance rénale dite “ fonctionnelle ”.

Bien souvent aussi, des femmes jeunes restreignent leurs boissons par peur de cellulite ou de surcharge pondérale inesthétique, quand elles ne recourent pas à l'usage intempestif des diurétiques. Elles favorisent leur constipation et compromettent, parfois gravement, l'avenir de leur fonction rénale. Les maux imaginaires qu'elles sont parfois tentées d'imputer à un excès de boissons, peuvent malheureusement devenir réalité à cause précisément de l'insuffisance de l'apport hydrique.

De même, les obèses, souvent hypernutris et sédentaires, croient que l'eau fait grossir. C'est tout le contraire : l'amaigrissement est facilité si la boisson est de l'eau potable sans apport de sodium. L'élimination sodée est accrue, l'épuration rénale facilitée, et les risques d'hyperuricémie ou de lithiase considérablement réduits.

Pour l'homme normal ou malade, l'eau de boisson pure, peu minéralisée, représente donc une nécessité et une thérapeutique, une véritable méthode de prévention et de cure, dépourvue de toxicité.

Combien de litres faut-il boire ?

Dans le cadre de la prévention et de la recherche d'un bon équilibre, il faut boire au moins 1,5 litre (sinon gare aux calculs, aux cystites, à la constipation !) et savoir augmenter l'apport en cas d'effort physique, de température élevée, de vent, d'altitude, de climatisation, en cas de régime amaigrissant (production d'urée et d'acide urique augmentée), de fièvre, etc. Ceci représente 6 à 8 verres d'eau de 22,5 cm^3 par jour. Si on est en présence d'une pathologie liée à la déshydratation, la prise (à ajuster) peut être portée à 2,5 litres d'eau. Il ne faut pas, à l'inverse, se “ noyer ” en buvant trop, en quantité et trop brutalement. La réhydratation cellulaire est un phénomène qui prend du temps.

Pour respecter les capacités de récupération de l'organisme, il est conseillé de se réhydrater en buvant chaque jour un peu plus, proportionnellement à la capacité qu'à le rein à éliminer, donc en s'aidant de la mesure des urines et de l'eau ingérée. Garder à l'esprit que le corps perd du sel (puisque l'ingestion d'eau est accrue alors que celle du sel ne l'est pas) permet, en ajoutant, après quelques jours, un peu de sel à l'alimentation, de prévenir l'apparition de crampes musculaires.

Plus le corps vieillit, plus il se déshydrate, et plus il minimise la sensation de bouche sèche comme unique indicateur de la soif.

La déshydratation chronique touche presque toutes les personnes âgées dont les tissus et les organes perdent, à partir de 70 ans, 20 % de leur eau intracellulaire ; même les tissus osseux perdent environ 15 % de leur eau, ce qui fragilise le squelette et le rend moins élastique. La déshydratation est aggravée chez les personnes du troisième âge (davantage les hommes que les femmes), par une perte de la sensation de la soif, pouvant être majorée par l'usage fréquent des diurétiques, la crainte de devoir se lever la nuit, la peur de l'incontinence, des températures ambiantes souvent élevées, et une diminution de la consommation d'aliments solides apportant de l'eau. La déshydratation survenant lors d'une sudation importante liée à la chaleur ou à l'effort physique est bien connue et souvent prévenue. Il existe une fuite des sels minéraux (un litre de sueur contenant 6 g de chlorure de sodium) qui est responsable de la sensation de fatigue et de crampes musculaires.

Boire du thé, du café ou des boissons sucrées ou alcoolisées devant une sensation de soif ne fait qu'aggraver les phénomènes de déshydratation. Cette perte d'eau intracellulaire affecte les réactions enzymatiques cellulaires (la moitié des enzymes resteraient paralysées) et accélère la chute des fonctions physiologiques. De nombreux symptômes et diverses pathologies sont liés aux processus de déshydratation. Toutes les douleurs chroniques, dyspeptiques, rhumatismales, arthritiques, dorsales, les migraines, etc., devraient être considérées comme des signaux de déshydratation dans les régions corporelles où elles surgissent, c'est-à-dire comme une “ soif locale ”.

Les phénomènes de déshydratation ont également été observés lors d'intenses activités physiques : d'une part, une baisse de rendement (déshydratation de 2 % égale une réduction de 20 % de la capacité de travail), d'autre part, des troubles digestifs, à type de nausées, de douleurs épigastriques, de reflux acide, voire de diarrhées ou de besoin de déféquer pendant l'effort.

Les déficits chroniques en eau sont générateurs de divers types de perturbations comme la goutte, les douleurs musculo-ligamentaires et tendineuses. Mais, en fait, tous les organes sont concernés : les douleurs dyspeptiques constitueraient le plus important signal d'alerte de déshydratation ainsi que les douleurs de colites ou les fausses douleurs d'appendicite ; les rhumatismes articulaires, les douleurs vertébrales indiqueraient une déficience en eau dans les articulations concernées. Le stress, la dépression, l'hypertension, l'hypercholestérolémie, l'asthme, les allergies, etc., seraient autant de pathologies liées à la déshydratation.

Données biologiques

L'eau n'est ni passive ni neutre, ce n'est pas un simple diluant comme on l'a cru longtemps. L'eau est le milieu réactionnel de toutes les réactions biologiques tant au niveau physico-chimique, électromagnétique que vibratoire.

Une partie des molécules de l'eau se dissocie d'une part en atome d'hydrogène H^+, c'est-à-dire un proton positif, la matière première constituant 99 % de l'univers, et d'autre part en ion OH^- négatif, qui a ramassé tous les électrons de la molécule d'eau et devient de ce fait électronégatif. La proportion des atomes d'hydrogène H^+ d'une part et des OH^- d'autre part, détermine l'acidité et l'alcalinité de l'eau ; deux paramètres absolument vitaux qui définissent le pH.

De récentes découvertes ont mis en valeur l'énorme potentiel de vie qu'apporte l'électron aux organismes vivants. Et l'eau, ici encore, va être le support et le réservoir électronique du corps si elle comporte des caractéristiques précises au niveau électrique. Il y a le pH dont on a parlé plus haut, mais aussi le rH2 ou potentiel d'oxydoréduction qui est encore plus important, quoique moins connu. C'est l'état d'électronisation d'une eau indiquant sa richesse en électrons nécessaire aux réactions chimiques.

En se scindant en deux, les molécules d'eau procurent de l'énergie et ces moitiés de molécules interviennent dans toutes les réactions biochimiques du vivant. Notamment, cet H+, ce proton de charge positive, court librement le long des réseaux de molécules d'eau. La vitesse de son déplacement est vertigineuse.

Elle renouvelle et répète à l'infini ces réactions sans jamais se tromper, utilisant un minimum d'énergie et de chaleur puisque tout se fait à une température moyenne de 37° C, à des vitesses extrêmes, changeant de forme et de structure, des milliards de fois par seconde.

L'eau liquide fournit au vivant à la fois l'énergie, le combustible et la chaleur nécessaires à toutes les réactions métaboliques et enzymatiques, pour décomposer en éléments simples les molécules lourdes et complexes de notre nourriture et les amener sous forme d'ions au plan cellulaire.

Le rôle de l'électron

Toutes les réactions métaboliques et les échanges d'atomes au niveau moléculaire se font grâce à ce flux d'électrons qui font et défont en permanence ces molécules et ces atomes lors des réactions physico-chimiques et enzymatiques. C'est pour cela que les électrons de notre corps sont des médiateurs de choix pour la transmission de l'information chimique entre les atomes (potentiel électrochimique).

L'électron est une particule de charge négative mystérieuse, quasi magique. D'une masse 1840 fois plus faible que l'atome d'hydrogène, il occupe, ou plutôt il influence, 99,99 % du volume atomique du couple hydrogène - électron.

Notre santé et notre vitalité dépendent en premier de cette richesse électronique du corps. L'absence d'électrons, c'est la mort thermodynamique de la machine humaine qui ne peut plus métaboliser les nutriments. Or, nous vivons dans une civilisation industrielle qui appauvrit le terrain électronique de notre corps. Nos organismes carencés, sur des terrains alcalins et oxydés, manquent d'électrons négatifs pour assurer correctement les réactions métaboliques. Des oxydants comme le chlore et l'ozone de nos eaux stérilisées, les vaccins, les médicaments chimiques, les radicaux libres, sont avides d'électrons, les capturent et s'en saturent continuellement, appauvrissant le milieu électronique et privant progressivement notre organisme de ses capacités de fonctionnement métabolique. Les Anciens appelaient " Asclepia acida " la médecine acide et réductrice, donneuse et riche d'électrons, anticancéreuse, antithrombose et antivirale. Le potentiel électronégatif de l'électron est la source énergétique même de la matière vivante.

À la recherche de l'eau pure

L'eau pure se fait rare de nos jours : nitrates, plomb, bactéries et gaz radioactifs s'y nichent à notre insu. Alors, que faire ?

Une eau propre pour tous et tous les jours n'est pas chose aussi banale et naturelle que ne le pensent la plupart de nos concitoyens. Près d'un milliard et demi de personnes dans le monde n'en bénéficient pas... En effet, l'état sanitaire de l'eau ne se résume pas à la seule fraction bue. L'eau, qui joue bien d'autres rôles fondamentaux, peut exposer l'homme à diverses contaminations non seulement par ingestion mais également par contact cutanéo-muqueux ou inhalation lors de vaporisations.

N'oublions jamais que l'eau est le premier maillon de la chaîne alimentaire, véritable continuité biologique. Qu'elle soit aquatique ou terrestre, la chaîne alimentaire peut être contaminée à tous les niveaux par les diverses pollutions de l'eau. On croyait la pollution microbiologique en régression dans les pays occidentaux. Or, une récente enquête nationale de la Direction générale de la santé, analysant l'eau distribuée par les unités qui desservent plus de dix mille habitants, révèle que dix millions de Français boivent une eau non conforme microbiologiquement, témoignant d'une contamination fécale par insuffisance de traitement des eaux usées.

De même, la pollution de l'eau de boisson par les nitrates devient de plus en plus inquiétante. Car, bien que la concentration maximale admissible soit fixée à 50 mg/l, près de deux millions de Français boivent une eau dont la teneur en nitrates est supérieure. À cela s'ajoutent les nitrates présents dans les légumes issus des cultures intensives et ceux utilisés dans la conservation des produits carnés ou du poisson (conservateurs).

À plus long terme, les nitrates ont un rôle cancérigène possible, provoquant des cancers digestifs, notamment gastriques, survenant au cours du troisième âge. Les nitrates s'accouplent aux aminés pour donner des nitrosamines, hautement cancérigènes. Ce risque semble moins important dans les régions à consommation élevée d'agrumes.

Les pesticides pulvérisés sur les cultures et non-fixés par les végétaux sont entraînés par l'eau dans le sous-sol ou les cours d'eau voisins. Certains pesticides, comme ceux de la famille des organochlorés, ont une forte rémanence et continuent à polluer l'eau des années après l'interdiction de leur utilisation. Diverses études auprès des agriculteurs, groupe professionnel à haut risque, soulignent la relation entre l'augmentation du risque de quatre types de cancers et l'emploi de pesticides : la fréquence des cancers du pancréas et du rein serait plus élevée chez les agriculteurs utilisant des pesticides en zone de terres labourables, tandis que les cancers de la vessie et du cerveau seraient plus répandus sur le pourtour méditerranéen en raison de l'emploi de certains pesticides dans la culture de la vigne.

Nous avons vu qu'une eau de qualité médiocre, polluée, lestée de particules amorphes, au lieu de revitaliser, encombre l'organisme d'un travail supplémentaire. Et là on est en plein paradoxe avec les eaux minérales en bouteille chargées de minéraux inassimilables. Nous avons tous besoin de minéraux pour faire fonctionner notre métabolisme. Ces minéraux ne peuvent être assimilés par l'organisme humain. Un minéral n'est assimilable que quand il se présente sous la forme bien particulière d'oligo-éléments ou de complexes organo-métalliques que l'on trouve essentiellement dans les végétaux tels fruits, légumes, céréales, algues.

Il y a une différence déterminante entre le minéral brut sous forme de cailloux et le minéral organique : c'est leur énergie et leur synergie que l'on trouve dans l'eau biocolloïdale.

L'eau biocolloïdale

Les colloïdes sont des particules en suspension, portant chacune une charge électrique de même signe. Deux particules chargées du même signe électrique se repoussent continuellement. Les répulsions qui s'exercent entre les charges de même signe de particules colloïdales maintiennent celles-ci en suspension. Or, la matière colloïdale du corps est surtout de signe électronégatif, porteur de vie. Il est donc important de préserver l'équilibre de cet état colloïdal et de faciliter toute action capable de faire floculer, c'est-à-dire de précipiter le milieu colloïdal détruit par l'action enzymatique. Quand l'organisation colloïdale est détruite, les cellules meurent : c'est ainsi qu'il se produit des lésions organiques. Ces floculations organiques se produisent principalement dans les infections, les intoxications organiques telles que hépatites dans les traumatismes et même à la suite d'émotions violentes. En vieillissant, ou à la suite de maladies, d'agressions diverses contre notre organisme, une mauvaise hygiène de vie (tabac, alcool, stress), l'organisme ne parvient plus à maintenir certaines enzymes ou diastases, ce qui contribue à accélérer notre dégénérescence.

Ces microparticules qu'on appelle “ micelles ” ou “ clusters ”, hautement énergétiques et extrêmement stables, sont des colloïdes à double revêtement qui renferment des minéraux capables d'énergétiser virtuellement tous les autres nutriments qu'elles rencontrent. Les micelles sont des agents antioxydants des plus puissants pour les substances organiques. Elles détruisent ces fameux radicaux libres sécrétés par notre alimentation moderne, très agressifs et destructeurs des membranes cellulaires et elles ralentissent de ce fait le vieillissement cellulaire. Dans tout processus d'oxydation, c'est-à-dire de vieillissement cellulaire, on remarque une disparition d'électrons et les micelles produisent, justement, une infinité d'électrons.

Un élixir de longue vie

Nous avons évoqué la qualité de vie des Hounzas dont la longévité pouvait aller jusqu'à 120 ans. Ils étaient d'une vitalité et d'une virilité exceptionnelles et jamais malades. Ils affirmaient qu'ils devaient leur excellent état de santé à la qualité de l'eau qu'ils buvaient. Des expéditions allemandes et américaines dans les années 60-70 ramenèrent des échantillons pour essayer de comprendre comment cette eau pouvait agir. Ils s'aperçurent que cette eau était porteuse d'un extraordinaire potentiel de vie électronégatif sous forme colloïdale.

Sur un autre continent, au cœur de l'Amérique du Nord, une eau de la même qualité que celle du pays hounza est aussi bénéfique.

Jusqu'au milieu du XIXe siècle, les Indiens Piute de l'Utah ont réussi à tenir secrète une source de jouvence, où coulait une eau qui faisait l'essentiel de leur pharmacopée. Avant de ressurgir au fond d'une grotte dissimulée dans la masse imposante des montagnes, cette eau traversait une couche semi-fossilifère de végétaux de l'ère secondaire et se chargeait en minéraux et oligo-éléments.

Ces plantes de l'ère secondaire, aujourd'hui disparues, avaient la particularité de “ digérer ” - on dit aujourd'hui rendre bio-assimilable - des éléments que nos plantes actuelles laissent dans le sol au profit de résidus de la pollution. Or, nous savons que pour fonctionner correctement, nos cellules ont besoin, en quantités plus ou moins petites, de la quasi-totalité des atomes et ce dans des proportions compatibles avec la vie et propres à assurer l'entretien de nos fonctions métaboliques. Cette idéale proportion oligo-minérale se retrouvait donc ainsi naturellement inscrite dans l'eau de cette source indienne. Las, un jour - comme dans Manon des Sources -, l'eau miraculeuse cessa de couler et ses vertus ne furent bientôt plus qu'échos de la légende, rapportés par les derniers survivants d'une époque où les sols étaient encore fertiles et les eaux pures.

Des géologues américains ont découvert que les terrains environnants contenaient des “ poches ” de plantes préhistoriques semi-fossilisées qui ont été miraculeusement préservées depuis cent millions d'années, approximativement, par la structure géologique du sous-sol. Puisque le circuit naturel de l'eau à travers ces couches géologiques ne se fait plus, le transfert minéral s'opérera en laboratoire, avec l'eau d'une autre source filtrée par des blocs de végétaux fossiles extraits de ces couches du crétacés, soixante mètres sous terre. Une source de l'ère secondaire venait de renaître.

La nécessité d'une minéralisation totale

Aujourd'hui, des recherches poussées en laboratoire, à l'aide d'un spectrographe à plasma d'argon, ont révélé la présence, dans cette eau, d'un spectre étonnamment large de 77 minéraux, incluant des oligo-éléments extrêmement rares sous forme électro-colloïdale.

Le Dr Robert La Faye, attaché au Centre de recherche américain sur le métabolisme confirme " qu'aucune des fonctions cellulaires ne peut se produire correctement si l'organisme ne reçoit pas la totalité des minéraux et minéraux-traces nécessaires au métabolisme. Sans ces minéraux et oligo-éléments, les processus de régénération cellulaire ne se déclenchent pas. Ainsi, les enzymes (groupes d'acides aminés couplés à un minéral) ne peuvent exister sans minéraux et oligo-éléments. Or, les conditions qui président au développement des maladies dégénératives ont toujours pour origine, à un degré ou à un autre, une déminéralisation plus ou moins sévère de l'organisme ".

Ces chercheurs ont découvert que ces micelles stables et pratiquement indestructibles apportaient une énorme richesse électronique au métabolisme humain, permettaient d'entretenir la vie cellulaire et finalement réenclencher des réactions physico-chimiques ou enzymatiques disparues. Toute l'eau du corps est réactivée, hautement énergisée. On comprend qu'on puisse ainsi redonner vie à des tissus infectés ou atteints par la dégénérescence.

L'eau bio-colloïdale a la propriété unique d'enrober nos cellules malades ou abîmées et de leur redonner ainsi leur pleine capacité. Cette eau bio-catalysée ou eau vitalisée, cicatrise, répare les lésions, accélère la croissance, immunise contre le parasitisme et les maladies, restaure les structures électromagnétiques des cellules et assure ainsi l'équilibre des fréquences de leurs oscillations, une condition essentielle de la vie cellulaire.

Les pathologies concernées par cette eau de jouvence sont évidemment très nombreuses puisque les éléments qu'elle contient viennent réguler le terrain biologique. La prise préventive en cures régulières est non seulement utile mais fortement conseillée, ne serait-ce que pour retarder ou éviter l'apparition des maladies dégénératives et de civilisation.

L'eau en bouteille

Dans l'eau en bouteille nous allons trouver trois types d'eaux, bien différents et en tout cas nettement définis au point de vue légal. Chacune d'entre elles a une " appellation " figurant sur l'étiquette. Notons que sur les 1 200 sources répertoriées en France, 50 seulement bénéficient d'une autorisation d'exploitation.

Trois types d'eau

L'eau de table

Comme son nom le suggère, elle a, au regard de la loi, droit de cité sur nos tables. On lui demande donc de répondre aux critères généraux des eaux de distribution publique : être potable et ne pas dépasser 10 mg de nitrates par litre. Voilà ses seules contraintes. Elle peut donc subir un traitement, notamment désinfection ou gazéification. Son origine est indifférente, souvent de sources locales...

L'eau de source

C'est la Nature à l'état brut, la grande offrande mythique. Telle elle jaillit des profondeurs terrestres, telle vous la portez à vos lèvres. Celle-ci doit être potable à l'état naturel, c'est-à-dire bactériologiquement pure et présenter des caractéristiques physico-chimiques constantes : débit, température, composition... Sa minéralisation ne doit pas dépasser 2 g par litre. Sur l'étiquette, on lit l'origine de la source mais aucune mention d'ordre thérapeutique. Elle est souvent de vente locale.

L'eau minérale naturelle

Elle est d'origine souterraine, source naturelle ou forée, émergeant de sites protégés. Elle aussi doit s'avérer bactériologiquement pure et offrir des caractéristiques physico-chimiques constantes. Son originalité ? Elle possède des propriétés thérapeutiques reconnues par l'Académie de médecine... et elle a le droit de le dire !

Selon la définition européenne, elle se " distingue nettement de l'eau de boisson ordinaire ". Elle se caractérise en effet, par " sa teneur en minéraux, oligo-éléments ou autre constituants, et le cas échéant, par certains effets et par sa pureté originelle ".

Comme la précédente, elle ne doit subir aucun traitement chimique. A l'exception, éventuellement, d'une déferrisation ou d'une regazéification au gaz naturel de la source.

L'eau minérale naturelle regazéifiée entre dans cette dernière catégorie : elle jouit d'une autorisation ministérielle qui prévoit certains traitements pour éliminer des substances qui pourraient décanter. Ils supposent d'enlever le gaz pour le réintroduire en fin d'opération.

Quelles différences de qualité existe-t-il entre ces trois catégories d'eau ? L'eau, élément vivant, est variable dans sa composition. Si toutes les eaux que nous achetons sont bactériologiquement pures, c'est-à-dire exemptes de germes putrides, germes d'Eschericia coli, streptocoques, germes fécaux, algues, etc. elles n'en contiennent pas moins des éléments qui influent sur la santé.

Une eau “ potable ” compte un taux maximal de minéralisation de 2 g par litre. Doit-on en déduire que les eaux minérales librement commercialisées voient toutes leur taux de minéralisation inférieur à 2 g par litre ? Pas du tout ! Alors, si la législation n'est pas très cohérente, soyez-le vous-même ! Choisissez des eaux faiblement minéralisées ou des eaux de source - il y en a d'excellentes -.

L'OMS recommande également de ne pas dépasser 125 mg par litre de magnésium et 1,5 mg de fluor. En ce qui concerne les nitrates, si dangereux (notamment pour le nourrisson chez qui ils peuvent entraîner la mort par cyanose), la tolérance va jusqu'à 10 mg par litre. Les eaux profondes, bien à l'abri de la solubilisation des engrais azotés de synthèse, en contiennent peu.

Quelle eau boire ?

Nous avons vu qu'une eau de qualité médiocre, polluée, lestée de particules amorphes, au lieu de revitaliser encombre l'organisme d'un travail supplémentaire. Quant aux eaux minérales en bouteille, elles sont chargées de minéraux inassimilables. Nous avons tous besoin de minéraux pour faire fonctionner notre métabolisme mais un minéral n'est assimilable que quand il se présente sous la forme bien particulière d'oligo-éléments ou de complexes organo-métalliques que l'on trouve essentiellement dans les végétaux comme les fruits, les légumes les céréales et les algues.

Il y a une différence déterminante entre le minéral brut sous forme de “ cailloux ” et le minéral organique : c'est leur énergie et leur synergie. Si on observe, par exemple, un ion calcium provenant d'un minéral et un ion calcium provenant d'une plante, chimiquement, ils sont absolument identiques mais nous constatons cependant que l'organisme assimile différemment ces deux types de calcium. Un patient qui souffre d'ostéoporose, par exemple, pourra consommer autant de calcium d'origine minérale qu'il le désire, il ne l'assimilera guère. Alors que s'il consomme du calcium provenant d'un plante entière, même si elle en contient peu, il l'assimilera. Pourtant, chimiquement, c'est la même chose, mais nous découvrons que c'est une question d'énergie. L'énergie du calcium minéral est faible sinon absente. L'énergie du calcium provenant de la plante est très élevée. C'est ce qu'on appelle “ l'activité électronique de l'élément ”. Retenons l'importance de l'électron dans les systèmes vivants, c'est la particule clé. Maintenant, nous comprenons mieux pourquoi les minéraux des eaux en bouteille, contrairement à celles prises à la source, n'ont aucun principe actif. Ce ne sont que des cailloux dissous sous forme d'ions, des agents totalement étrangers. Au bout de quelques jours, ils perdent leur énergie et les minéraux floculent. Ils sont amorphes, et même contraires à la vie et notre corps va essayer, dans la mesure du possible, de les éliminer. A la longue, c'est un facteur actif de la formation de calculs, de thromboses et de cancers.

Il n'est pas inutile de lire l'étiquette avant d'acheter une bouteille d'eau. Cette étiquette doit porter les mentions suivantes :

- Nom de la source.
- Appellation légale.
- Volume de la bouteille.
- Adresse du sourcier.
- Composition en milligrammes par litre ; pour les eaux “ de table ” et “ de source ”, seule la teneur en nitrates est obligatoire. La teneur constante en sels pour les “ eaux minérales embouteillées ” doit figurer clairement. Les sels minéraux sont répartis en cations (calcium, magnésium, potassium, sodium) et en anions (bicarbonates, sulfates, chlorures, nitrates, fluor) ainsi qu'en colloïdes (silice).

On trouve parfois des informations complémentaires : acidité (pH), résidu sec à 180° (quantité de sels minéraux subsistant après évaporation de l'eau) et résistivité (capacité à laisser passer un courant électrique).

- Origine de l'eau.
- Indications pour la santé.
- Date de l'autorisation officielle d'embouteillage.
- Garanties sur le matériau de la bouteille.

On trouve sur le marché trois variétés d'eaux minérales.

Les eaux " bicarbonatées sodiques "

Elles sont conseillées aux hépatiques, allergiques digestifs, goutteux, lithiasiques uriques, diabétiques acidosiques. En général, aux maigres et aux hypotendus.

Elles sont déconseillées aux obèses, hypertendus, cardiaques, athéromateux, diabétiques gras, femmes enceintes, vieillards.

Les eaux " sulfatées calciques "

Elles sont conseillées aux obèses, hypertendus, goutteux, lithiasiques uriques et phosphatiques, infectés urinaires.

Elles sont déconseillées aux maigres et aux hypotendus.

Les eaux " oligo-métalliques "

Leurs propriétés diurétiques sont moins évidentes mais leur faible minéralisation convient aux sujets qui doivent éviter toute surcharge. Ces eaux peuvent être de consommation courante sans indication particulière, sauf celles des lithiases calciques auxquelles elles sont prescrites de préférence.

Mais attention ! Cette eau de table, de source ou minérale, demande certaines précautions de stockage. L'idéal est un endroit propre, sec et frais. Si vous faites des " provisions pour l'été ", gardez-les à l'abri de la lumière. Cependant, les deux principaux conseils restent ceux-ci : buvez rapidement une bouteille entamée et n'exposez pas un flacon en PVC au soleil.

LE VIN

On pourrait écrire un livre entier de citations consacrées au vin, tant ce breuvage vieux comme le monde a inspiré les hommes. Baudelaire disait du vin, avant qu'il n'en abuse au point de se détruire : “ Si le vin disparaissait de la production humaine, je crois qu'il se ferait dans la santé et dans l'intelligence de notre planète, un vide, une absence plus affreuse que tous les excès dont on le rend coupable ”.

Le vin, c'est la fête, la convivialité, mais c'est aussi un nutriment et même dans certains cas un médicament, à condition d'être consommé avec modération. Se servir du vin comme d'un tranquillisant, l'utiliser pour lever nos inhibitions, c'est en consommer, à coup sûr, trop ! C'est courir le risque d'assuétude !

On connaît bien les méfaits de l'alcoolisme et ses graves conséquences sociales. Sans nous attarder sur ce sujet, disons néanmoins qu'un alcoolique n'est pas un simple buveur de vin mais un individu qui recherche dans le vin, ou toute autre boisson alcoolisée, une compensation à ses difficultés psychologiques.

De la grappe au verre

Le vin est le produit de la fermentation du jus de raisin sous l'effet de certaines levures. La fabrication du vin ou vinification est une opération complexe qui, si elle s'est modernisée, n'a pas fondamentalement changé depuis des siècles. Une fois les vendanges faites, les baies sont écrasées et exprimées (foulage, pressage). On obtient ainsi un suc riche en sucres, débarrassé des enveloppes et des pépins : le moût. Le moût est alors entreposé dans des cuves ouvertes, incomplètement remplies où il subit, sous l'action des levures qui s'y trouvent, une lente transformation (2 à 4 semaines). C'est la fermentation.

Les sucres du raisin se transforment en alcool et en gaz carbonique, plus une multitude de produits secondaires. C'est Pasteur qui le premier découvrit le rôle des micro-organismes dans la fermentation alcoolique. La fermentation alcoolique s'arrête d'elle-même lorsque le degré d'alcool atteint 10 à 15° selon les moûts, les levures étant, à ce degré, détruites. A la fin de cette fermentation, débute une autre fermentation - la fermentation malolactique - qui aboutit à la transformation de l'acide malique contenu, à ce stade de fabrication, en grande quantité dans le vin, en acide lactique et en gaz carbonique, plus, de nouveau, une grande quantité de produits secondaires. La fermentation malolactique permet une diminution de l'acidité des vins et améliore leur stabilité.

En cours de fabrication, une multitude d'opérations permettent l'amélioration, la clarification, la conservation, etc. des vins. Si certaines de ces pratiques sont nécessaires et inoffensives, d'autres en revanche sont douteuses, voire même frauduleuses ou dangereuses.

La législation française est extrêmement sévère en matière de vin et assure, sauf grave indélicatesse du vigneron, une bonne garantie au consommateur.

Riche de ses deux cents constituants, le vin est, certes, un liquide alcoolisé avec tous les dangers que cela entraîne, mais aussi un complément alimentaire.

Ne parler du vin qu'en termes diététiques et nutritionnels serait une façon bien triste de l'appréhender. Les œnologues rivalisent d'imagination linguistique pour le qualifier et parlent de lui comme d'une jolie femme, avec amour ! Hippocrate disait : “ Le vin est chose merveilleusement appropriée à l'homme si, en santé comme en maladie, on l'administre avec à propos et juste mesure ”.

Des vertus diététiques et thérapeutiques

Le vin doit être considéré comme autre chose qu'une simple dilution alcoolique euphorisante. Par ses constituants, cette noble boisson possède à la fois un rôle diététique et thérapeutique, à condition de choisir un vin de qualité biologique, dont le raisin vendangé manuellement ne sera pas perturbé dans sa quintessence par les habituels additifs autorisés, et, bien sûr, d'en boire sans excès.

Parmi sa myriade de propriétés, le vin contient de l'acide salicylique à une concentration par litre deux fois supérieure à celle recommandée quotidiennement (30 mg) et on connaît les vertus vasodilatatrices de l'aspirine sur les vaisseaux. Mais ces différents et multiples constituants ne suffisent pas à expliquer les excellentes performances obtenues sur le plan cardio-vasculaire chez ceux qui en consomment modérément. L'explication relèverait d'un simple phénomène physico-chimique. Le vin gommerait ou diluerait la couche lipidique (graisseuse) qui tapisse l'intima, autrement dit la paroi interne des gros vaisseaux (dont les coronaires). Ce faisant, la paroi interne redevenue perméable, le sang pourrait véhiculer l'oxygène et les micronutriments dans les couches profondes des vaisseaux, en particulier au niveau de la paroi musculaire (la média).

Le vin jouerait le rôle d'une lessive naturelle qui récure les surfaces recouvertes d'un enduit graisseux grâce à ses principes tensioactifs et à ses propriétés émollientes.

Rappelons que l'infarctus est assimilé à un cancer avec dégénérescence tumorale des cellules musculaires de la paroi des coronaires qui métastasent vers la lumière des gros vaisseaux. Ce débordement de cellules anarchiques atteint la membrane interne et la festonne. Les grosses molécules de graisses (triglycérides, cholestérol) viennent s'accrocher sur cette intima altérée et finissent par obstruer la lumière et donc bloquer la circulation sanguine ; elles provoqueraient secondairement l'infarctus. C'est ainsi que l'infarctus peut être considéré comme une variété de cancer. Sa cause ne serait pas métabolique au départ, comme on le prétendait jusqu'en 1987 (hypothèse admise lors du Congrès mondial de cardiologie au Japon).

Ceci expliquerait le “ french paradox ”, selon lequel le vin aurait des bienfaits thérapeutiques dans la prévention des maladies cardio-vasculaires.

Par ailleurs, le vin, qui présente un pH 5, donc acide, induit un terrain physico-chimique favorable à la prévention du cancer, de l'infarctus et même des virus (si on s'en réfère aux trois paramètres du bio-électromètre de Vincent).

Le secret de la longévité se trouverait non seulement dans l'assiette, mais aussi dans le verre ! Pour rejoindre le club des 6 000 centenaires français, il reste à consommer du bon vin, mais avec modération.

LE CAFÉ ET LE THÉ

Théine et caféine sont les deux noms donnés à une même molécule, présente dans le thé et dans le café mais en quantités différentes.

En Europe continentale, la principale source de caféine est le café qui, à poids égal en contient environ deux fois plus que le thé.

La consommation moyenne de caféine/théine dans les pays occidentaux est de 200 à 400 mg par jour pour les adultes. En Inde, en Chine et au Japon, la consommation de caféine/théine est beaucoup plus faible, en principe inférieure en moyenne à 200 mg par jour pour un adulte.

Bien que la couleur soit le signe le plus évident de la force de l'infusion, le thé n'est pas nécessairement plus " fort " (ne contient pas plus de théine) parce qu'il est plus foncé. La teneur en théine varie en fonction de la provenance du thé et du temps d'infusion, puisque plus le thé est infusé plus on en extrait de théine.

Par exemple, infuser un sachet de thé pendant 3 minutes extrait environ 50 % de sa caféine, contre 80 % si l'infusion dure 5 minutes.

Un stimulant appelé caféine/théine

La caféine/théine est un alcaloïde qu'on retrouve dans le thé, le café et les boissons à base de cola. Dans l'organisme, la caféine/théine est dégradée dans le foie. Toutefois, cette caféine/théine est efficacement absorbée par les voies digestives.

A jeun, l'absorption maximum est atteinte entre 15 et 45 minutes après ingestion.

Pendant la digestion, l'absorption de la caféine/théine est légèrement retardée. Son absorption n'est pas affectée par l'addition de lait dans la boisson.

La caféine/théine ne s'accumule pas dans le sang ou dans l'organisme. Elle est normalement excrétée dans les heures qui suivent la consommation.

Bien qu'une prise régulière de caféine/théine n'influence pas le métabolisme ou l'excrétion de la caféine/théine par l'organisme, les effets perçus varient énormément d'un individu à l'autre. Certaines personnes peuvent prendre plusieurs tasses ou verres de boisson caféinée/théinée sans ressentir aucun effet tandis que d'autres peuvent ressentir un effet après une seule tasse.

En cas d'arrêt brutal d'une consommation régulière de caféine/théine, certaines personnes peuvent ressentir des maux de tête, une fatigue ou une somnolence. Ces effets temporaires ne durent généralement que quelques jours. Ils peuvent être supprimés par un arrêt progressif de la caféine/théine.

Voici le point de vue actuel des scientifiques sur la caféine/théine.

• Une consommation modérée de caféine/théine n'est associée à aucun risque particulier pour la santé.

• Une consommation quotidienne modérée de caféine correspond à 7-8 tasses de thé (300 mg) par jour, contre seulement 3 tasses de café.

Bien que l'ingestion de caféine/théine provoque une légère augmentation de l'excrétion de calcium par voie urinaire, toute perte de calcium due à la caféine/théine est facilement compensée par une faible augmentation de la consommation de calcium. Aucune relation entre l'ingestion de caféine/théine et d'éventuels risques de perte de masse osseuse ou de fractures n'a été établie.

C'est maintenant certain : le café n'accroît pas le risque cardio-vasculaire. Une étude d'une durée de dix ans portant sur 85 747 infirmières a permis d'étudier la relation entre consommation de café et risque cardio-vasculaire. L'étude a commencé en 1980 et, portant sur une large cohorte, a pu être ajustée en fonction d'autres risques cardio-vasculaires connus (âge, tabagisme, etc.) Aucune corrélation positive n'a été trouvée entre consommation de café (ou consommation de caféine, quelle qu'en soit la source) et risque cardio-vasculaire.

Boisson/nourriture	*Quantité de caféine*
Thé (170 ml)	40 à 115
Café (170 ml)	20 à 70
Boissons sans alcool (170 ml)	15 à 20
Chocolat (28 g)	1 à 3
Boissons énergétiques (250 ml)	90 à 100

La théine est le composant du thé qui semble la cause la plus directe des propriétés stimulantes du thé. Des études de pharmacologie ont démontré que la théine peut agir comme un stimulant léger en augmentant la vigilance, en particulier la vigilance subjective, chez les sujets fatigués. On a établi que des doses de seulement 30 à 60 mg de théine (quantité généralement contenue dans une tasse de thé) augmentent la vigilance et le temps de réaction lors d'une tâche de routine. Il se peut toutefois que la théine ne soit pas le seul composant stimulant du thé.

Une étude récente s'est intéressée aux effets psychologiques de la consommation de thé par rapport à la consommation d'eau chaude. La consommation de thé chaud (2 tasses de 200 ml), comparée à la consommation d'eau chaude, a entraîné une augmentation rapide et sensible de la capacité du cerveau à traiter l'information et, parallèlement, une augmentation de l'évaluation de la vigilance. L'effet maximum a été observé 10 à 20 minutes après la consommation. Son effet aigu est passager, mais il est apparu qu'une consommation modérée pendant la journée (6 tasses de 200 ml) empêche la baisse graduelle de la capacité cérébrale à traiter l'information et de la vigilance, qui se produit normalement en fin de journée et en début de soirée.

Les bienfaits du thé

Les constituants actifs du thé vert sont les polyphénols, de puissants antioxydants dont les bienfaits pour la santé vont bien au-delà de leur capacité à neutraliser les radicaux libres. L'extrait de thé vert et les polyphénols qu'il contient permet de prévenir et dans certains cas de contribuer à guérir un grand nombre de maladies dégénératives courantes.

Les polyphénols du thé vert contribuent à prévenir le cancer par plusieurs mécanismes.

L'extrait de thé vert peut tuer certaines bactéries. S'il est pris pendant les repas, il réduit le risque d'empoisonnement alimentaire d'origine bactérienne. Il est même efficace contre une variété de staphycoloques qui est devenue résistante aux antibiotiques. Il favorise la prolifération des bactéries probiotiques dans l'intestin tout en défavorisant celle des bactéries dangereuses comme la Clostridia et l'Eschericia coli.

Le thé vert (sous forme de boisson) peut tuer les bactéries orales qui causent les caries et sont en partie responsables de la mauvaise haleine.

Les polyphénols sont des antioxydants puissants - beaucoup plus puissants que les vitamines C et E - qui traversent aisément la barrière hémato-encéphalique et contribuent ainsi à protéger le cerveau du stress oxydatif.

Les nombreuses études qui ont été réalisées montrent que les effets bénéfiques du thé vert apparaissent à partir d'une consommation quotidienne de 10 à 15 tasses. Ce niveau de consommation est fréquent en Asie mais il est très rare en Europe. Des bénéfices identiques peuvent être dérivés d'une supplémentation quotidienne avec un à deux grammes d'extrait standardisé titrant au minimum 50 % de polyphénols.

LE LAIT

La réputation du lait de vache comme boisson fortifiante et reminéralisante par son calcium est-elle justifiée ? De nombreuses recherches ont d'abord conduit médecins, hygiénistes et chercheurs à soupçonner sa nocivité pour, aujourd'hui, l'affirmer et considérer le lait de vache comme un aliment non spécifique à l'homme. Cette idée heurte nos croyances.

Comment et pourquoi le lait de vache est-il nocif pour la santé de l'être humain ? Et jusqu'où cette nocivité peut-elle conduire ? Existe-t-il des solutions de substitution ?

Comme les alcools, le tabac, le sucre blanc, les graisses cuites, le lait de vache est un produit nocif. Nous consommons et abusons de tous ces produits, ne voyant pas au-delà de la satisfaction immédiate de nos besoins.

Si le lait n'est pas bon pour les enfants qu'en est-il pour les adultes et surtout les personnes âgées qui prennent un grand bol de lait chaud tous les soirs. Avec Anne Laroche-Walter, étudions pourquoi le lait de vache est nocif pour la santé de l'être humain ? En voici les principales raisons.

Code génétique inadapté

Les hormones contenues dans le lait de vache sont des véhicules d'informations et vont transmettre au rhinencéphale du veau des informations adaptées à cette espèce animale particulière. Ainsi la programmation génétique de croissance spécifique au veau (par exemple peser 500 kg à six mois) va être enregistrée dans le cerveau archaïque d'un nourrisson qui, lui, dans le même temps, ne doit peser que 7 à 8 kg !

Cette information non spécifique, qui ne correspond en rien à la croissance normale de l'être humain, va perturber le mécanisme sensible du système hormonal coordonné par le couple hypothalamus-hypophyse et, de ce fait, déclencher toute une série d'adaptations fâcheuses pour le bon fonctionnement physiologique de l'individu. Quand bien même, malgré cela, l'organisme humain serait capable de s'adapter à cette désinformation, il le ferait au détriment d'autres fonctions s'étalant sur la vie entière de l'individu et même sur des générations. C'est ce qui se produit.

C'est pourquoi le danger ne porte ni sur la quantité de produits laitiers absorbés, ni même sur la qualité biologique : le lait de vache issu de l'agrobiologie contient absolument les mêmes informations néfastes et non adaptées à l'espèce humaine. Une seule goutte de lait, même cachée dans un gâteau, suffit à dérégler le processus du métabolisme.

En conséquence, on constate, dans la plupart des cas, des réactions négatives du bébé lors du sevrage passant du lait maternel au lait de vache ou aux laits dits maternisés, qui restent malgré tout spécifiques à l'espèce animale car composés avec du lait de vache.

Cette information ne se trouve pas dans la viande de bœuf qui n'a pas les mêmes caractères d'information. Il est plus dangereux pour la santé de l'homme de consommer des laitages que de la viande de bonne qualité biologique.

Du calcium non fonctionnel

Nous trouvons dans le lait de vache, tout comme dans le lait maternel, du calcium. Celui-ci est dosé suivant les besoins du veau ou ceux du bébé. Non seulement les besoins ne sont pas les mêmes mais si grande que soit la proportion de calcium dans le lait de vache, celui-ci ne pourra en aucun cas être disponible pour l'organisme humain. En effet, les protéines spécifiques contenues dans le lait animal et ayant pour fonction de transmettre l'information nécessaire à l'élaboration de l'osséine (filet à l'intérieur du cartilage destiné à retenir les minéraux) ne seront pas adaptées à notre espèce mais au veau, donc totalement inopérantes pour l'être humain. C'est pourquoi le bébé, l'enfant, ou l'adulte, auront très peu d'osséine et de ce fait, retiendront mal les minéraux, entraînant une déminéralisation progressive.

Il semblerait que l'organisme, d'une part se défait de ces sels minéraux circulant dans le système sanguin par défaut d'osséine et, d'autre part accumule ces mêmes sels (contenus en trop grande quantité dans le lait de vache) dans des endroits tissulaires et organiques du corps.

Des graisses saturées

Dans le lait maternel, les graisses sont essentiellement constituées d'acides gras polyinsaturés. Le lait de vache, lui, contient essentiellement des acides gras saturés à grosses molécules lipidiques que le foie de l'être humain a du mal à digérer et à métaboliser. Le système biliaire se fatigue par une suractivité pour tenter de dissoudre un produit incompatible avec le système digestif.

Il est important de savoir que le lait de vache a la propriété de fixer les toxines déjà présentes dans le corps et principalement celles qui viennent s'y ajouter par l'alimentation. C'est pourquoi, lors d'une maladie aiguë ou chronique (grippe, angine, infection), il est indispensable de supprimer tous les produits laitiers afin de retrouver la santé. De plus, les graisses qui ne sont pas éliminées seront absorbées au niveau de l'intestin grêle, passant ainsi dans le sang.

Certaines graisses (acides gras polyinsaturés) ont une importance capitale pour le développement du cerveau et du système nerveux. Le cerveau de l'être humain ayant une croissance plus rapide que celui des autres mammifères, il est donc important de lui fournir des graisses de bonne qualité, c'est-à-dire insaturées, de provenance maternelle ou bien végétale.

Par ailleurs, la croissance harmonieuse du bébé se fait à partir de la lactoferrine contenue dans les protéines du lactosérum maternel.

Une pauvreté en lactose

Le lait maternel, biologiquement adapté à l'homme, contient 50 % et plus de lactose que le lait de vache. Ses propriétés sont non seulement énergétiques et déterminantes dans le processus de l'assimilation des minéraux et de la constitution de la flore intestinale, mais encore participent grandement à la protection contre les germes pathogènes.

Aucun lait d'origine animale ne protège l'homme contre les germes pathogènes et autres parasites. Bien au contraire, ils en favorisent la prolifération par la modification du milieu digestif et intestinal qu'entraîne inévitablement leur absorption.

Les protéines du lactosérum contenues dans le lait maternel contiennent des protéines anticorps (lysozymes, gammaglobulines, immunoglobulines) qui jouent un rôle de grande importance dans la lutte contre les infections, d'autant plus que le nourrisson n'a pas établi sa barrière immunitaire intestinale.

D'où, une fois de plus, l'importance de nourrir l'enfant au lait maternel et d'abandonner le lait de vache favorisant les parasites en tout genre.

Des molécules géantes

Les éléments constitutifs du lait de vache et du lait maternel sont différents, notamment par la grosseur des molécules et des protéines ainsi que par leur formule biochimique.

Le milieu digestif est également différent selon l'espèce : l'estomac du veau sécrète de la caillette, celui du bébé de la présure pour dégrader et coaguler leurs laits respectifs. Ainsi, on constate que la caillette du veau est cent fois plus puissante et active que la présure du nourrisson, parce que les molécules constituantes du lait de vache sont nettement plus grosses que celles du lait maternel.

Notre foie doit fournir un effort considérable pour dégrader une trop grosse molécule d'origine animale. Le bébé fabrique de la présure jusqu'à l'âge de trois ans. Au-delà de cet âge, si nous le forçons à boire du lait de vache après son sevrage, son organisme se verra forcé de fabriquer de la présure (lactase) pour digérer un aliment qui ne lui est donc pas nécessaire, au détriment des autres fonctions organiques.

Le bébé supporte très mal le sevrage lorsqu'on lui substitue au lait maternel du lait de vache dit maternisé. Le rejet et les perturbations sont immédiats.

Ses premières manifestations seront des selles qui s'éclaircissent (c'est une atteinte biliaire), des nausées et des vomissements pouvant aller jusqu'à l'étouffement, conséquence d'une intolérance au lait de vache, troublant la fonction stomacale ou biliaire. Des rougeurs, des boutons, des croûtes pourront surgir ainsi que des diarrhées. Les réactions du bébé seront d'autant plus fortes que celui-ci aura de la vitalité. La plupart des mamans, mal informées, persévèrent dans cette pratique. Le bébé, par nécessité, finit par s'adapter tant bien que mal à ce régime alimentaire non spécifique.

Les Africains possèdent très peu d'enzymes (lactase) pour digérer le lait de vache. Ils sont donc plus exposés que les Occidentaux à des dérèglements digestifs aux conséquences fâcheuses. Le lait de vache et ses sous-produits (fromage, yaourt, beurre) sont contre-indiqués dans les pays tropicaux.

Les facteurs toxiques

Avec tous ses divers procédés de pasteurisation, d'homogénéisation et de stérilisation UHT, le lait de vache perd ce qui, à la rigueur, pourrait nous aider à nous débarrasser d'une molécule toxique, c'est-à-dire ses enzymes.

Les enzymes sont des facteurs d'assimilation intervenant par catalyse. Sous la chaleur des divers procédés de longue conservation et de protection, le lait de vache se défait de ses enzymes qui sont toutes très sensibles et dont la survie est nulle à haute température.

Dans la fabrication de certains fromages, et plus spécialement les fromages de Hollande, l'addition de tous les conservateurs (polyphosphate, nitrate), est très dangereuse pour la santé de l'homme. Les phosphates ont une action inhibitrice sur la fixation du calcium, d'où le nombre croissant de personnes consommant du fromage ou des produits laitiers atteintes de spasmophilie. Il faut donc se méfier de la fausse information concernant l'apport de calcium par les laitages.

Pour compliquer l'affaire, les vaches subissent divers traitements (hormones de croissance, vaccins, antibiotiques). Elles sont elles-mêmes alimentées par des produits traités qui transmettent une forte teneur en toxines dans le lait, ajoutant à tous les facteurs déjà énumérés un danger de plus pour la santé de l'homme.

Les produits laitiers d'Europe inondent le marché et s'expatrient vers les autres pays, notamment les pays tropicaux dont le climat ne permet pas aux consommateurs leur assimilation : de nombreux problèmes de santé en découlent... Sans en soupçonner leur origine. Pourquoi, au moment où les médias dénoncent la viande contaminée par la maladie de la vache folle, ne se préoccupe-t-on pas de la qualité du lait de vache ?

Malgré tout ce qui vient d'être dit à propos des méfaits des produits laitiers sur la santé, ceux-ci peuvent cependant être d'un recours temporaire dans certaines circonstances, même si ce n'est pas l'idéal. Qui n'a pas entendu l'histoire d'un nouveau-né souffrant d'intolérance ou d'une absence de lait maternel sauvé par un lait de substitution (vache ou chèvre) ?

Le lait de chèvre, plus léger, moins gras, est mieux toléré par l'enfant que le lait de vache. L'idéal serait de lui donner du lait d'orge ou d'amande dont les valeurs nutritives lui conviennent parfaitement. Le lait de riz est très apprécié en cas de diarrhée.

Les yaourts (ensemencés par des bactéries lactiques) sont plus digestes et plus assimilables que le lait, et peuvent avoir une action efficace et active sur la flore intestinale. Les yaourts au soja nature peuvent les remplacer. En petite quantité car il ne faut pas oublier que le soja contient des purines.

La meilleure source d'acide lactique se trouve dans les choucroutes, carottes et betteraves lacto-fermentées, toujours en petite quantité.

LES SUBSTITUTS DU LAIT DE VACHE

Le lait de soja

On le trouve en berlingots (ne choisissez que du bio). Vous pouvez aussi le fabriquer vous-même à la maison en broyant au mixeur (avec de l'eau de source) des graines de soja jaune préalablement trempées et soigneusement dépelliculées. Cependant, certains organismes ne le supportent pas (excès de purines). Dans ce cas, essayez de le couper avec un peu d'eau de source ou bien évitez-le.

Il passe très bien dans toutes les préparations culinaires : crèmes, béchamels, soupes, flans, crêpes, gâteaux... Bref, dans toutes les recettes comportant du lait de vache. Il est souvent très bien admis par les enfants pour le sacro-saint bol de lait matinal et il se marie très bien avec le chocolat qui peut masquer son goût, inhabituel au début. Le lait de soja est pauvre en graisses et ne contient pas de cholestérol. Il est riche en fer et en protéines. Il permet une croissance harmonieuse et sans l'égaler peut remplacer le lait maternel.

Les crèmes desserts

En dessert, les crèmes au soja sont délicieuses et très digestes, avec des parfums bien agréables : vanille, chocolat, noisettes, caroube, caramel.

Ces crèmes, sans sucre ajouté, remplacent très bien les crèmes au lait de vache. C'est certainement le produit au soja le mieux accepté par les nouveaux venus.

Le tofu

Le tofu (prononcez tofou), obtenu en caillant le lait de soja avec un dérivé naturel du sel marin, le nigari, a bien peu de goût. Absolument dépourvu de cholestérol, il ne saurait rivaliser avec les fromages à goût fort. C'est surtout une base qui se cuisine sautée en cubes avec des légumes et relevée de sauce de soja naturelle (tamari ou shoyu), battue en crème et relevée d'épices (pour obtenir de très distinguées mousses pour les cocktails), émiettée, tartinée, fumée, en quenelles, en croquettes (steak végétal), en pâté végétal...

Bref, le tofu se prête à tous vos raffinements culinaires pourvu qu'il ne se consomme pas cru.

Les yaourts

Les yaourts au lait de soja, parfois même additionnés de précieux ferments, se déclinent nature ou fruités. Attention toutefois à l'excès d'acidité.

Les autres laits végétaux

Le lait d'amande

Mixer de la purée d'amandes avec de l'eau de source, une cuillère à café pour un verre d'eau, ou peler des amandes (après trempage), les broyer, les mélanger avec de l'eau tiède, passer dans un linge fin, recueillir le lait.

Ne se conserve pas plus de 24 heures.

Le lait de céréales

Cuire les céréales : 1 volume de riz complet biologique en grains, un 1 volume d'orge mondé plus 1 cuillère à café de sésame qui auront trempé toute la nuit dans de l'eau de source.

Après cuisson, passer dans un moulin à légumes à grille très fine. Recueillir le lait.

Lait de riz : très bien supporté, surtout en cas de diarrhée.

Lait de sésame : mixer le tahin (purée de sésame) blanc avec de l'eau de source.

Lait d'orge mondé (non perlé, non poli) : faire cuire l'orge, le passer au moulin à légumes puis au tamis très fin, recueillir le lait, ajouter du sucre de riz ou malt d'orge ou sève d'érable.

Lait de coco : 3 cuillères à soupe de tahin plus 1 cuillère à soupe de noix de coco en pâte. Mixer avec de l'eau (pour les plus grands).

– 14 –

UN RÉGIME DE LONGUE VIE

Faut-il devenir adepte du " régime de longue vie " préconisé par Roy Walford, fait de restrictions avec un apport de micronutriments (nutrithérapie) ? Walford rapporte l'histoire d'un honorable vénitien du XVe siècle, qui, à l'âge de 37 ans, s'imposa un régime spartiate, après une vie dissolue et gloutonne. Il aurait vécu jusqu'à 103 ans !

Depuis plusieurs décennies, de nombreuses expériences conduites chez l'animal (souris et primates actuellement) montrent que la diminution de l'apport calorique total est seule capable d'accroître l'espérance globale de vie grâce à une réduction des stress oxydants.

Chez l'homme, la méthode que Walford a expérimenté sur lui-même a fait ses preuves selon Richard Weindruch. Il s'agit d'une " sous-nutrition, sans malnutrition ", fondée sur la connaissance et la logique scientifique nécessaires pour éviter certaines erreurs. Chez l'adulte un régime hypocalorique raisonnable pourrait correspondre à " un apport quotidien d'un gramme de protéines et d'un demi-gramme de lipides par kilo de poids corporel, en ajustant la quantité de glucides complexes à la valeur calorique globale voulue ".

On a déjà vu que les centenaires, à travers la planète, procédaient à une restriction alimentaire qui mettait leur terrain en acidose et partant, les tenait à l'écart du cancer, de l'infarctus et des infections. De jour en jour, on constate que le fait de manger moins permet de vivre mieux.

On pourrait objecter et se demander pourquoi les peuples dénutris du tiers monde ont-ils une morbidité et mortalité supérieures à la normale ? Tout simplement parce que ces gens malnutris n'ont pas tous les nutriments nécessaires à leur métabolisme. D'autres expériences ont été faites sur des animaux. Des rats ou des mouches sous-alimentés vivent plus longtemps. Pour savoir ce qu'il en est chez des animaux proches de l'homme, une expérience a commencé à étudier les liens entre nourriture et vieillissement chez les singes.

L'ÉTUDE EXPÉRIMENTALE DE LA LONGÉVITÉ

Dans les laboratoires, des centaines de rats, de mouches drosophiles ou de poissons sont soumis à toutes sortes de régimes pour voir lequel d'entre eux leur permet de vivre plus longtemps.

Clive McCay, de l'université Cornell à New York, a concocté un savant mélange hypocalorique assaisonné de vitamines et de minéraux. Les animaux qui reçoivent un apport calorique diminué de 40 % vivent 20 à 40 % de plus et ont moins de cancers. Du coup, avant même les résultats d'une expérience en cours sur des grands singes, certains scientifiques ont adopté un régime de ce type. Le principe est de limiter la production d'insuline, cette hormone qui doit “ écluser ” le trop-plein de calories des hydrates de carbone.

C'est ainsi que Roy Walford, à l'université de Los Angeles (c'est le père du projet Biosphère 2) a expérimenté un régime pauvre (1 800 calories par jour) : en deux ans, son cholestérol a chuté de 30 %, ses triglycérides de 45 %. En tout, résume *Sciences et Avenir* dans son numéro de mars 1998, cinquante Américains mangent 1 600 calories par jour et ils espèrent vivre jusqu'à 120 ans.

Après la mode des régimes pour garder la ligne viendra peut-être celle des régimes de jouvence. “ Mangez deux fois moins pour atteindre l'âge de Jeanne Calment ” pourrait suggérer un slogan publicitaire pour convaincre les gens à moins manger. Absurde ? Sans doute pas. “ Depuis soixante-dix ans, on sait que les rats de laboratoire qui mangent 40 % de moins que la normale vivent jusqu'à 50 % plus longtemps ”, affirme

George Roth, chercheur au National Institute of Aging (Institut national du vieillissement) à San Antonio, au Texas. Ce constat a également été établi pour des invertébrés tels que la drosophile, l'araignée ou le ver nématode. Et l'homme ? Il a été étudié à une grande échelle, sur des populations entières (les Hounzas, les Andins de Vilcabamba).

George Roth participe au premier programme d'envergure qui observe les effets d'un régime très allégé chez des primates. Depuis 1987, des singes rhésus sont devenus les cobayes de cette expérience, peu banale, sur le vieillissement. En comptant les groupes témoins, soumis à une diète normale, 160 singes rhésus participent à l'expérience qui durera au moins trente ans, correspondant à la durée de vie de ces mammifères.

La ration alimentaire des singes est réduite de 30 %. Elle est composée de 15 % de protéines, de 5 % de lipides, et pour 7 % de fibres. La quantité de vitamines n'est en revanche pas réduite. Régulièrement, les cobayes sont soumis à une batterie impressionnante de tests : analyse sanguine, morphométrie, mesure du métabolisme énergétique, recherche de l'ostéoporose, du diabète et des maladies cardio-vasculaires, observation de marqueurs biologiques du vieillissement tels que la peau ou certaines hormones. Les analyses sont réalisées par des spécialistes de différents laboratoires internationaux : américains, australiens, japonais et israéliens.

L'ALIMENTATION ET LA LONGÉVITÉ

Parmi les autres observations déjà recueillies on constate que les singes soumis à la restriction alimentaire éliminent mieux le glucose et devraient être moins sujets au diabète que leurs congénères. Leur tension artérielle est également inférieure.

Bien que l'expérience soit loin d'être terminée, certains indicateurs commencent à tendre vers la confirmation d'un lien entre alimentation et longévité. Un exemple parmi les nombreux marqueurs biologiques du vieillissement étudiés : la pentosidine. Cette hormone est relâchée en grande quantité chez les animaux à courte durée de vie. Les endocrinologues ont établi une corrélation forte entre cette hormone et la longévité. Or, des différences commencent à être observées entre les deux groupes de singes, raconte le Dr Roth. La plupart des différences métaboliques n'apparaissent qu'au bout de deux ou trois ans de régime.

Moins que des records de longévité chez les singes rhésus, les chercheurs de San Antonio s'attendent à constater une augmentation de la durée de vie moyenne du groupe et surtout, à âge égal, une santé améliorée.

Comment expliquer ce lien entre la réduction de l'alimentation et la longévité ? David Roth suppose que les singes au régime ont une consommation d'énergie sans doute plus efficace. En outre, ils seraient protégés du stress oxydatif. C'est ainsi que les spécialistes désignent le processus chimique qui transforme une partie de l'oxygène absorbé par les cellules en radicaux libres. Ces radicaux libres sont à l'origine d'une série de réactions qui peuvent endommager l'ADN et la cellule. Leur rôle dans le vieillissement a été mis en évidence notamment lors d'expériences sur la drosophile.

Les bénéfices du régime ne proviennent-ils pas de la proportion accrue de vitamines puisque leur quantité brute n'a pas été réduite ? George Roth repousse l'objection en se référant à des travaux réalisés sur des rongeurs, qui ont levé ce doute. Autre question : pourquoi avoir fixé la réduction de nourriture à 30 % ? “ Au-delà, répond le chercheur, on met l'animal en danger et les militants opposés aux expérimentations animales s'agitent ”.

Il faudra attendre encore vingt ans pour mesurer les effets réels du régime de jouvence. Et, dans vingt ans, George Roth ne sait pas s'il sera encore là. Car il n'a pas encore mis au point le régime de l'immortalité.

En attendant, le bioélectromètre de L. C. Vincent a donné une explication scientifique : *la réduction alimentaire induit un terrain acidosique défavorable au développement du cancer, de l'infarctus et des infections.*

LE JEUNE THÉRAPEUTIQUE

Le jeûne est sans doute l'une des plus anciennes techniques de santé : jeûner est d'ailleurs un réflexe naturel lorsqu'on “ ne se sent pas bien ”. Il est également intégré à la plupart des traditions spirituelles comme le rite cyclique de purification et de régénération. Ainsi le fait de “ s'abstenir de prendre ” de la nourriture est une attitude éminemment efficiente pour le corps comme pour l'esprit. Du reste, les animaux et les enfants s'abstiennent de manger à la moindre montée de température.

La capacité de jeûner - c'est-à-dire de vivre sans recevoir de nourriture par la voie digestive pendant une période déterminée - est une caractéristique de la plupart des animaux et des humains. Pendant le jeûne, l'organisme puise dans les réserves emmagasinées essentiellement dans le tissu adipeux (graisses). Une certaine quantité de protéines, ainsi que des micronutriments (vitamines, minéraux, éléments traces) sont également métabolisés pendant la période de jeûne ; les réserves seront reconstituées dans la phase de réalimentation.

Cet “ autre programme ” de vie que représente l'état de jeûne répond à une nécessité vitale de survie des espèces. Les Hounzas et les Vilcabambais connaissent tout naturellement ce recours à la restriction alimentaire.

La pratique médicale du jeûne connaît une renaissance à la fin du XIXe siècle. L'impulsion vient de deux médecins américains, Dewey et Tanner. Ceux-ci sont à l'origine des diverses écoles de jeûne thérapeutique, comme les deux écoles médicales de Buchinger en Allemagne, et de F. X. Mayr en Autriche, ou l'école hygiéniste de H. Shelton. Ces écoles voient dans le recours au jeûne une pratique préventive, mais également une thérapie efficace. “ Le jeûne induit une profonde mobilisation des forces de régénération et d'autoguérison, tant physiques que psychiques ”, disait le Dr Farhner, élève de O. Buchinger. Les maladies soignées par les premiers médecins étaient les maladies chroniques de tout genre, les maladies infectieuses et inflammatoires. On parlait peu d'obésité. Dès 1959, le jeûne fut introduit dans des cliniques universitaires comme méthode extrême de réduction pondérale : l'aspect global du jeûne était perdu. Cette pratique du jeûne évolua avec l'impulsion des industries pharmaceutiques vers les diètes protéiques à très basses calories, sous forme de sachets de poudre contenant protéines et micronutriments, en remplacement des repas.

Cette réduction alimentaire doit respecter différents phases et paliers. Dans les semaines précédant la cure, il sera bon de se préparer, c'est-à-dire de diminuer, voire de modifier son alimentation. Préférer les fruits et légumes de saison, crus ou cuits, les céréales entières, respecter les combinaisons alimentaires, éviter les sucres, aliments chimiques, surgelés, médicaments, tabac, viande en excès.

Quelques jours avant la cure, supprimer les aliments protéinés et azotés (céréales, légumineuses, produits laitiers, pain, œufs, noix diverses, poisson, viande). Ne garder que les fruits et légumes. Il sera bon de boire de l'eau, peu minéralisée, selon sa soif.

Ainsi, l'élimination des toxines qui encombrent les cellules, le sang et la lymphe pourra commencer.

Durant la période de jeûne, des symptômes apparaîtront : fièvre, bouche pâteuse, haleine forte, sommeil perturbé, petits malaises... Ceci correspond à l'élimination des toxines et au nettoyage physiologique.

Alors commence une découverte fantastique, une autre relation avec soi, le développement de sa capacité de guérison.

La faim devient inexistante, parce que jeûner c'est se mettre en état de réceptivité. A partir de là, il n'y a ni frustration, ni privation. Jeûner c'est entrer dans une certaine sécurité, la paix, la confiance en soi. C'est tirer un enseignement pour finalement distinguer souffrance et bien-être. C'est tirer notre force de notre faiblesse.

Après la cure de jeûne, il sera bon de continuer à se nourrir d'aliments sains et naturels. Rester quelques jours en monodiète après le jeûne permet la relance de l'élimination des toxines, donc un nettoyage encore plus en profondeur et d'autant plus bénéfique.

Puis, selon le ressenti profond de chacun, et selon la durée du jeûne, reprendre progressivement une alimentation équilibrée. Surtout il faut veiller à respecter les combinaisons alimentaires. Le nettoyage de l'organisme continuant longtemps après la cure, il est important de reprendre en douceur. L'excès de nourriture, les vitamines de synthèse, les compléments alimentaires, les aliments concentrés et trop riches, les aliments de dégénérescence gâcheraient les bienfaits acquis.

Il faut simplement laisser le temps au corps de s'approprier ses nouvelles sensations, sa nouvelle énergie.

Après la cure, nous retrouvons du plaisir et de la satisfaction à manger des aliments sains, équilibrés et naturels, nous apprécions la présentation, l'odeur et le goût des repas. Nous avons envie de manger dans le calme et la sérénité. Nous rejetons les aliments qui ne nous correspondent plus, car notre organisme est dépollué.

AU REVOIR !

Avant de vous laisser méditer ou élucubrer sur ce vaste ensemble de réflexions, j'aimerais procéder à une petite synthèse. Autrement dit terminer par une conclusion.

Je suis, comme vous, désireux de vivre le mieux et le plus longtemps possible. Je comprends donc que vous vous soyez déjà préoccupés d'en savoir davantage et que vous vous demandez s'il est vraiment possible d'atteindre les 120 ans promis, sous certaines conditions. Certains sont restés sur leur faim, car vous avez certainement l'impression de connaître déjà ce que l'on vous propose.

Je vous rappelle les grandes lignes

• *Une hygiène de vie alimentaire,* chargée de fournir à votre corps les vitamines, les oligo-éléments indispensables, l'équilibre glucidoprotéinolipidique (en éliminant les méchants aliments renfermant, à votre insu, ces mauvaises graisses qui bouchent vos artères), la quantité de calories strictement nécessaire à vos activités, les fibres qui, en balayant votre intestin, vous éviteront les cancers, la quantité d'eau, largement suffisante pour que vos reins restent toujours un filtre.

• *Des exercices physiques réguliers*, indispensables, pour l'oxygénation des cellules et la tonification du mental, mais que vos articulations ont de plus en plus de mal à supporter.

• *Les traitements hormonaux naturels de substitution*, qui prennent le relais de vos glandes, de plus en plus tôt défaillantes, en raison des pollutions de la vie trépidante.

De toute façon, si les écarts de régime ou une mauvaise génétique vous ont précédé, il vous reste les progrès de la médecine

• *Les thérapeutiques naturelles*, où des remèdes de plus en plus performants compensent les fuites de vitamines et d'oligo-éléments, désenflamment vos articulations douloureuses et raides, refixent le calcium, déspasment vos artères et votre intestin, allègent vos jambes lourdes, empêchent la fabrication de ce mauvais cholestérol alors que vous ne mangez plus un gramme de graisse, etc.

• *Les techniques médicales*, grâce à une panoplie de médecines holistiques (homéopathie, acupuncture, phytothérapie, naturopathie), et à des moyens de diagnostic ou de traitement de plus en plus performants qui, entre autres, détectent tous vos troubles très précocement ou éliminent, sans intervention, les calculs de vos reins ou de votre vésicule.

• *Les techniques chirurgicales* qui, outre les possibilités de réparer les outrages des ans, désobstruent vos artères, remplacent vos articulations ou certains de vos organes vitaux : cœur, foie, reins, poumons, etc.

Évidemment ce n'est pas pour vous si vous suivez les grands préceptes de ce manuel. Dieu merci, vous en serez dispensé !

Faites confiance à cette magnifique organisation corporelle chargée avant tout de défendre votre corps, de l'entretenir, de le réparer, de retarder au maximum son vieillissement. Ceci ne peut se faire qu'en connaissant parfaitement son mode de fonctionnement. Nous recelons d'immenses possibilités de vie que nous utilisons très mal. C'est maintenant à vous d'agir. Il est certain que plus tôt vous commencerez et plus vous aurez d'espérance de vie. Plus tard, tout dépendra de votre métabolisme, au moment où vous changerez certaines de vos habitudes alimentaires. Le bilan apporté par la bioélectronique vous donnera une vision instantanée de votre terrain. C'est ainsi qu'à partir de la cinquantaine il est possible de faire plus que doubler le nombre d'années que nous aurions vécues dans les conditions diétético-médicales actuelles.

Si ceux qui naissent actuellement appliquent parfaitement ces conseils médico-diététiques, ils peuvent raisonnablement espérer atteindre 120 ans dans de bonnes conditions de santé et de bonheur. Et, ce qui est important, en sachant exactement comment et pourquoi !

Au travers de ces pages, ma mission serait atteinte si j'étais parvenu à :

• vous faire découvrir, grâce à ce nouveau point de départ,

un autre mode de fonctionnement corporel, aussi simple et logique que passionnant, fondé en priorité sur la défense de la vie ;

• vous apprendre que votre corps est loin d'être cette source de maux de toute sorte qui jalonnent votre existence et qu'en lui prêtant attention, en le secondant, en l'alimentant judicieusement, en collaborant efficacement avec son système défensif, vous aurez en lui un compagnon de route agréable, aux ressources jusqu'à présent insoupçonnées ;

• vous faire partager ce sentiment d'admiration sans bornes, en découvrant, jour après jour, avec quelle intelligence notre corps a été conçu et fonctionne, souvent malgré nous ;

• vous inciter à comprendre et rechercher la cause de toutes les manifestations corporelles anormales et ne pas vous contenter de les supprimer ou les atténuer, à n'importe quel prix.

La vraie santé n'est possible qu'en faisant preuve quotidiennement de réflexion, d'honnêteté, de discipline, de recherche, de lucidité, d'écoute et de souplesse. C'est forcément un équilibre instable, à conserver patiemment, intelligemment tout au long de la vie.

Je ne peux m'empêcher d'élever le débat et de vous dire que *votre existence a un sens.* Vous n'êtes pas un assemblage d'atomes séparé du reste de la création. Vous êtes un microcosme dans le macrocosme, formule redondante mais qui garde toute sa signification. L'homme est une surprise de l'univers, mais l'univers est de nature surprenante. Le sentiment du déjà vu est absent du spectacle des manifestations cosmiques et l'homme ne cessera d'étonner parce que le sentiment de sa propre existence est d'abord l'étonnement d'être au monde. Cette constatation conduit l'homme à découvrir qu'il est la partie intégrante du grand étonnement universel. Surprise dans le bleu : tout a commencé par une détonation et le contrecoup de cette explosion est la conscience humaine qui vibre encore de ce choc créateur. En un temps où le spectacle de l'assemblée humaine crée chez beaucoup un état de dépression muet, latent ou douloureusement exprimé, il est peut-être bon de se dire que l'homme qui s'étonne devant un monde étonnant peut sans doute encore étonner en développant le potentiel de sa prodigieuse créativité.

Nombre de traditions affirment que l'homme ne peut se réaliser tout seul. C'est avec l'aide d'une conscience transcendante qu'il peut y parvenir, mais cette conscience est aussi immanente à lui-même. C'est le drame et la grandeur de sa nature, c'est sa chance. Cette évolution ne peut se faire sans la découverte de son appartenance radicale à ce tout qu'il nomme l'univers ou le cosmos. L'homme qui réfléchit à son destin acquiert le sens cosmique. Ouvert, créateur, reprenant en main son destin pour discerner le bon et rejeter le mauvais, cet homme, fragile et mortel, puisse-t-il retrouver sa place dans l'univers qui est tout sauf une poussière d'astres morts !

BIBLIOGRAPHIE

J. Aikhenbaum et P. Daszkiewicz, *Encyclopédie de santé*, Éd. Godefroy (1998).

Florence Cariou, *Vilcabamba, terre de centenaires*, à compte d'auteur (1995).

Jacques Collin, *L'eau : le miracle oublié*, Éd. Guy Trédaniel.

Dr David Davies, *Les centenaires des Andes*, Éd. Flammarion (1975).

Raymond Dextreit, *Vivre sain*, Éd. de la revue *Vivre en harmonie* (1958).

Stephen Fulder, *Le Tao de la médecine*, Presses de la Renaissance (1983).

Pr Michel Massol, *La nutriprévention*, P. U. F. (1997).

Roy Walford, *Un régime de longue vie*, Éd. Robert Laffont (1987).

Dr Jean-Pierre Willem, *Guide des médecines harmoniques*, Robert Jauze Éditeur (1997).

Dr Jean-Pierre Willem, *Le secret des peuples sans cancer*, Éd. du Dauphin (1998).

Dr Jean-Pierre Willem, *Les secrets du régime crétois*, Éd. du Dauphin (1999).

M. Questin et R. Kaitzine, *Le secret de l'éternelle jeunesse,*
Éd. Guy Trédaniel.

B. Martino - J.C. Lattes, *Enquête d'immortalité,*
Inter Éditions.

B. Martino - J.C. Lattes, *Le rêve du fond des âges à l'épreuve de la science,*
Inter Éditions.

Dr Deepak Chopra, *Un corps sans âge, un esprit immortel,*
Inter Éditions.

Christophe Vasey, *Secrets de Jouvence,*
Éditions Jouvence.

Sula Benet, *Comment devenir centenaire, le style de vie des peuples du Caucase,*
Albin Michel.

Ralph Bircher, *Les Hounzas, un peuple qui ignore la maladie,*
Éditions Victore Attinger.

Vladimir Kioutchariantz, *Le secret tibétains des centenaires soviétiques.*
Presses de la Cité.

Jacques Collin, *L'eau : le miracle oublié,*
Éditions Trédaniel.

Laura Tuan, *Les secrets tibétains de jeunesse et de vitalité,*
Éditions de Vecchi.

R. Sananès, *De la santé jusqu'à 100 ans (Homéopathie),*
Résurgence.

Dr J. R. Lee, *Équilibre hormonal et progestérone naturelle*,
Sully Éditions.

TABLES DES MATIÈRES

- DEUXIÈME PARTIE -
COMMENT GARDER SA JEUNESSE

– TROISIÈME PARTIE –
BIEN SE NOURRIR POUR VIVRE BIEN

Achevé d'imprimer en février 2003
sur les presses de la Nouvelle Imprimerie Laballery
58500 Clamecy
Dépôt légal : février 2003
Numéro d'impression : 301142

Imprimé en France